2018 年

国家医疗服务与质量安全报告
口腔医学分册

国家口腔医学质控中心　编著

编写工作组名单

顾　问　郭艳红　樊　静　马旭东

主　编　郭传瑸

副主编　张　伟　江久汇

编　委　（按姓氏笔画排序）

马晨麟　王慧明　厉　松　石　冰　刘　娟　孙宏晨

杨　健　吴双江　何家才　沈曙铭　张　斌　张洪杰

陈　江　范　红　季　平　周　洪　周　诺　周延民

周曾同　赵　今　胡勤刚　徐　江　徐　欣　徐　普

黄永清　黄桂林　董福生　程　勇　程　斌

编写组工作人员（按姓氏笔画排序）

尹　畅　宋　颖　韩　旭

人民卫生出版社

图书在版编目（CIP）数据

2018 年国家医疗服务与质量安全报告 . 口腔医学分册 /
国家口腔医学质控中心编著 . —北京 : 人民卫生出版社，
2019

ISBN 978-7-117-28419-6

Ⅰ. ①2… Ⅱ. ①国… Ⅲ. ①医疗卫生服务 – 质量管
理 – 安全管理 – 研究报告 – 中国 –2018②口腔科学 – 诊疗
– 质量管理 – 安全管理 – 研究报告 – 中国 –2018 Ⅳ.
①R197.1②R78

中国版本图书馆 CIP 数据核字（2019）第 072221 号

| 人卫智网 | www.ipmph.com | 医学教育、学术、考试、健康，购书智慧智能综合服务平台 |
| 人卫官网 | www.pmph.com | 人卫官方资讯发布平台 |

2018 年国家医疗服务与质量安全报告
口腔医学分册

编　　著：国家口腔医学质控中心
出版发行：人民卫生出版社（中继线 010-59780011）
地　　址：北京市朝阳区潘家园南里 19 号
邮　　编：100021
E - mail：pmph @ pmph.com
购书热线：010-59787592　010-59787584　010-65264830
印　　刷：北京铭成印刷有限公司
经　　销：新华书店
开　　本：889×1194　1/16　印张：16
字　　数：451 千字
版　　次：2019 年 6 月第 1 版　2019 年 6 月第 1 版第 1 次印刷
标准书号：ISBN 978-7-117-28419-6
定　　价：152.00 元

打击盗版举报电话：010-59787491　E-mail: WQ @ pmph.com
（凡属印装质量问题请与本社市场营销中心联系退换）

序

医疗质量和医疗安全与人民群众的健康密切相关,也是医疗管理永恒的主题。党中央、国务院高度重视医疗质量管理工作,特别是党的十八大以来,我国医疗卫生事业快速发展,医疗服务与质量安全的科学化、规范化、精细化管理水平不断提高,医疗质量和医疗服务能力显著提升,也得到了国际广泛认可。2018年,医学期刊 The Lancet(《柳叶刀》)发布的全球医疗质量和可及性排名中,我国HAQ(医疗质量和可及性)排名从2015年的全球第60位提高到2016年的第48位,取得重大进步,是中等社会人口学指数(SDI)国家中进步最大的国家之一。

为指导各地、各医疗机构加强医疗质量管理,自2015年起,原国家卫生计生委连续四年编制并发布《国家医疗服务与质量安全报告》,从医疗机构、专科、单病种和医疗技术不同层面对质量控制指标进行分析,科学、客观反映全国医疗质量安全基本情况,为提高医疗质量科学化和精细化管理水平,制定医疗质量管理政策,持续改进医疗质量提供了循证依据。

国家口腔医学质控中心自成立以来,连续三年参与《国家医疗服务与质量安全报告》编写,并在口腔医学专业质控指标制定、全国口腔医疗质量数据抽样调查等方面做了大量工作,为编写口腔医学质控报告单行本奠定了良好的工作基础。2018年,国家口腔医学质控中心组织撰写了《2018年国家医疗服务与质量安全报告 口腔医学分册》。本书聚焦全国层面口腔医学专业质量管理状况,对全国2453家医疗机构的抽样调查数据进行统计分析,比较客观地反映了我国口腔医学专业医疗服务与质量安全基本情况,为了解我国医疗服务与质量安全基线水平提供了重要参考。

《2018年国家医疗服务与质量安全报告 口腔医学分册》作为《国家医疗服务与质量安全报告》的重要组成部分,对于地方卫生行政部门和医疗机构掌握全国和区域口腔医学医疗质量安全基线,寻找医疗质量安全短板,精准施策,持续改进医疗质量管理,具有重要的指导意义。

国家卫生健康委员会医政医管局

2019年4月

前　言

为加强口腔医学专业医疗质量管理,进一步完善适合我国国情的医疗质量管理与控制体系,实现口腔医学专业医疗质量和医疗服务水平的持续改进,2016 年 7 月国家卫生与计划生育委员会(现为国家卫生健康委员会)批准成立国家口腔医学质控中心,开展口腔医学专业医疗质量控制相关工作。这是我国口腔医学医疗质量管理工作的里程碑。

截至 2018 年底,在国家卫生健康委医政医管局的统一领导和支持下,国家口腔医学质控中心推动并建立了全国范围内 27 个省级(港澳台除外)和新疆生产建设兵团质控中心,152 个地市级质控中心,以及 288 家口腔医学医疗质量哨点医院。2019 年还将推动新建立 2 个省级质控中心并调整和增加部分哨点医院。

从 2016 年起,在原国家卫生计生委的部署和支持下,国家口腔医学质控中心连续三年参与《国家医疗服务与质量安全报告》口腔专业部分的编写,纳入数据统计的各级口腔医疗机构由 2015 年的 41 家增加到 2016 年的 197 家,再到 2017 年的 2453 家。2018 年的报告涉及了全国范围内 31 个省区市(港澳台数据未统计)和新疆生产建设兵团的共 6933 家医疗机构。经过严格筛选,最终确立了 2453 家医疗机构纳入口腔门诊相关质控分析,872 家医疗机构纳入口腔住院相关质控指标分析。这其中还包括首次纳入的 288 家由国家口腔医学质控中心确认并上报国家卫生健康委备案的口腔医学质量安全报告数据上报哨点医院。这是迄今为止,我国开展口腔医学专业医疗质量控制指标调查范围最为广泛、数据量最大的一次。

在国家卫生健康委医政医管局的鼓励和支持下,我们将 2018 年的数据报告整理成册,以口腔医学分册的形式,委托人民卫生出版社正式出版发行,呈现给全国口腔医学工作者、口腔医疗质量管理和控制人员、各级部门卫生行业的管理人员以及对口腔疾病和口腔医学管理有兴趣的人士。本书主要包括一个国家层面的口腔医学医疗质量报告,31 个省级质量报告以及近两年数据的纵向比较结果。本报告所涉及的数据指标包括口腔住院、口腔门诊和管理类三大类 189 个指标,涵盖了口腔医学相关大部分亚专业病种和管理类质控指标,并以定义集的形式附录在后。从大量的数据可以看出,我国口腔医学医疗质量和服务能力在不同地区、不同形式、不同级别医疗机构之间的差异很大,提升医疗质量和医疗服务水平,促进医疗质量同质化和持续改进任重而道远。

在报告编写过程中,得到了国家卫生健康委、各省级口腔医学质控中心、各级各类口腔医疗机构的大力支持,在此,国家口腔医学质控中心向参与工作的单位以及付出辛苦劳动的各位领导、专家和全体人员表示衷心的感谢!

由于数据采集和编写经验不足,恳请大家批评指正并提出宝贵意见和建议。

国家口腔医学质控中心

郭传瑸　张　伟

2019 年 5 月

目 录

第一章

国家医疗质控报告口腔专业部分

一、抽样数据处理过程

（一）数据基本情况

本次抽样调查涉及全国 31 个省区市（香港特别行政区、澳门特别行政区、台湾省数据未统计）和新疆生产建设兵团的共 6933 家医疗机构，是迄今为止我国开展口腔医学专业医疗质量控制指标调查范围最为广泛、数据量最大的一次。

根据口腔医学"大门诊、小病房"的特点以及只有部分口腔相关医疗机构设有口腔住院病床的实际情况，将门诊数据和住院数据按照不同医疗机构总量分别统计分析，经过严格筛选，最终全国 30 个省区市（不含西藏自治区、香港特别行政区、澳门特别行政区、台湾省）和新疆生产建设兵团（全书图表中简称"新疆兵团"）的 2453 家医疗机构纳入 2017 年医疗服务与质量安全数据口腔门诊相关质控指标分析，其中 2453 家医疗机构纳入口腔门诊重点病种、重点技术、常见并发症指标分析，340 家医疗机构纳入口腔门诊管理类指标分析；872 家医疗机构纳入口腔住院相关质控指标分析，其中 872 家医疗机构纳入口腔住院重点病种、重点手术及操作指标分析，172 家医疗机构纳入口腔住院管理类指标分析（表 1-1）。全书图表中的图题、表题、表头涉及"各省区市和新疆生产建设兵团"简称为"各省区市"。新疆生产建设兵团数据列入省际数据比较中。

表 1-1　2017 年医疗服务与质量安全数据最终纳入口腔相关质控指标统计的不同医疗机构的数量　　单位：家

分类	质控指标	三级公立	三级民营	二级公立	二级民营	合计
门诊	重点病种、重点技术、常见并发症指标	855	47	1289	262	2453
	管理类指标 *	158	5	64	113	340
住院	重点病种、重点手术及操作指标	531	18	283	40	872
	管理类指标 *	141	—	22	9	172

　*注：由于部分综合医疗机构的数据无法分清是否仅来源于口腔专业，在管理类指标分析时筛选国家口腔医疗质控哨点医院和口腔专科医疗机构进行分析

（二）数据主要排除标准

根据数据完整性和准确性对 6933 家医疗机构（哨点医疗机构 278 家、非哨点医疗机构 6655 家）进行筛选，逐步剔除：

1. 医疗机构未确认信息（未在系统里激活）　剔除医疗机构 908 家，其中哨点医疗机构 3 家，非哨点医疗机构 905 家。

2. 医疗机构未确认有口腔专业　剔除医疗机构 1684 家，其中哨点医疗机构 1 家，非哨点医疗机构

1683 家。

3. 医疗机构备注部分数据为估算所得或与实际情况不符 剔除医疗机构 21 家,其中哨点医疗机构 2 家,非哨点医疗机构 19 家。

4. 医疗机构备注口腔专业 2017 年营业不满一年 剔除非哨点医疗机构 2 家。

5. 对未定级医疗机构比照二级、三级口腔医疗机构床位数、牙椅数重新归类后分析,医疗机构不符合比照二级、比照三级的标准:剔除医疗机构 43 家,其中哨点医疗机构 9 家,非哨点医疗机构 34 家。

6. 188 个统计项目中,95% 以上的项目(≥179 项)医疗机构填写 "0"、填写 "/"(未开展或无法统计)、未填写,或几乎所有数据都填写 "1":剔除医疗机构 269 家,其中哨点医疗机构 3 家,非哨点医疗机构 266 家。

7. 医疗机构关键数据缺失、部分数据怀疑有误或数据逻辑不符 剔除医疗机构 1553 家,其中哨点医疗机构 34 家,非哨点医疗机构 1519 家。

(1) 医疗机构未填报牙椅数、年门诊人次、门诊实际开诊日数、门诊 10 个重点病种人次、门诊 9 个重点技术人次;

(2) 门诊实际开诊日数 <232 天或 >365 天、门诊 10 个重点病种人次 <12、门诊 10 个重点病种人次均填 "2""5""10"、门诊 9 个重点技术人次 <12;

(3) 门诊 10 个重点病种人次高于年门急诊人次,门诊 9 个重点技术人次高于门急诊人次,急诊牙椅数高于门诊牙椅数。

经过以上步骤,6933 家医疗机构中,共剔除医疗机构 4480 家(哨点医疗机构 52 家、非哨点医疗机构 4428 家),最终确认 2453 家医疗机构(哨点医疗机构 226 家、非哨点医疗机构 2227 家)纳入统计分析,医疗机构未纳入统计分析原因及数量情况见表 1-2。

表 1-2　4480 家医疗机构未纳入统计分析原因的哨点、非哨点数量

未纳入统计分析原因	哨点	非哨点	总计
1 医疗机构未确认信息	3	905	908
2 医疗机构未确认有口腔专业	1	1683	1684
3 医疗机构备注部分数据为估算所得或与实际情况不符	2	19	21
4 医疗机构备注口腔专业 2017 年营业不满一年	—	2	2
5 医疗机构不符合比照二级、比照三级的标准	9	34	43
6 统计项目 188 项中 95%(≥179 项)填写 "0""/"、未填报	3	265	268
7 几乎所有数据均填写 1	—	1	1
8 门急诊均未填报牙椅数	—	125	125
9 年门诊人次未填报		45	45
10 门诊实际开诊日数未填报、<232 天或 >365 天	—	387	387
11 门诊 10 个重点病种人次数据未填报或 <12	9	182	191
12 门诊 10 个重点病种人次高于年门急诊人次	20	652	672
13 门诊 10 个重点病种人次均填 2\5\10	—	4	4
14 门诊 9 个重点技术人次未填报或 <12	—	26	26
15 门诊 9 个重点技术人次高于门急诊人次	5	90	95
16 急诊牙椅数高于门诊牙椅数	—	8	8
合计	52	4428	4480

（三）门诊和住院分类标准

2453 家医疗机构的数据均纳入口腔门诊相关质控指标分析,利用数据完整性和准确性对 2453 家医疗机构(哨点医疗机构 226 家、非哨点医疗机构 2227 家)住院类数据进行筛选,以下情况不纳入住院统计:

1. 年出院患者人数或年入院人次未填报、"<12":剔除医疗机构 1385 家,其中哨点医疗机构 69 家,非哨点医疗机构 1316 家。

2. 编制床位数、实际开放总床日或年出院患者实际占用总床日数未填报、"=0",实际开放总床日数 / 实际开放床位数 <1 天:剔除医疗机构 136 家,其中哨点医疗机构 3 家,非哨点医疗机构 133 家。

3. 计算出院患者平均住院日 >280 天,计算病床周转次数 >365 次:剔除非哨点医疗机构 15 家。

4. 与医疗机构核查,2017 年无病房:剔除哨点医疗机构 1 家。

5. 医疗机构无住院重点病种或重点手术及操作的数据,且不在哨点或专科医疗机构范围:剔除非哨点医疗机构 44 家。

经过以上步骤,2453 家医疗机构中,共剔除医疗机构 1581 家(哨点医疗机构 73 家、非哨点医疗机构 1508 家),最终确认 872 家医疗机构(哨点医疗机构 153 家、非哨点医疗机构 719 家)纳入统计分析,医疗机构未纳入住院统计分析原因及数量情况见表 1-3。

表 1-3　1581 家医疗机构未纳入统计分析原因的不同医疗机构数量一览表

未纳入住院统计原因	哨点	非哨点	总计
1 年出院患者人数未填报或 <12	68	1267	1335
2 年入院人次未填报或 <12	1	49	50
3 编制床位数未填报或 =0	3	44	47
4 实际开放总床日未填报或为 0	—	32	32
5 实际开放总床日数小于实际开放床位数	—	28	28
6 年出院患者实际占用总床日数未填报或为 0	—	29	29
7 计算出院患者平均住院日 >280 天	—	9	9
8 计算病床周转次数 >365	—	6	6
9 与医疗机构核查,2017 年无病房	1	—	1
10 医疗机构无住院重点病种或重点手术及操作的数据,且不在哨点或专科医疗机构范围	—	44	44
合计	73	1508	1581

（四）部分异常数据调整、剔除

对于部分明显异常的数据,经与医疗机构核查,予以调整,共调整 26 家医疗机构的部分数据。此外,由于不同质控指标不同医疗机构填报的完整程度不同,为利用更多有效数据,在统计分析某项质控指标时,将该项数据不完整或逻辑怀疑有误的医疗机构数据予以剔除。

（五）数据总体统计思路

1. 对于明确为口腔专业的口腔门诊重点病种、重点技术、并发症数据,口腔住院重点病种、重点手术及操作数据,所有保留的医疗机构均纳入统计。

2. 口腔重点病种、重点技术和重点手术及操作以外的数据,由于无法明确部分医疗机构报送的是综合数据还是口腔专业数据,仅将哨点和口腔专科医疗机构数据纳入统计。

3. 189项指标中,由于不同指标不同医疗机构填报的完整程度不一致,对于部分指标统计时仅统计填报数据的医疗机构情况。

二、数据纳入统计情况

全国30个省区市(不含西藏自治区、香港特别行政区、澳门特别行政区、台湾省)和新疆生产建设兵团的2453家医疗机构纳入2017年医疗服务与质量安全数据口腔门诊相关质控指标分析,其中2453家医疗机构纳入口腔门诊重点病种、重点技术、常见并发症指标分析,340家医疗机构纳入口腔门诊管理类指标分析;872家医疗机构纳入口腔住院相关质控指标分析,其中872家医疗机构纳入口腔住院重点病种、重点手术及操作指标分析,172家医疗机构纳入口腔住院管理类指标分析(表1-4)。各省区市和新疆生产建设兵团纳入口腔门诊相关质控指标统计医疗机构数量分布如图1-1,图1-2所示,各省区市和新疆生产建设兵团纳入口腔住院相关质控指标统计医疗机构数量分布如图1-3,图1-4所示。

表1-4 2017年医疗服务与质量安全数据最终纳入口腔相关质控指标统计的不同医疗机构的数量　　　单位:家

分类	质控指标	三级公立/家	三级民营/家	二级公立/家	二级民营/家	合计/家
门诊	重点病种、重点技术、常见并发症指标	855	47	1289	262	2453
	管理类指标*	158	5	64	113	340
住院	重点病种、重点手术及操作指标	531	18	283	40	872
	管理类指标*	141	—	22	9	172

* 注:由于部分综合医疗机构的数据无法分清是否仅来源于口腔专业,在管理类指标分析时筛选国家口腔医疗质控哨点医院和口腔专科医疗机构进行分析

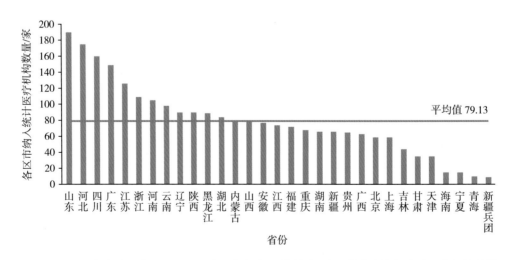

图1-1 2017年各省区市纳入口腔门诊重点病种、重点技术、常见并发症指标统计医疗机构数量

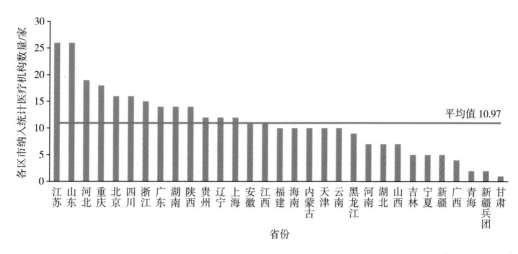

图 1-2　2017 年各省区市纳入口腔门诊管理类指标统计医疗机构数量

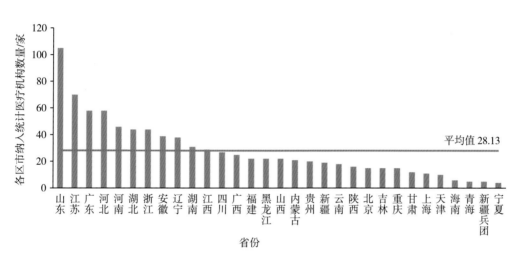

图 1-3　2017 年各省区市纳入口腔住院重点病种、重点手术及操作指标统计医疗机构数量

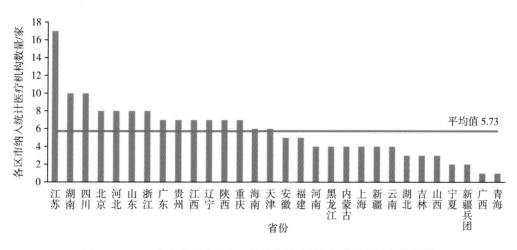

图 1-4　2017 年各省区市纳入口腔住院管理类指标统计医疗机构数量

三、口腔门诊工作量统计

（一）重点病种工作量统计

在全国 30 个省区市(不含西藏自治区、香港特别行政区、澳门特别行政区、台湾省)和新疆生产建设兵团的 2453 家医疗机构中,2017 年门诊共治疗 10 个重点病种患者 26 257 457 人次。按照平均就诊人次排序,排名前 5 位的病种依次为慢性根尖周炎、慢性牙周炎、急性牙髓炎、牙列缺损、下颌阻生第三磨牙(表 1-5)。各省区市和新疆生产建设兵团 10 个重点病种平均就诊人次构成情况如图 1-5 所示,其中慢性根尖周炎患者构成比最高的是广西壮族自治区,慢性牙周炎患者构成比最高的是天津,急性牙髓炎患者构成比最高的是青海,牙列缺损患者构成比最高的是北京,下颌阻生第三磨牙患者构成比最高的是重庆(图 1-6~ 图 1-16)。

表 1-5 2017 年口腔门诊 10 个重点病种在每家医疗机构的年平均就诊人次比较

重点病种	三级公立	三级民营	二级公立	二级民营	平均值
慢性根尖周炎	3688.99	2169.26	1223.38	779.65	2053.50
慢性牙周炎	3857.39	1570.11	923.82	857.82	1951.66
急性牙髓炎	2757.82	1640.32	1186.22	833.78	1705.07
牙列缺损	2832.96	1523.19	762.76	780.99	1500.85
下颌阻生第三磨牙	2977.06	1617.19	667.58	496.48	1472.47
错𬌗畸形	2604.71	712.11	346.82	719.16	1180.58
牙列缺失	513.96	411.09	227.40	301.34	338.70
颞下颌关节紊乱病	436.74	124.94	79.79	43.68	201.22
口腔扁平苔藓	450.83	46.49	42.28	18.88	182.26
年轻恒牙牙外伤	217.90	107.49	63.98	58.79	117.91
合计	20 338.37	9922.17	5524.03	4890.56	10 704.22

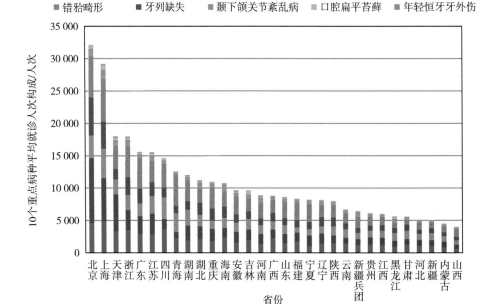

图 1-5 2017 年口腔门诊 10 个重点病种平均就诊人次构成情况省际比较

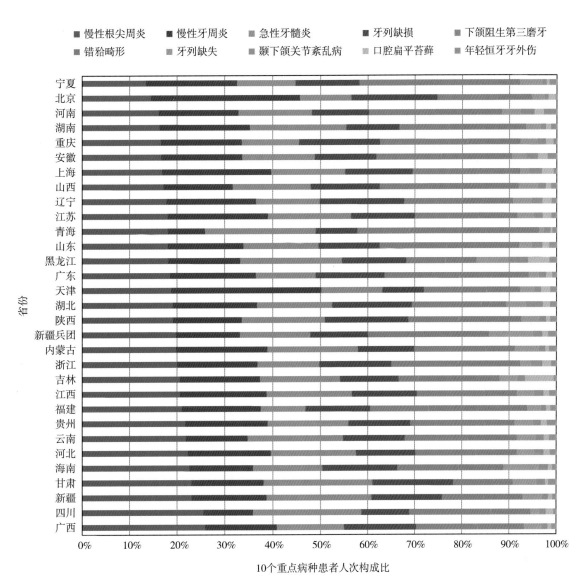

图 1-6　2017 年口腔门诊 10 个重点病种患者人次构成比省际比较

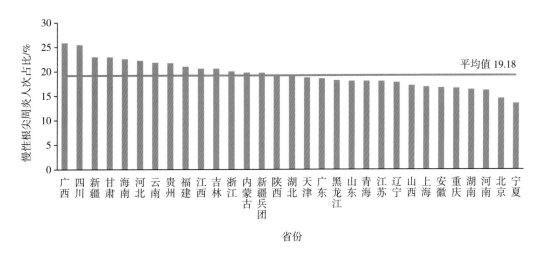

图 1-7　2017 年慢性根尖周炎人次占口腔门诊 10 个重点病种患者人次比例省际比较

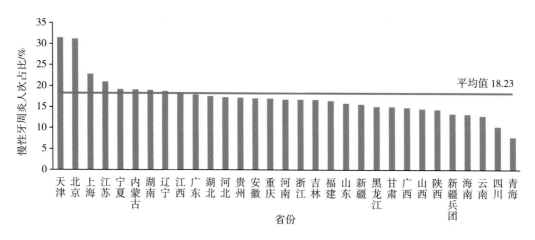

图 1-8 2017 年慢性牙周炎人次占口腔门诊 10 个重点病种患者人次比例省际比较

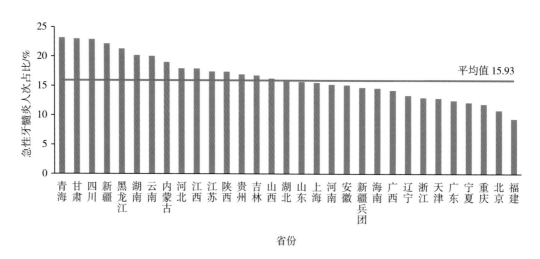

图 1-9 2017 年急性牙髓炎人次占口腔门诊 10 个重点病种患者人次比例省际比较

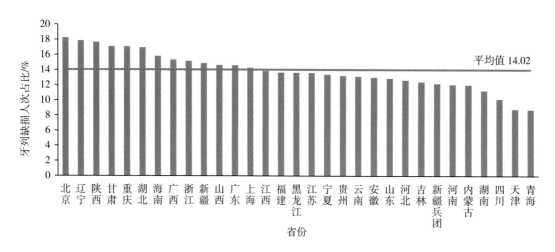

图 1-10 2017 年牙列缺损人次占口腔门诊 10 个重点病种患者人次比例省际比较

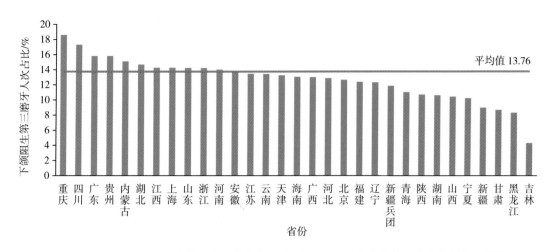

图 1-11　2017 年下颌阻生第三磨牙人次占口腔门诊 10 个重点病种患者人次比例省际比较

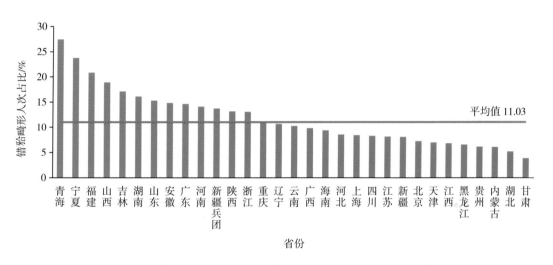

图 1-12　2017 年错𬌗畸形人次占口腔门诊 10 个重点病种患者人次比例省际比较

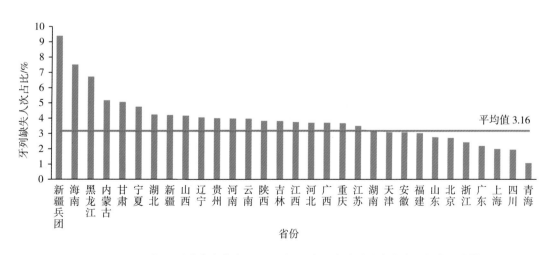

图 1-13　2017 年牙列缺失人次占口腔门诊 10 个重点病种患者人次比例省际比较

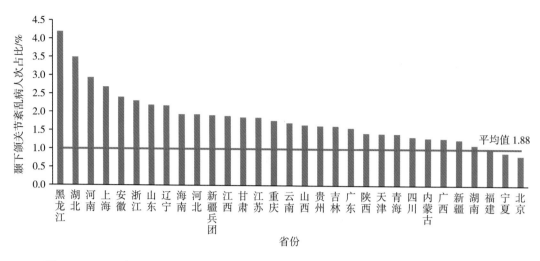

图 1-14　2017 年颞下颌关节紊乱病人次占口腔门诊 10 个重点病种患者人次比例省际比较

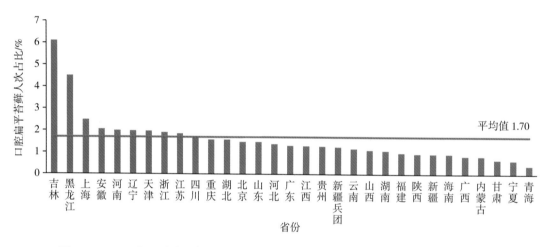

图 1-15　2017 年口腔扁平苔藓人次占口腔门诊 10 个重点病种患者人次比例省际比较

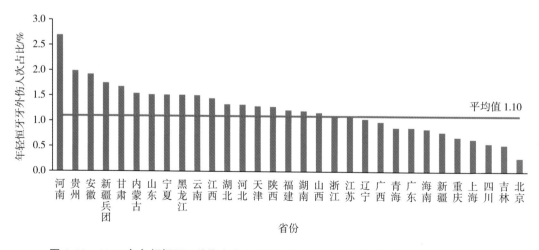

图 1-16　2017 年年轻恒牙牙外伤人次占口腔门诊 10 个重点病种患者人次比例省际比较

（二）重点技术工作量统计

在全国 30 个省区市（不含西藏自治区、香港特别行政区、澳门特别行政区、台湾省）和新疆生产建设兵团的 2453 家医疗机构中，2017 年门诊 9 个重点技术患者服务总量 23 328 280 人次。按平均就诊人次排序，排名前 5 位的技术依次为根管治疗术、牙周洁治术、阻生牙拔除术、烤瓷冠修复技术、错𬌗畸形矫治术（表 1-6）。各省区市 9 个重点技术平均就诊人次构成情况如图 1-17 所示，其中根管治疗术构成比最高的是甘肃，牙周洁治术构成比最高的是新疆生产建设兵团，阻生牙拔除术构成比最高的是福建，烤瓷冠修复技术构成比最高的是吉林，错𬌗畸形矫治术构成比最高的是青海（图 1-18~ 图 1-27）。

表 1-6 2017 年口腔门诊 9 个重点技术在每家医疗机构的年平均就诊人次比较

重点技术	三级公立	三级民营	二级公立	二级民营	平均值
根管治疗术	6135.04	2942.30	2087.44	1598.71	3462.42
牙周洁治术	2948.98	1863.81	651.88	1077.70	1521.24
阻生牙拔除术	2629.58	1129.40	663.78	517.24	1342.24
烤瓷冠修复技术	1653.11	1710.36	592.09	610.55	985.31
错𬌗畸形矫治术	1703.62	506.51	234.24	449.13	774.57
慢性牙周炎系统治疗	1305.39	638.96	237.47	300.80	624.15
可摘局部义齿修复技术	934.27	339.55	338.70	265.11	538.45
全口义齿修复技术	216.25	120.47	99.92	98.88	140.75
种植体植入术	247.43	220.13	27.17	152.04	120.98
合计	17 773.67	9471.49	4932.70	5070.17	9510.10

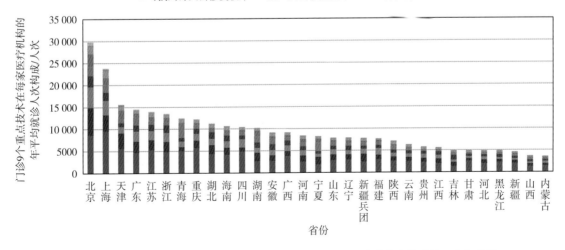

图 1-17 口腔门诊 9 个重点技术在每家医疗机构的年平均就诊人次构成情况省际比较

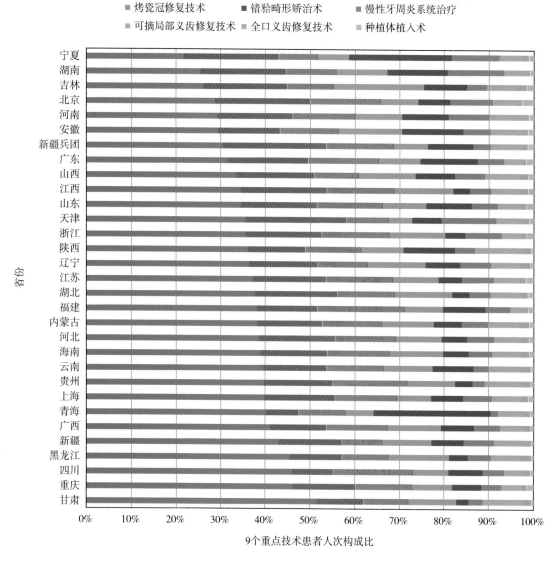

图 1-18　口腔门诊 9 个重点技术患者人次构成比省际比较

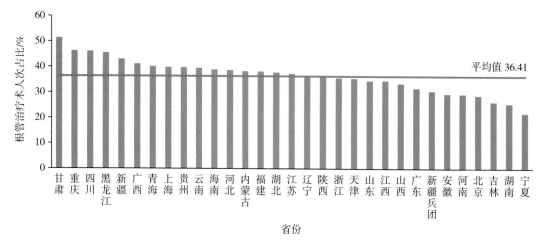

图 1-19　2017 年根管治疗术人次占口腔门诊 9 个重点技术患者人次比例省际比较

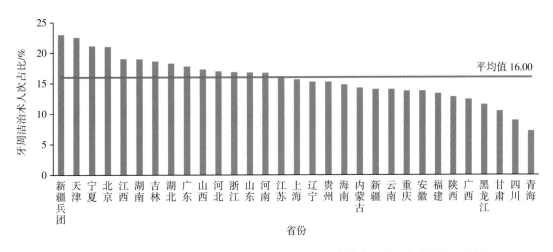

图 1-20　2017 年牙周洁治术人次占口腔门诊 9 个重点技术患者人次比例省际比较

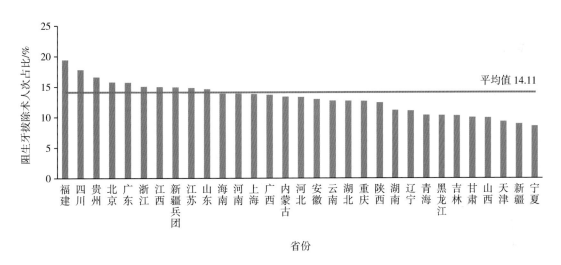

图 1-21　2017 年阻生牙拔除术人次占口腔门诊 9 个重点技术患者人次比例省际比较

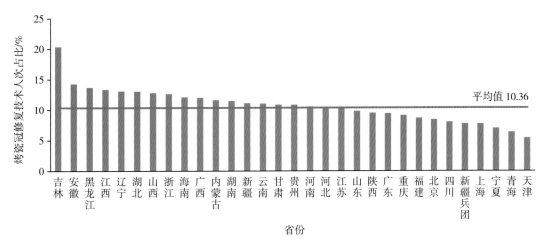

图 1-22　2017 年烤瓷冠修复技术人次占口腔门诊 9 个重点技术患者人次比例省际比较

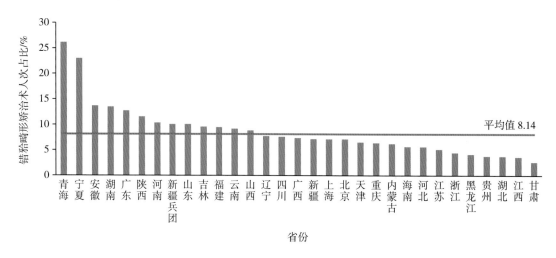

图 1-23 2017 年错𬌗畸形矫治术人次占口腔门诊 9 个重点技术患者人次比例省际比较

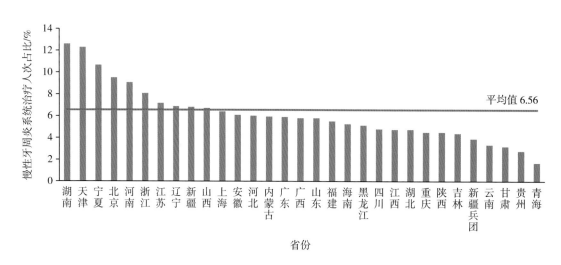

图 1-24 2017 年慢性牙周炎系统治疗人次占口腔门诊 9 个重点技术患者人次比例省际比较

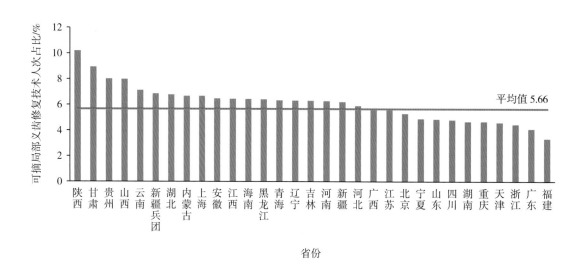

图 1-25 2017 年可摘局部义齿修复技术人次占口腔门诊 9 个重点技术患者人次比例省际比较

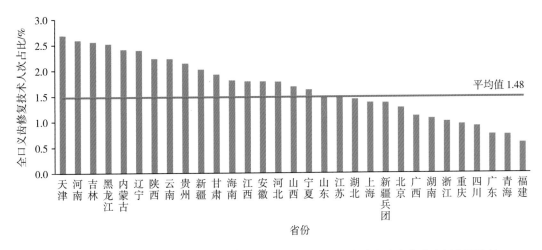

图 1-26　2017 年全口义齿修复技术人次占口腔门诊 9 个重点技术患者人次比例省际比较

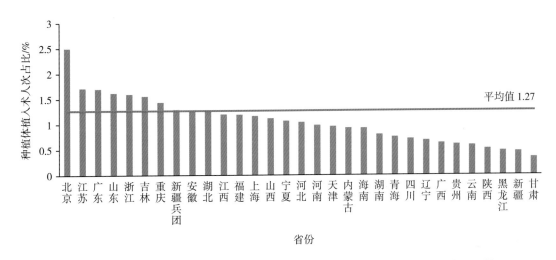

图 1-27　2017 年种植体植入术人次占口腔门诊 9 个重点技术患者人次比例省际比较

（三）患者安全类数据统计

在全国 30 个省区市(不含西藏自治区、香港特别行政区、澳门特别行政区、台湾省)和新疆生产建设兵团的 2453 家医疗机构中,2017 年门诊 7 类常见并发症共发生 103 901 例次。按平均发生数量排序,排名前 5 位的并发症依次为:口腔软组织损伤、门诊手术并发症、根管内器械分离(根管治疗断针)、种植体脱落、治疗牙位错误(表 1-7);口腔门诊 7 类常见并发症构成比如图 1-28 所示。

表 1-7　2017 年口腔门诊 7 类常见并发症在每家医疗机构的年平均发生人次比较

常见并发症	三级公立	三级民营	二级公立	二级民营	平均值
口腔软组织损伤	51.69	2.55	14.29	2.90	25.88
门诊手术并发症	15.01	14.66	5.13	1.76	8.40
根管内器械分离(根管治疗断针)	10.71	5.87	3.74	2.01	6.02
种植体脱落	2.78	4.68	0.51	1.11	1.44
治疗牙位错误	0.22	0.36	0.67	0.05	0.44
误吞或误吸异物	0.10	0.06	0.12	0.11	0.11
拔牙错误	0.09	0.15	0.03	0.00	0.05
合计	80.60	28.34	24.49	7.95	42.36

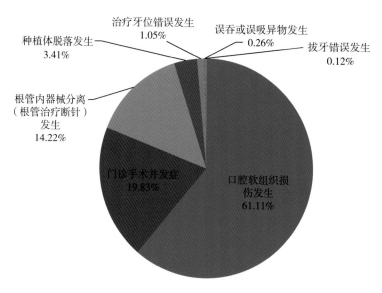

图 1-28　口腔门诊 7 类常见并发症构成比

四、口腔住院医疗质量数据统计

（一）住院死亡类数据统计

在全国 29 个省区市（不含甘肃省、西藏自治区、香港特别行政区、澳门特别行政区、台湾省）和新疆生产建设兵团的 172 家医疗机构中，2017 年出院患者总数 195 504 例，其中住院患者死亡 42 例，其中 41 例发生在三级公立医疗机构，1 例发生在二级公立医疗机构，11 例发生在口腔颌面部间隙感染患者，4 例发生在舌癌患者，总体住院死亡率为 0.21‰；非医嘱离院患者 3244 例，非医嘱离院率为 1.66 %（表 1-8）。

表 1-8　2017 年口腔住院死亡类指标在不同医疗机构中的年平均值（或年发生率）比较

质控指标	三级公立	二级公立	二级民营	平均值
年平均出院患者 / 例	1227.19	954.64	163.11	1136.65
住院死亡率 /‰	0.24	0.05	0.00	0.21
非医嘱离院率 /%	1.84	0.31	0.00	1.66
年平均出院患者手术 / 例	1044.52	413.14	82.89	913.45
手术患者住院死亡率 /‰	0.16	0.11	0.00	0.16
手术患者非医嘱离院率 /%	1.06	0.12	0.00	1.00
住院择期手术患者死亡率 /‰	0.09	0.12	0.00	0.09

（二）住院重返类数据统计

在全国 29 个省区市（不含甘肃省、西藏自治区、香港特别行政区、澳门特别行政区、台湾省）和新疆生产建设兵团的 172 家医疗机构中，2017 年出院患者总数 195 504 例。住院患者出院后 31 天非预期再住院患者 1111 例，其中出院当天非预期再住院患者 10 例，出院 2~15 天内非预期再住院患者 716 例，出院 16~31 天内非预期再住院患者 385 例。出院手术患者总数 157 113 例，其中非计划重返手术室再次手术患者 839 例（舌癌扩大切除术 + 颈淋巴清扫术 87 例、口腔颌面部肿瘤切除整复术 84 例、游离腓骨复合组织瓣移植术 56 例），非计划重返手术室再次手术率 0.53%（表 1-9）；住院患者出院后 31 天内非预期再住院构成比及非计划重返手术室再次手术构成比如图 1-29 和图 1-30 所示。

表 1-9　2017 年口腔住院重返类指标在不同医疗机构中的年平均值（或年发生率）比较

质控指标	三级公立	二级公立	二级民营	平均值
平均住院患者出院后 31 天内非预期再住院患者人数 / 例	5.01	18.36	0.00	6.46
住院患者出院后 31 天内非预期再住院率 /%	0.41	1.92	0.00	0.57
住院患者出院当天非预期再住院率 /%	0.01	0.00	0.00	0.01
住院患者出院 2~15 天内非预期再住院率 /%	0.18	1.89	0.00	0.37
住院患者出院 16~31 天内非预期再住院率 /%	0.22	0.03	0.00	0.20
平均非计划重返手术室再次手术 / 例	5.90	0.32	0.00	4.88
非计划重返手术室再次手术率 /%	0.56	0.08	0.00	0.53
术后 48 小时以内非计划重返手术室再次手术率 /%	0.17	0.02	0.00	0.16
术后 3~31 天以内非计划重返手术室再次手术率 /%	0.39	0.06	0.00	0.37

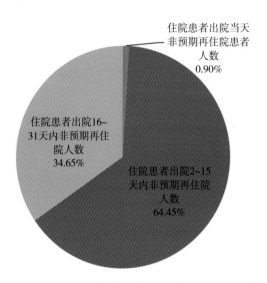

图 1-29　2017 年住院患者出院后 31 天内非预期再住院构成比

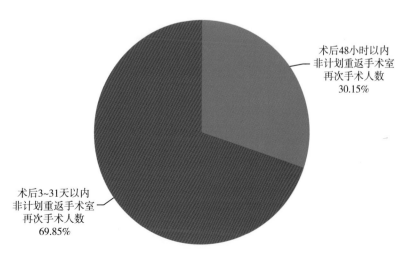

图 1-30　2017 年非计划重返手术室再次手术构成比

（三）患者安全类数据统计

在全国29个省区市（不含甘肃省、西藏自治区、香港特别行政区、澳门特别行政区、台湾省）和新疆生产建设兵团的172家医疗机构中，2017年住院患者围手术期17类常见并发症共发生3311例，总体发生率为2.11%。发生数量排名前5位的并发症依次为：手术术中并发症、与手术操作相关感染、手术患者手术后出血或血肿、各系统术后并发症、手术患者手术后呼吸道并发症（图1-31）。

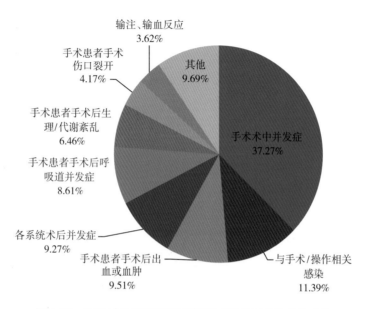

图1-31　2017年口腔住院患者围手术期常见并发症构成比

（四）重点病种数据统计

在全国30个省区市（不含西藏自治区、香港特别行政区、澳门特别行政区、台湾省）和新疆生产建设兵团的872家医疗机构中，2017年住院共治疗6个重点病种患者78 255例；按照平均出院患者例数排序，排名前3位的病种依次为腮腺良性肿瘤、口腔颌面部间隙感染、上颌骨骨折；舌癌平均住院日最长，先天性唇裂平均住院日最短；舌癌平均住院费用最高，先天性唇裂平均住院费用最低（表1-10~表1-12、图1-32~图1-51）。

表1-10　2017年口腔住院3项质控指标在不同医疗机构6个重点病种中的年平均值比较

质控指标	医疗机构级别	腮腺良性肿瘤	口腔颌面部间隙感染	上颌骨骨折	牙颌面畸形	先天性唇裂	舌癌
平均出院患者例数	三级	41.29	25.19	18.07	13.66	11.95	11.27
	二级	9.33	17.62	5.50	1.10	1.21	1.12
	平均值	29.45	22.39	13.41	9.01	7.97	7.51
平均住院日/天	三级	9.31	9.68	11.89	8.68	7.46	15.25
	二级	8.76	7.45	11.02	6.74	6.09	12.35
	平均值	9.24	9.04	11.76	8.60	7.38	15.09
平均住院费用/元	三级	12 725.50	9368.60	24 060.65	33 031.82	7835.49	37 099.60
	二级	8058.53	4058.68	10 744.18	5191.72	3906.33	21 467.28
	平均值	12 190.80	7839.81	22 123.01	31 839.44	7607.98	36 241.05

表 1-11　2017 年不同省区市口腔住院 6 个重点病种的年平均住院日比较　　　　单位：天

省区市	腮腺良性肿瘤	口腔颌面部间隙感染	上颌骨骨折	牙颌面畸形	先天性唇裂	舌癌
安徽	10.06	8.69	11.51	9.93	9.48	20.31
北京	7.15	7.63	10.59	10.75	8.14	12.63
重庆	9.17	7.51	11.12	8.41	7.94	12.57
福建	8.63	8.14	13.44	8.91	5.82	15.31
甘肃	10.09	11.21	13.54	10.75	7.75	15.10
广东	9.24	7.90	11.74	8.11	6.21	16.41
广西	9.17	8.45	11.88	18.20	6.72	14.64
贵州	9.17	7.80	12.47	9.46	8.51	12.88
海南	10.95	8.77	12.08	19.57	5.87	16.17
河北	9.33	9.08	14.57	8.24	7.71	18.26
河南	11.17	10.99	12.13	8.43	7.47	14.02
黑龙江	7.78	14.37	12.24	10.02	6.87	13.16
湖北	9.75	7.99	13.96	10.32	7.96	15.03
湖南	8.85	8.15	13.28	6.00	5.12	15.39
吉林	7.80	8.60	10.47	8.27	7.73	14.08
江苏	8.55	8.23	10.62	9.13	7.65	14.36
江西	8.50	7.65	10.75	12.82	7.76	15.11
辽宁	10.09	10.04	12.29	10.52	7.23	15.48
内蒙古	9.79	9.92	15.50	19.74	11.15	21.50
宁夏	11.29	11.38	11.98	12.67	8.71	15.00
青海	12.51	12.41	14.19	12.61	10.22	13.66
山东	8.77	8.89	10.78	8.65	6.43	13.90
山西	9.70	11.80	12.97	11.03	7.37	23.75
陕西	10.33	11.20	14.67	12.53	9.68	22.36
上海	7.34	7.70	6.63	6.25	7.11	13.19
四川	8.95	8.91	11.94	10.58	7.20	14.78
天津	9.51	8.55	12.38	12.00	7.00	13.72
新疆	9.85	8.04	11.56	8.94	6.26	20.08
新疆兵团	9.14	9.46	7.59	4.00	—	18.10
云南	15.41	8.89	10.65	9.13	6.84	11.73
浙江	7.93	9.11	9.08	7.13	7.10	15.49

表 1-12　2017 年不同省区市口腔住院 6 个重点病种的年平均住院费用比较　　　　单位:元

省区市	腮腺良性肿瘤	口腔颌面部间隙感染	上颌骨骨折	牙颌面畸形	先天性唇裂	舌癌
安徽	10 035.35	5953.64	16 482.86	11 414.60	5278.50	34 698.23
北京	10 912.84	7867.28	27 712.20	44 923.37	9379.70	31 055.68
重庆	16 400.72	6074.82	25 974.01	40 348.86	7512.19	26 761.90
福建	10 160.01	15 154.65	24 300.93	24 493.78	5268.90	33 027.72
甘肃	11 571.00	11 503.38	35 040.16	29 550.87	9950.99	29 428.30
广东	12 493.86	6561.15	22 383.01	28 276.61	7238.16	36 545.56
广西	8715.74	7977.58	16 676.62	25 465.83	6425.14	26 759.01
贵州	9126.20	5285.43	15 986.60	18 766.80	6639.49	12 752.22
海南	15 631.25	10 343.30	27 367.28	49 358.00	4984.45	41 771.36
河北	9616.97	6787.60	26 036.80	7207.70	6205.04	32 739.91
河南	12 322.35	9612.28	17 952.81	13 586.91	4740.37	25 115.36
黑龙江	12 656.44	17 042.23	28 021.60	39 247.97	4335.81	26 308.17
湖北	12 529.17	7373.32	19 744.92	27 417.01	9425.50	40 500.42
湖南	11 577.22	5022.84	22 050.70	7130.39	7515.17	56 801.37
吉林	8500.95	6492.14	18 929.56	33 565.77	5909.81	18 140.40
江苏	13 253.06	8621.47	22 401.47	32 608.80	7956.04	25 932.25
江西	11 278.24	6499.35	16 922.06	26 075.14	6647.35	29 765.67
辽宁	12 158.46	6858.69	24 196.83	28 372.29	6436.61	29 624.11
内蒙古	10 206.95	9227.00	20 349.47	32 141.53	16 102.01	28 665.37
宁夏	8777.32	5547.30	19 682.51	3388.64	5639.81	10 000.00
青海	13 916.33	15 176.47	43 926.07	13 730.99	6754.41	13 745.03
山东	14 376.90	7049.72	17 549.73	26 071.45	7488.28	27 669.33
山西	10 081.38	9169.98	24 085.06	10 086.63	5195.36	28 761.36
陕西	9797.54	8024.84	20 884.81	30 389.27	9099.72	23 333.94
上海	19 847.95	13 946.74	28 573.98	41 310.87	14 826.42	71 749.71
四川	14 650.40	8847.63	32 654.03	43 475.11	7725.07	36 669.39
天津	16 931.03	7648.49	35 053.78	32 357.67	8743.39	20 442.83
新疆	13 193.77	7314.34	26 799.13	15 752.21	5412.92	38 766.12
新疆兵团	12 781.55	7906.97	17 571.52	7171.97	—	36 343.60
云南	8229.17	7215.81	16 486.75	14 142.59	6538.87	14 925.78
浙江	10 840.43	9977.40	17 554.13	14 851.20	8455.26	32 816.71

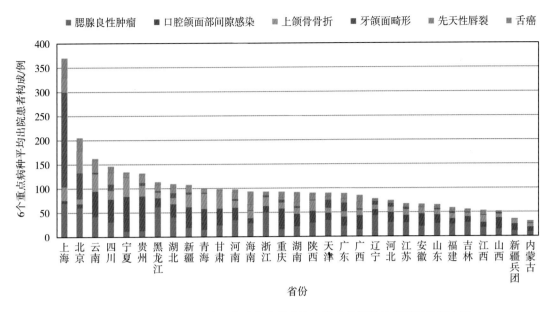

图 1-32　2017 年口腔住院 6 个重点病种平均出院患者例数构成情况省际比较

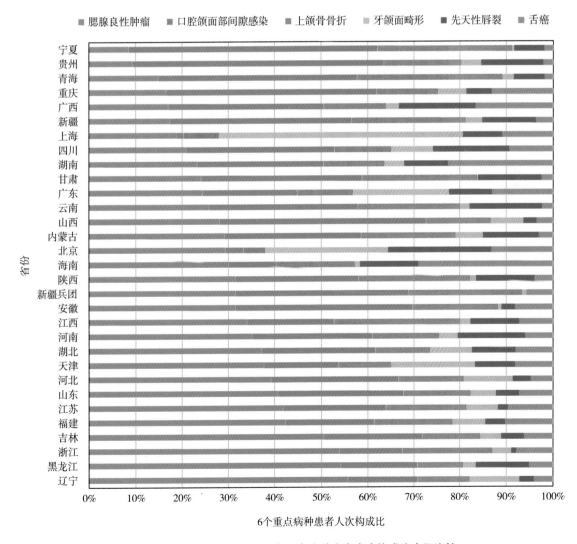

图 1-33　2017 年口腔住院 6 个重点病种患者人次构成比省际比较

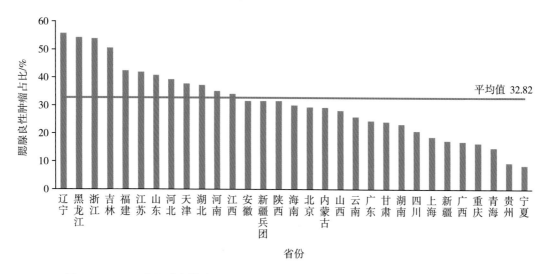

图 1-34　2017 年腮腺良性肿瘤人次占口腔住院 6 个重点病种患者人次比例省际比较

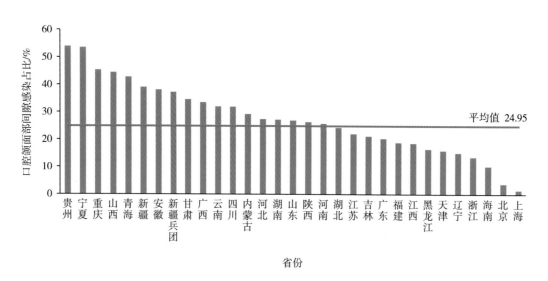

图 1-35　2017 年口腔颌面部间隙感染人次占口腔住院 6 个重点病种患者人次比例省际比较

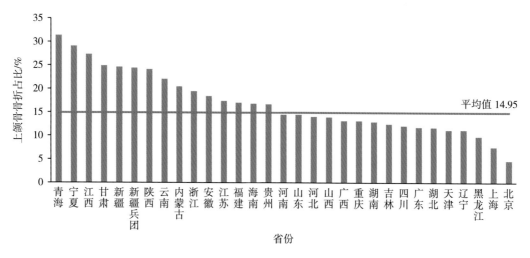

图 1-36　2017 年上颌骨骨折人次占口腔住院 6 个重点病种患者人次比例省际比较

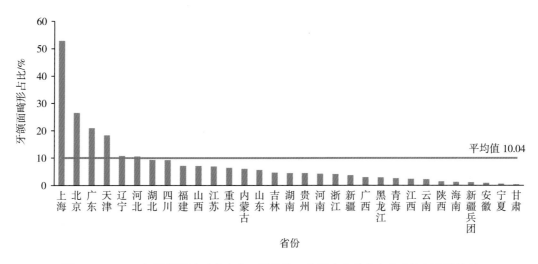

图 1-37 2017 年牙颌面畸形人次占口腔住院 6 个重点病种患者人次比例省际比较

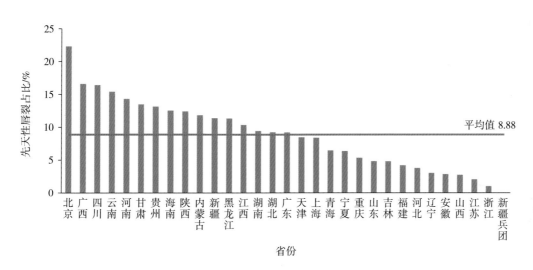

图 1-38 2017 年先天性唇裂人次占口腔住院 6 个重点病种患者人次比例省际比较

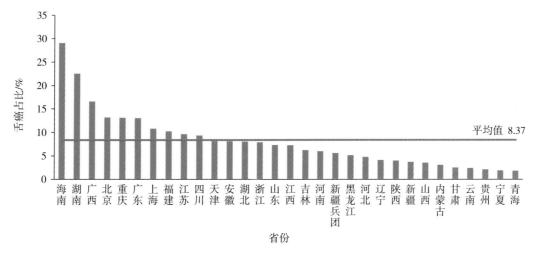

图 1-39 2017 年舌癌人次占口腔住院 6 个重点病种患者人次比例省际比较

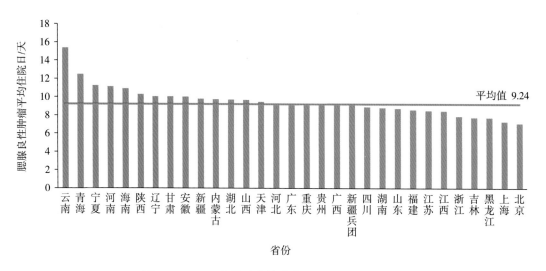

图 1-40 2017 年腮腺良性肿瘤平均住院日省际比较

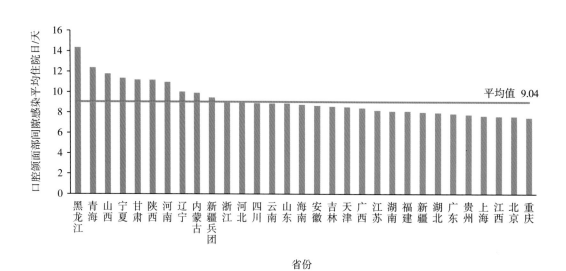

图 1-41 2017 年口腔颌面部间隙感染平均住院日省际比较

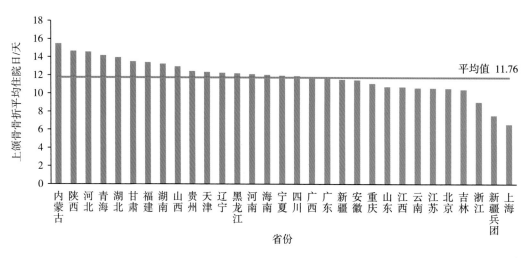

图 1-42 2017 年上颌骨骨折平均住院日省际比较

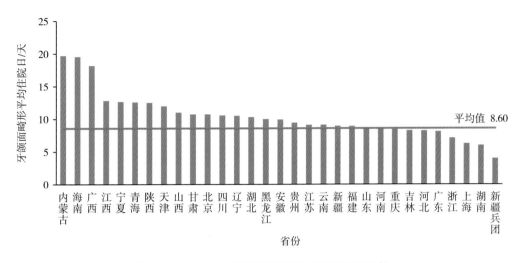

图 1-43　2017 年牙颌面畸形平均住院日省际比较

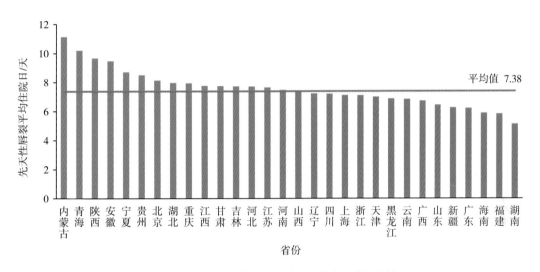

图 1-44　2017 年先天性唇裂平均住院日省际比较

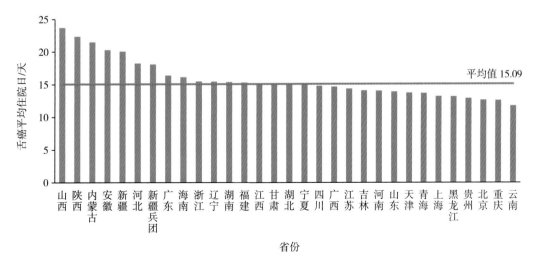

图 1-45　2017 年舌癌平均住院日省际比较

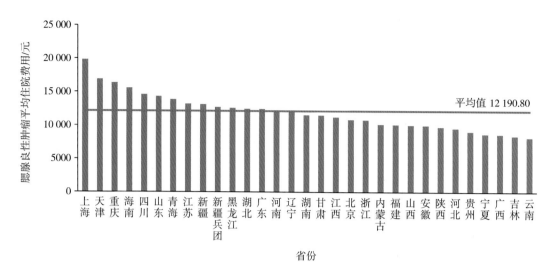

图 1-46 2017 年腮腺良性肿瘤平均住院费用省际比较

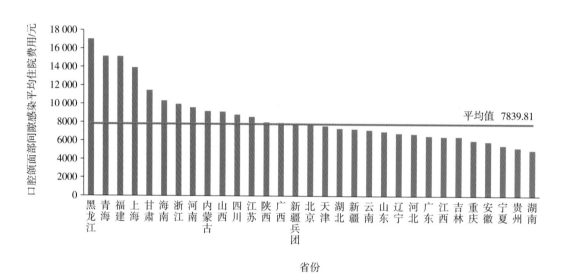

图 1-47 2017 年口腔颌面部间隙感染平均住院费用省际比较

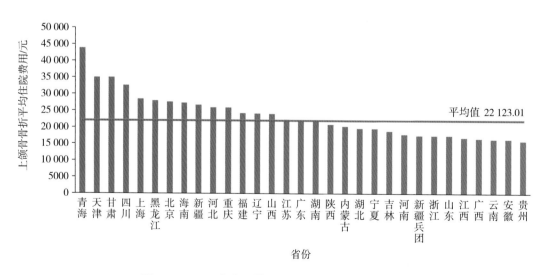

图 1-48 2017 年上颌骨骨折平均住院费用省际比较

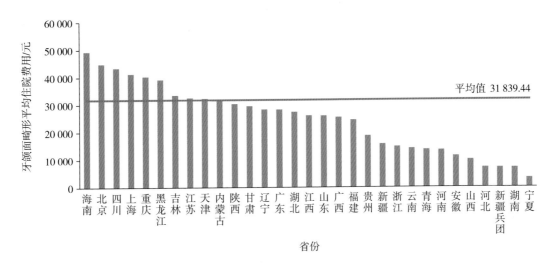

图1-49 2017年牙颌面畸形平均住院费用省际比较

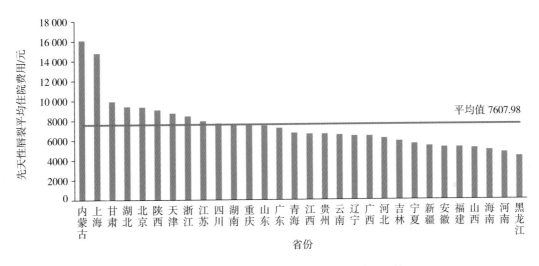

图1-50 2017年先天性唇裂平均住院费用省际比较

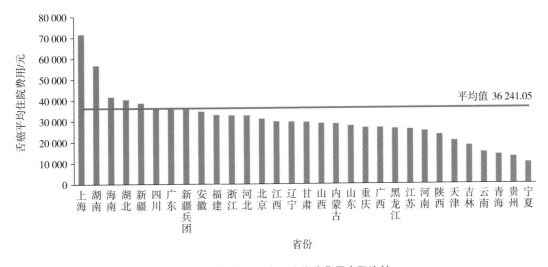

图1-51 2017年舌癌平均住院费用省际比较

（五）重点手术及操作数据统计

在全国30个省市区(不含西藏自治区、香港特别行政区、澳门特别行政区、台湾省)和新疆生产建设兵团的872家医疗机构中,2017年住院共治疗7个重点手术及操作患者54 650例;按照平均手术例数排序,排名前3位的重点手术及操作依次为腮腺肿物切除+面神经解剖术、口腔颌面部肿瘤切除整复术、唇裂修复术;游离腓骨复合组织瓣移植术平均住院日最长,唇裂修复术平均住院日最短;游离腓骨复合组织瓣移植术平均住院费用最高,唇裂修复术平均住院费用最低(表1-13~ 表1-15,图1-52~ 图1-74)。

表1-13　2017年口腔住院3项质控指标在不同医疗机构7个重点手术及操作中的年平均值比较

质控指标	医疗机构级别	腮腺肿物切除+面神经解剖术	口腔颌面部肿瘤切除整复术	唇裂修复术	舌癌扩大切除术+颈淋巴清扫术	牙颌面畸形矫正术:上颌Le FortI型截骨术+双侧下颌升支劈开截骨术	游离腓骨复合组织瓣移植术	放射性粒子组织间植入术
平均手术例数	三级	45.83	19.54	11.13	7.36	3.98	3.83	1.26
	二级	8.68	0.86	0.93	0.61	0.10	0.07	—
	平均值	32.07	12.62	7.35	4.86	2.54	2.44	0.79
平均住院日/天	三级	9.30	12.91	7.71	17.58	9.89	19.05	9.02
	二级	8.92	10.23	7.58	12.07	11.10	10.75	—
	平均值	9.27	12.85	7.71	17.32	9.90	18.94	9.02
平均住院费用/元	三级	14 091.78	32 063.05	8253.14	47 689.84	57 280.32	63 256.48	34 765.96
	二级	10 360.81	13 614.19	4091.47	30 514.38	18 299.72	8571.95	—
	平均值	13 727.33	31 605.07	8055.35	46 885.97	56 766.49	62 470.68	34 765.96

表1-14　2017年不同省区市口腔住院7个重点手术及操作的年平均住院日比较　　　　　　　　单位:天

省区市	腮腺肿物切除+面神经解剖术	口腔颌面部肿瘤切除整复术	唇裂修复术	舌癌扩大切除术+颈淋巴清扫术	牙颌面畸形矫正术:上颌Le FortI型截骨术+双侧下颌升支劈开截骨术	游离腓骨复合组织瓣移植术	放射性粒子组织间植入术
安徽	10.35	15.83	9.06	22.27	11.45	22.52	1.50
北京	7.05	16.06	8.07	14.70	11.37	17.60	5.90
重庆	10.41	14.34	8.79	19.82	8.61	23.88	10.67
福建	8.79	14.18	6.18	16.63	11.33	20.87	—
甘肃	10.96	13.79	7.36	16.00	—	15.00	17.56
广东	9.36	18.36	6.19	19.40	10.80	24.98	—
广西	11.34	16.26	7.43	24.51	—	27.86	—
贵州	10.00	16.41	8.87	20.27	10.00	—	—
海南	11.92	21.44	7.56	18.55	10.00	20.30	—
河北	9.31	13.85	7.98	18.19	12.50	16.92	15.35
河南	9.61	13.81	7.85	14.75	11.84	19.39	4.91

续表

省区市	腮腺肿物切除＋面神经解剖术	口腔颌面部肿瘤切除整复术	唇裂修复术	舌癌扩大切除术＋颈淋巴清扫术	牙颌面畸形矫正术：上颌Le FortⅠ型截骨术＋双侧下颌升支劈开截骨术	游离腓骨复合组织瓣移植术	放射性粒子组织间植入术
黑龙江	8.15	10.63	6.69	14.51	11.58	17.32	7.00
湖北	10.15	14.49	8.13	16.64	11.78	17.34	17.76
湖南	9.07	12.09	5.03	15.70	11.00	13.58	5.00
吉林	8.71	20.19	10.07	23.13	13.64	21.33	—
江苏	9.29	16.94	8.36	16.88	9.69	23.69	10.27
江西	9.60	9.23	7.88	16.57	13.25	19.12	21.00
辽宁	10.36	12.29	7.53	14.58	15.22	21.38	26.77
内蒙古	10.17	16.80	10.40	20.85	—	—	—
宁夏	10.55	17.00	8.87	—	6.50	—	—
青海	11.41	14.82	11.24	17.33	—	21.00	—
山东	9.02	10.46	7.20	14.90	10.87	16.38	5.72
山西	10.10	13.02	9.11	26.50	—	29.00	26.00
陕西	11.06	13.63	9.81	22.04	17.00	28.00	—
上海	7.76	13.65	8.04	15.09	7.32	17.83	—
四川	9.76	13.40	7.68	17.81	10.34	14.21	11.80
天津	9.56	20.94	9.00	20.29	—	—	8.70
新疆	10.06	20.63	7.02	35.55	19.00	13.45	10.00
新疆兵团	10.16	17.21	17.30	13.20	—	30.75	—
云南	8.35	10.79	6.90	12.76	10.45	15.03	—
浙江	8.37	9.31	6.83	16.55	11.37	20.73	—

表 1-15　2017 年不同省区市口腔住院 7 个重点手术及操作的年平均住院费用比较　　　　单位：元

省区市	腮腺肿物切除＋面神经解剖术	口腔颌面部肿瘤切除整复术	唇裂修复术	舌癌扩大切除术＋颈淋巴清扫术	牙颌面畸形矫正术：上颌Le FortⅠ型截骨术＋双侧下颌升支劈开截骨术	游离腓骨复合组织瓣移植术	放射性粒子组织间植入术
安徽	10 094.53	30 477.77	5201.56	37 874.75	13 527.64	43 723.77	43 687.24
北京	11 569.03	55 370.54	9633.35	41 902.81	53 023.45	64 215.41	30 661.20
重庆	19 838.74	31 512.48	8735.58	35 922.55	62 099.62	38 523.50	33 976.10
福建	10 470.33	26 409.43	6016.19	39 155.77	94 508.32	89 108.79	—
甘肃	13 627.01	37 703.57	9918.50	45 000.00	—	55 000.00	41 179.34
广东	13 376.29	46 435.32	7704.14	51 310.50	59 035.18	67 395.96	—

续表

省区市	腮腺肿物切除+面神经解剖术	口腔颌面部肿瘤切除整复术	唇裂修复术	舌癌扩大切除术+颈淋巴清扫术	牙颌面畸形矫正术:上颌Le Fort I型截骨术+双侧下颌升支劈开截骨术	游离腓骨复合组织瓣移植术	放射性粒子组织间植入术
广西	11 295.18	27 200.37	7592.29	42 992.91	—	49 328.67	—
贵州	12 205.88	28 842.83	7663.85	40 228.58	33 558.45	—	—
海南	15 470.10	58 485.33	6749.87	48 051.97	73 025.50	61 318.58	—
河北	12 649.09	18 897.24	5675.53	32 281.92	17 501.50	22 755.25	53 029.35
河南	13 688.63	23 176.66	4403.79	34 901.00	36 301.53	100 190.51	26 611.90
黑龙江	12 770.73	16 907.77	3380.46	27 136.31	45 600.00	47 978.58	42 112.60
湖北	13 650.31	40 062.91	9667.32	52 245.09	52 729.04	67 214.73	46 846.32
湖南	16 151.83	27 411.32	7014.83	62 086.15	33 819.40	75 125.77	32 000.00
吉林	10 833.50	41 851.41	8134.54	42 849.35	44 028.24	33 940.98	—
江苏	15 076.14	39 265.79	8919.11	41 991.03	56 561.16	70 361.91	34 253.28
江西	13 768.78	16 536.63	6534.99	32 581.11	35 336.25	57 320.08	59 632.00
辽宁	13 057.55	39 381.32	6570.21	33 070.12	45 786.13	55 249.26	40 909.27
内蒙古	9864.63	26 620.60	14 036.10	27 668.02	—	—	—
宁夏	6870.45	24 500.00	5395.17	—	2530.98	—	—
青海	14 473.88	19 640.38	6827.82	18 542.79	—	42 000.00	—
山东	15 056.83	30 033.24	7850.04	33 737.32	56 244.21	63 464.42	29 216.56
山西	11 424.63	16 431.36	8206.05	49 308.41	—	36 097.58	27 254.00
陕西	11 728.99	31 644.92	9529.33	29 820.43	47 789.18	67 610.00	—
上海	25 324.85	75 133.07	16 223.83	88 345.06	64 432.75	110 880.82	—
四川	13 910.44	35 503.75	8700.75	53 530.04	59 998.60	42 969.14	28 675.30
天津	14 133.05	36 271.52	12 356.38	39 819.07	—	—	33 630.00
新疆	12 390.92	34 616.56	6246.72	63 764.11	62 987.68	22 903.59	29 553.23
新疆兵团	18 886.79	28 137.42	50 606.89	12 928.27	—	46 232.21	—
云南	8398.39	14 584.23	6659.90	19 904.02	16 235.69	19 158.71	—
浙江	11 760.54	17 530.73	7971.15	40 188.07	39 933.92	50 561.15	—

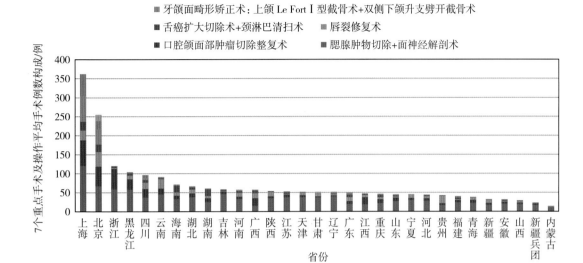

图 1-52 口腔住院 7 个重点手术及操作平均手术例数构成情况省际比较

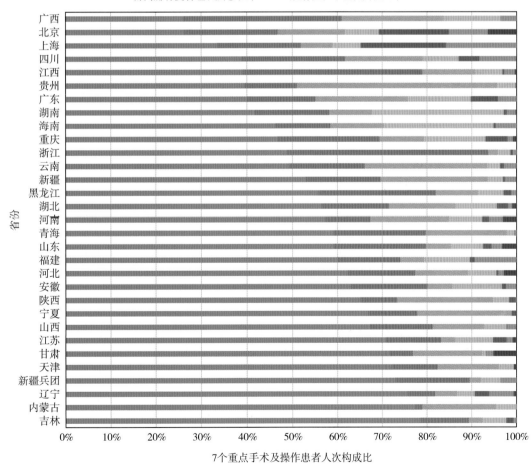

图 1-53 口腔住院 7 个重点手术及操作患者人次构成比省际比较

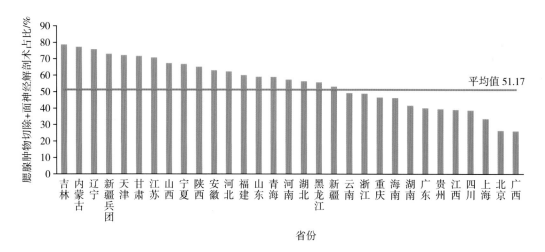

图 1-54　2017 年腮腺肿物切除 + 面神经解剖术人次占口腔住院 7 个重点手术及操作患者人次比例省际比较

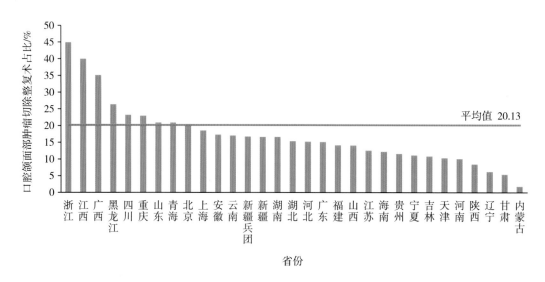

图 1-55　2017 年口腔颌面部肿瘤切除整复术人次占口腔住院 7 个重点手术及操作患者人次比例省际比较

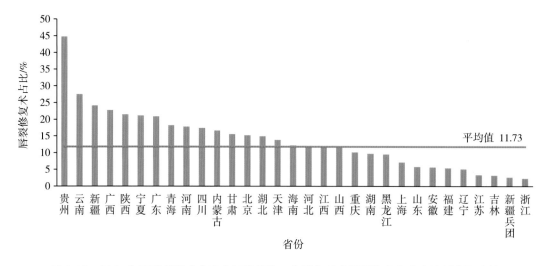

图 1-56　2017 年唇裂修复术人次占口腔住院 7 个重点手术及操作患者人次比例省际比较

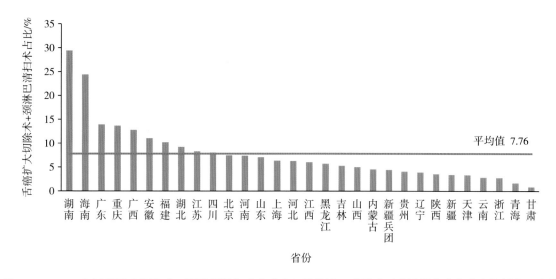

图 1-57　2017 年舌癌扩大切除术 + 颈淋巴清扫术人次占口腔住院 7 个重点手术及操作患者人次比例省际比较

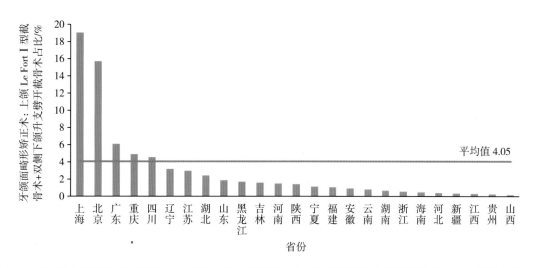

图 1-58　2017 年牙颌面畸形矫正术：上颌 Le FortI型截骨术 + 双侧下颌升支劈开截骨术人次占口腔住院 7 个
重点手术及操作患者人次比例省际比较

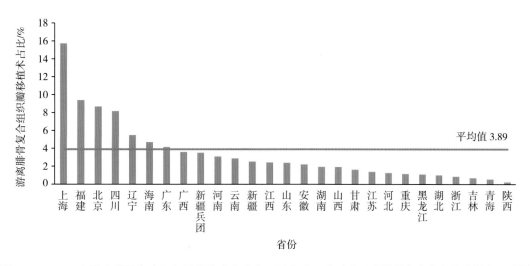

图 1-59　2017 年游离腓骨复合组织瓣移植术人次占口腔住院 7 个重点手术及操作患者人次比例省际比较

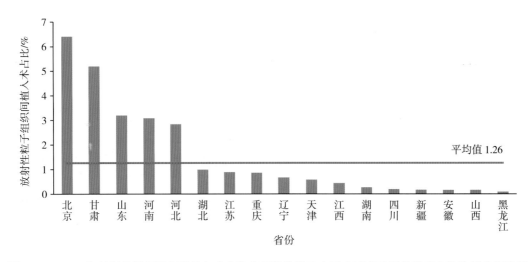

图 1-60　2017 年放射性粒子组织间植入术人次占口腔住院 7 个重点手术及操作患者人次比例省际比较

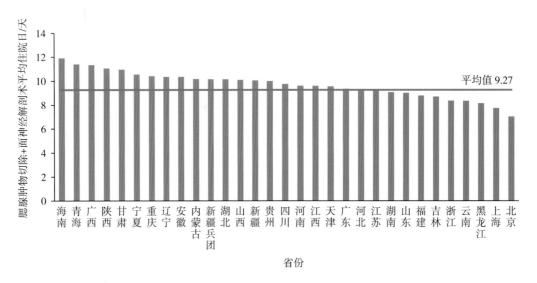

图 1-61　2017 年腮腺肿物切除＋面神经解剖术平均住院日省际比较

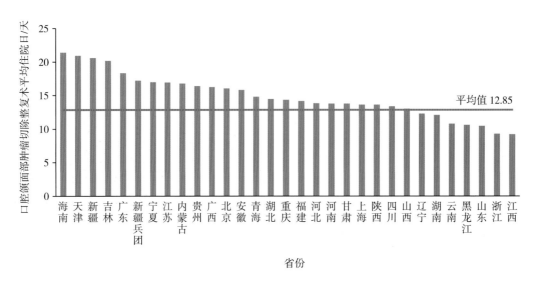

图 1-62　2017 年口腔颌面部肿瘤切除整复术平均住院日省际比较

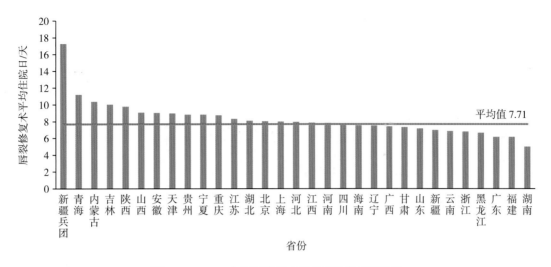

图 1-63　2017 年唇裂修复术平均住院日省际比较

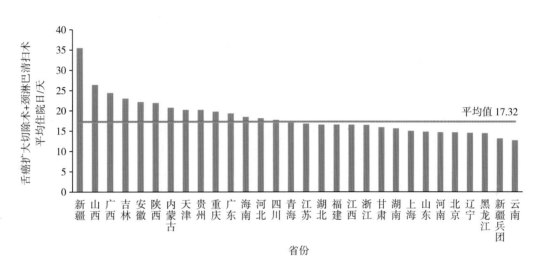

图 1-64　2017 年舌癌扩大切除术 + 颈淋巴清扫术平均住院日省际比较

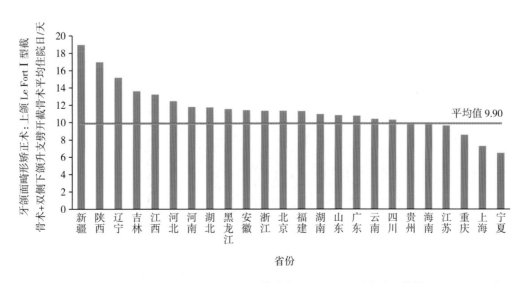

图 1-65　2017 年牙颌面畸形矫正术：上颌 Le FortⅠ型截骨术 + 双侧下颌升支劈开截骨术平均住院日省际比较

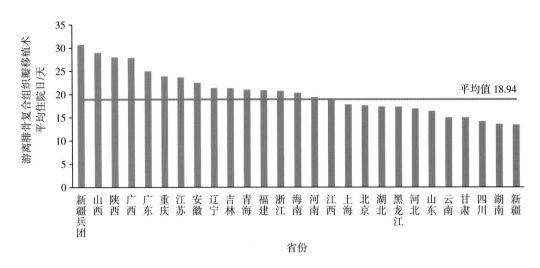

图 1-66　2017 年游离腓骨复合组织瓣移植术平均住院日省际比较

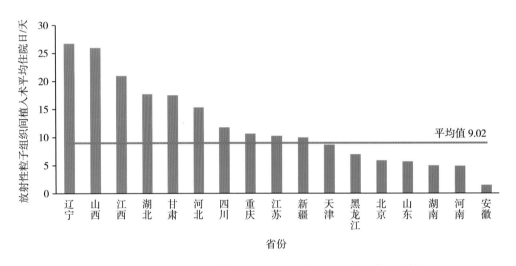

图 1-67　2017 年放射性粒子组织间植入术平均住院日省际比较

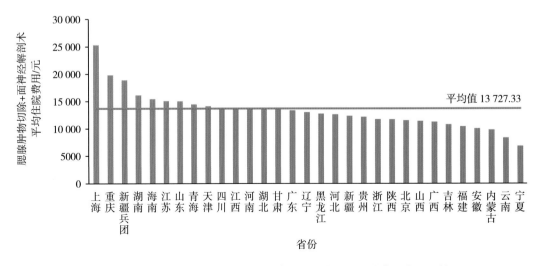

图 1-68　2017 年腮腺肿物切除＋面神经解剖术平均住院费用省际比较

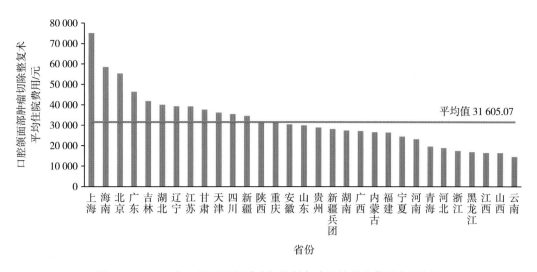

图 1-69　2017 年口腔颌面部肿瘤切除整复术平均住院费用省际比较

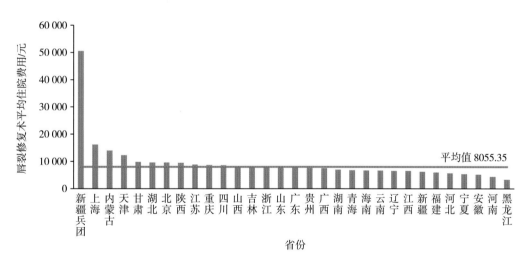

图 1-70　2017 年唇裂修复术平均住院费用省际比较

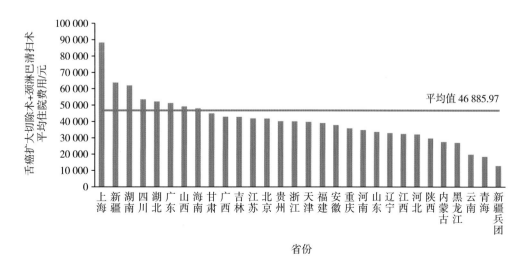

图 1-71　2017 年舌癌扩大切除术 + 颈淋巴清扫术平均住院费用省际比较

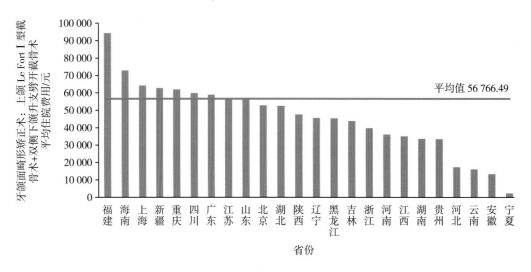

图 1-72　2017 年牙颌面畸形矫正术:上颌 Le Fort I 型截骨术 + 双侧下颌升支劈开截骨术平均住院费用省际比较

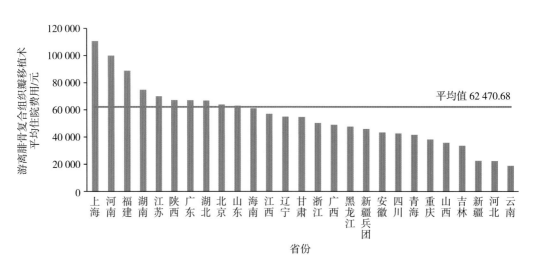

图 1-73　2017 年游离腓骨复合组织瓣移植术平均住院费用省际比较

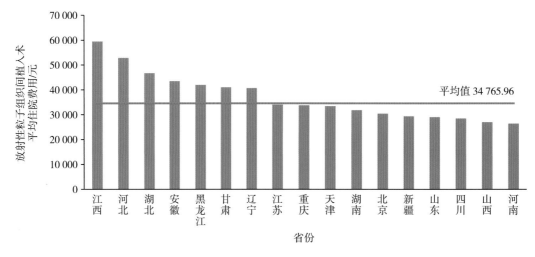

图 1-74　2017 年放射性粒子组织间植入术平均住院费用省际比较

（六）口腔住院临床路径数据统计

在全国29个省区市（不含甘肃省、西藏自治区、香港特别行政区、澳门特别行政区、台湾省）和新疆生产建设兵团的172家医疗机构195 504例出院患者中，2017年口腔住院临床路径入径率16.76%，完成路径比率91.49%，完成路径出院比率15.34%（表1-16）。

表1-16　2017年口腔住院临床路径在不同医疗机构中的实施情况比较　　　　　　　　单位:%

质控指标	三级公立	二级公立	二级民营	平均值
临床路径入径率	14.33	36.01	27.93	16.76
完成路径比率	89.83	96.67	96.34	91.49
完成路径出院比率	12.88	34.81	26.91	15.34

五、口腔医疗机构运行管理类数据统计

（一）资源配置数据统计

1. 医疗机构开放床位数统计　在全国29个省区市（不含甘肃省、西藏自治区、香港特别行政区、澳门特别行政区、台湾省）和新疆生产建设兵团的172家医疗机构中，2017年口腔住院实际开放床位（包括加床）平均35.41张。其中三级公立为37.32张，二级公立为30.27张，二级民营为18.22张。

2. 医疗机构实际开放牙椅数统计　在全国30个省区市（不含西藏自治区、香港特别行政区、澳门特别行政区、台湾省）和新疆生产建设兵团的340家医疗机构中，2017年口腔门诊实际开放牙椅总数平均55.90台。其中三级公立为78.37台，三级民营为127.60台，二级公立为50.41台，二级民营为24.42台。

3. 人力配置数据统计　在全国29个省区市（不含甘肃省、西藏自治区、香港特别行政区、澳门特别行政区、台湾省）和新疆生产建设兵团的339家医疗机构中，卫生技术人员占全院员工总数的78.03%（表1-17）。

表1-17　2017年人力配置指标在不同医疗机构中的平均值比较

质控指标	三级公立	三级民营	二级公立	二级民营	平均值
全院员工数平均值/人	224.46	280.20	128.47	56.94	151.32
卫生技术人员数平均值/人	176.60	199.00	102.59	41.93	118.07
卫生技术人员占全院员工比/%	78.68	71.02	79.86	73.64	78.03

4. 优质护理单元数据统计　在全国30个省区市（不含西藏自治区、香港特别行政区、澳门特别行政区、台湾省）和新疆生产建设兵团的253家医疗机构中，2017年全部护理单元总数2570个，全部优质护理单元总数2103个，占全部护理单元总数的81.83%。

（二）工作负荷数据统计

1. 门急诊人次数据统计　在全国30个省区市（不含西藏自治区、香港特别行政区、澳门特别行政区、台湾省）和新疆生产建设兵团的340家医疗机构中，2017年门急诊患者共35 921 381人次，平均105 651.10人次，其中年急诊人次占门急诊人次2.38%。年门诊手术例数占门诊人次4.97%（表1-18）。

表 1-18　2017 年门急诊工作负荷指标在不同医疗机构中的年平均值比较

质控指标	三级公立	三级民营	二级公立	二级民营	平均值
年门诊人次平均值	166 658.83	119 644.40	85 321.33	23 693.43	10 3141.88
年急诊人次平均值	3811.09	1244.60	3530.88	166.27	2509.24
年门急诊人次平均值	170 469.92	120 889.00	88 852.20	23 859.71	10 5651.12
年急诊人次占门急诊人次比例 /%	2.24	1.03	3.97	0.70	2.38
年门诊手术例数平均值	9268.78	4466.40	2643.41	759.95	5123.09
年门诊手术例数占门诊人次比例 /%	5.56	3.73	3.10	3.21	4.97

2. **入院人次数据统计**　在全国 29 个省区市(不含甘肃省、西藏自治区、香港特别行政区、澳门特别行政区、台湾省)和新疆生产建设兵团的 172 家医疗机构中,2017 年入院患者总数 189 012 人次,平均 1098.91 人次,占门急诊总人次 0.67%(表 1-19)。

表 1-19　2017 年入院工作负荷指标在不同医疗机构中的年平均值比较

质控指标	三级公立	二级公立	二级民营	平均值
年入院人次平均值	1231.80	631.45	159.56	1098.91
门急诊住院率 /%	0.69	0.55	0.75	0.67

(三) 工作效率

在全国 30 个省区市(不含西藏自治区、香港特别行政区、澳门特别行政区、台湾省)和新疆生产建设兵团的 340 家医疗机构中,每椅位日均接诊 5.42 人次。在全国 29 个省区市(不含甘肃省、西藏自治区、香港特别行政区、澳门特别行政区、台湾省)和新疆生产建设兵团的 164 家医疗机构中,出院患者平均住院日 7.78 天,床位使用率 72.43%,床位周转次数 32.37 次,平均每张床位工作日 251.68 天(表 1-20,图 1-75,图 1-76)。

表 1-20　2017 年工作效率指标在不同医疗机构中的年平均值比较

质控指标	三级公立	三级民营	二级公立	二级民营	平均值
每椅位日均接诊人次	6.37	2.57	4.90	2.72	5.42
出院患者平均住院日 / 天	8.18	—	4.59	6.27	7.78
床位使用率 /%	77.59	—	43.79	12.54	72.43
床位周转次数	33.09	—	31.85	7.28	32.37
平均每张床位工作日 / 天	270.67	—	146.07	45.69	251.68

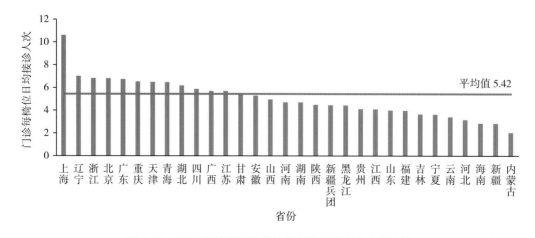

图 1-75　2017 年抽样医院每椅位日均接诊人次省际比较

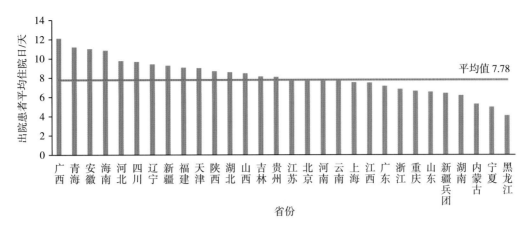

图 1-76 2017 年抽样医院出院患者平均住院日省际比较

（四）患者负担

在全国 30 个省区市（不含西藏自治区、香港特别行政区、澳门特别行政区、台湾省）和新疆生产建设兵团的 295 家医疗机构中，每门诊（含急诊）人次费用 476.68 元，其中药费 14.55 元，药占比 3.05%。在全国 29 个省区市（不含甘肃省、西藏自治区、香港特别行政区、澳门特别行政区、台湾省）和新疆生产建设兵团的 156 家医疗机构中，每住院人次费用 14 064.37 元，其中药费 2966.80 元，药占比 21.09%（表 1-21，图 1-77，图 1-78）。

表 1-21 2017 年患者负担指标在不同医疗机构中的平均值比较

质控指标	三级公立	三级民营	二级公立	二级民营	平均值
每门诊（含急诊）人次费用 / 元	476.72	1574.42	317.82	549.70	476.68
其中的药费 / 元	15.37	15.58	11.24	11.94	14.55
门急诊药占比 /%	3.23	0.99	3.54	2.17	3.05
每住院人次费用 / 元	14 785.87	—	6348.50	4209.10	14 064.37
其中的药费 / 元	3084.13	—	1772.09	546.28	2966.80
住院药占比 /%	20.86	—	27.91	12.98	21.09

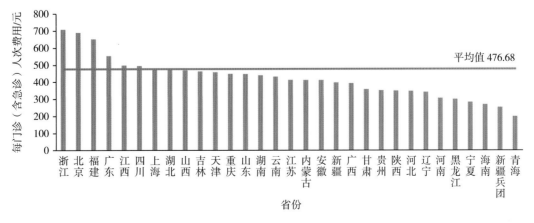

图 1-77 2017 年抽样医院每门诊（含急诊）人次费用省际比较

41

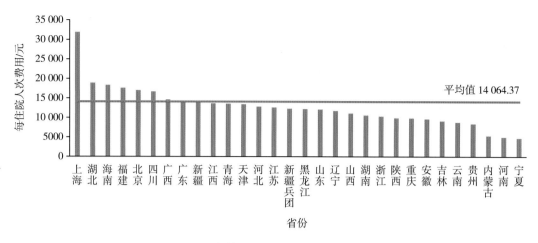

图 1-78　2017 年抽样医院每住院人次费用省际比较

六、2016—2017 年同样本口腔专科医院数据比较

为了增强 2016 年和 2017 年数据可比性,对 2 年数据进行筛选,保留同一医疗机构数据,最终 110 家口腔专科医院纳入 2016—2017 年口腔门诊质控数据的比较分析,48 家口腔专科医院纳入 2016—2017 年口腔住院质控数据的比较分析。

（一）口腔门诊治疗相关指标比较

1. 门诊重点病种相关指标比较　与 2016 年相比,2017 年 110 家医院口腔门诊 10 个重点病种中,除年轻恒牙牙外伤外,其余 9 个重点病种平均就诊人次均有上升(图 1-79);慢性牙周炎就诊人次占比明显上升(图 1-80)。

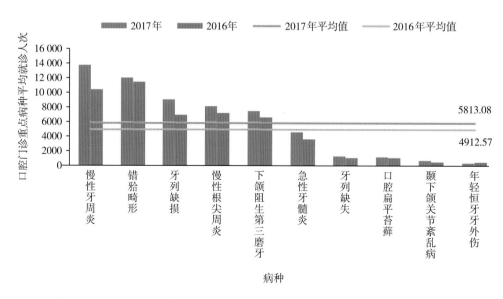

图 1-79　2016—2017 年 110 家医院口腔门诊 10 个重点病种平均就诊人次比较

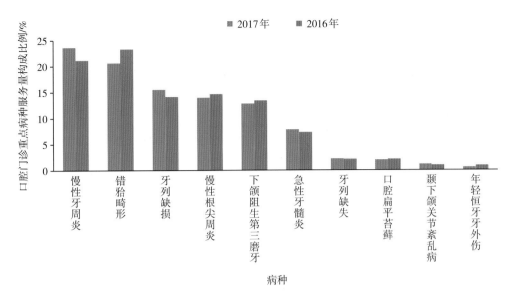

图 1-80　2016—2017 年 110 家医院口腔门诊 10 个重点病种服务量构成比比较

2. **门诊重点技术相关指标比较**　与 2016 年相比,2017 年 110 家医院口腔门诊 9 个重点技术中,除慢性牙周炎系统治疗、错𬌗畸形矫治术外,其余 7 个重点技术平均就诊人次均有上升(图 1-81);牙周洁治术就诊人次占比明显上升(图 1-82)。

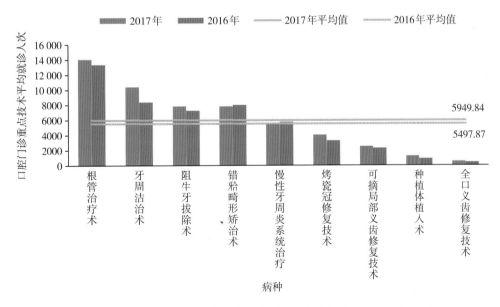

图 1-81　2016—2017 年 110 家医院口腔门诊 9 个重点技术平均就诊人次比较

3. **门诊患者安全类指标比较**　与 2016 年相比,2017 年 110 家医院年门诊人次平均值由 178 584.27 人次上升至 19 4371.29 人次,口腔门诊 7 类常见并发症平均发生人次由 63.63 人次上升至 65.06 人次(表 1-22),7 类常见并发症发生率由 0.36‰下降至 0.33‰。

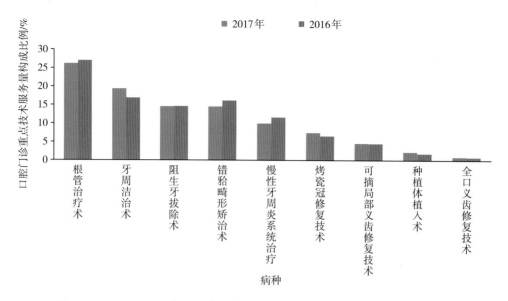

图 1-82 2016—2017 年 110 家医院口腔门诊 9 个重点技术服务量构成比比较

表 1-22 110 家医院口腔门诊常见并发症在不同年份中的年平均发生人次比较

分类	质控指标	2017 年	2016 年	增量	增长比例 /%	变化趋势
门诊患者安全类指标	根管内器械分离(根管治疗断针)	29.39	20.51	8.88	43.31	↑
	门诊手术并发症	17.45	22.89	−5.44	−23.75	↓
	种植体脱落	13.46	12.70	0.76	6.01	↑
	口腔软组织损伤	4.12	6.83	−2.71	−39.68	↓
	误吞或误吸异物	0.36	0.43	−0.06	−14.89	↓
	拔牙错误	0.20	0.17	0.03	15.79	↑
	治疗牙位错误	0.07	0.10	−0.03	−27.27	↓
	合计	65.06	63.63	1.44	2.26	↑

(二)口腔住院诊疗数据比较

1. **住院死亡类、重返类指标比较** 与 2016 年相比,2017 年 48 家医院口腔住院患者住院死亡率、非医嘱离院率略有上升,非预期再住院率、非计划重返手术室再次手术率略有下降(表 1-23)。

表 1-23 48 家医院住院死亡类、重返类指标在不同年份中的年平均值(年发生率)比较

分类	质控指标	2017 年	2016 年	增量	增长比例(%)	变化趋势
住院死亡类指标	年出院患者人数平均值 / 人次	1505.10	1285.23	219.88	17.11	↑
	住院死亡率 /‰	0.07	0.06	0.00	—	↑
	非医嘱离院率 /%	2.45	1.62	0.83	—	↑
	出院手术患者人数平均值	1228.23	1145.19	83.04	7.25	↑
	手术患者住院死亡率 /‰	0.08	0.07	0.01	—	↑
	手术患者非医嘱离院率 /%	1.78	1.72	0.06	—	↑
	住院择期手术患者死亡率 /‰	0.09	0.08	0.01	—	↑

续表

分类	质控指标	2017 年	2016 年	增量	增长比例（%）	变化趋势
重返类指标	住院患者出院后 31 天内非预期再住院率 /‰	5.47	12.89	−7.42	—	↓
	其中出院当天非预期再住院率 /‰	0.06	0.45	−0.40	—	↓
	其中出院 2~15 天内非预期再住院率 /‰	2.56	5.88	−3.32	—	↓
	其中出院 16~31 天内非预期再住院率 /‰	2.85	6.55	−3.70	—	↓
	非计划重返手术室再次手术率 /‰	4.26	4.97	−0.71	—	↓
	其中术后 48 小时以内非计划重返手术室再次手术率 /‰	2.24	2.35	−0.11	—	↓
	其中术后 3~31 天以内非计划重返手术室再次手术率 /‰	2.02	1.89	0.13	—	↑

2. **住院患者安全类指标比较** 与 2016 年相比，2017 年 48 家医院出院手术患者人数平均值由 1145.19 人次上升至 1228.23 人次，口腔住院手术患者围手术期常见并发症平均发生人次由 19.50 人次上升至 20.38 人次（表 1-24），17 类围手术期常见并发症发生率由 1.70% 下降至 1.66%。

表 1-24 48 家医院口腔住院患者围手术期常见并发症在不同年份中的年平均发生人次比较

分类	质控指标	2017 年	2016 年	增量	变化趋势
患者安全类指标	手术术中并发症	8.15	1.90	6.25	↑
	与手术 / 操作相关感染	3.69	5.33	−1.65	↓
	手术患者手术后出血或血肿	2.58	9.58	−7.00	↓
	手术患者手术后生理 / 代谢紊乱	2.42	0.15	2.27	↑
	手术患者手术后呼吸道并发症	1.13	0.44	0.69	↑
	植入物的并发症（不包括脓毒症）	0.63	0.13	0.50	↑
	手术患者手术后败血症	0.42	0.00	0.42	↑
	手术患者手术伤口裂开	0.29	0.83	−0.54	↓
	其他	1.08	1.15	−0.06	↓
	合计	20.38	19.50	0.88	↑

3. **住院重点病种相关指标比较** 与 2016 年相比，2017 年 48 家医院口腔住院 6 个重点病种中，除先天性唇裂、舌癌外，其余 4 个重点病种平均出院患者例数均有上升（图 1-83）；牙颌面畸形患者例数占比明

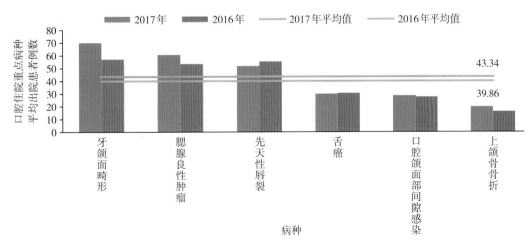

图 1-83 2016—2017 年 48 家医院口腔住院 6 个重点病种平均出院患者例数比较

显上升(图1-84);除腮腺良性肿瘤、口腔颌面部间隙感染外,其余4个重点病种平均住院日均有下降(图1-85);6个重点病种平均住院费用均略有上升(图1-86)。

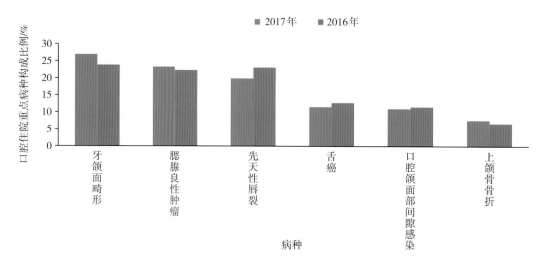

图1-84　2016—2017年48家医院口腔住院6个重点病种服务量构成比比较

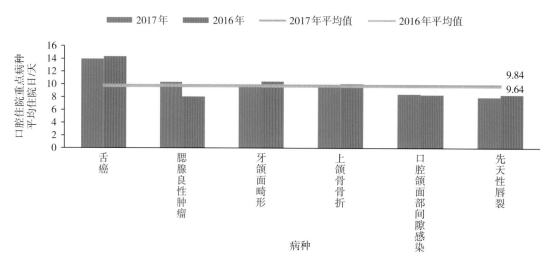

图1-85　2016—2017年48家医院口腔住院6个重点病种平均住院日比较

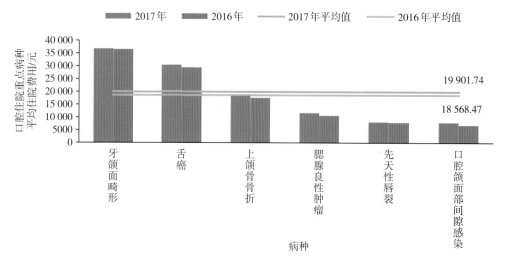

图1-86　2016—2017年48家医院口腔住院6个重点病种平均住院费用比较

4. 住院重点手术及操作相关指标比较 与 2016 年相比,2017 年 48 家医院口腔住院 7 个重点手术及操作中,除唇裂修复术外,其余 6 个重点手术及操作平均手术例数均有上升(图 1-87);腮腺肿物切除 + 面神经解剖术患者例数占比明显上升(图 1-88);口腔颌面部肿瘤切除整复术平均住院日明显下降(图 1-89);除放射性粒子组织间植入术外,其余 6 个重点手术及操作平均住院费用均略有上升(图 1-90)。

(三)医院运行管理类指标比较

与 2016 年相比,2017 年口腔门诊 110 家医院中,实际开放牙椅(口腔综合治疗台)数、卫生技术人员占全院员工比例、全院开展优质护理单元比例均有上升,年门急诊人次、年门诊手术例数上升,每门诊(含急诊)人次费用上升,每门诊(含急诊)人次药费、门急诊药占比下降;口腔住院 48 家医院中,实际开放床位(包括加床数据)上升,年入院人次上升,每住院人次费用、每住院人次药费、住院药占比下降(表 1-25)。

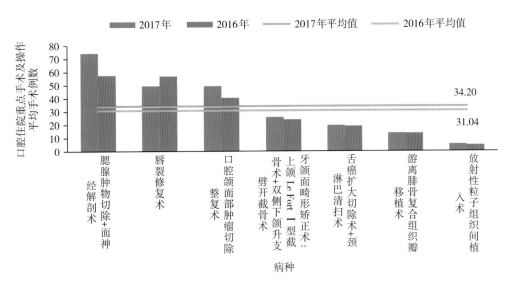

图 1-87 2016—2017 年 48 家医院口腔住院 7 个重点手术及操作平均手术例数比较

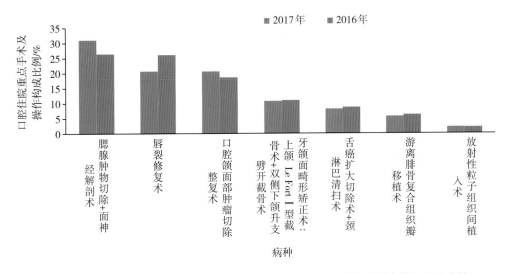

图 1-88 2016—2017 年 48 家医院口腔 7 个住院重点手术及操作服务量构成比比较

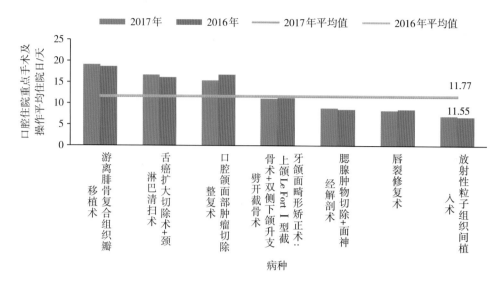

图 1-89 2016—2017 年 48 家医院口腔住院 7 个重点手术及操作平均住院日比较

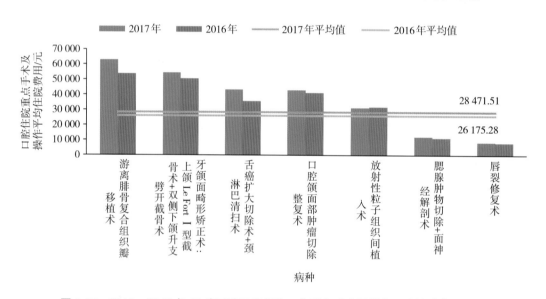

图 1-90 2016—2017 年 48 家医院口腔住院 7 个重点手术及操作平均住院费用比较

表 1-25 门诊 110 家(含住院 48 家)医院运行管理类指标在不同年份中的平均值比较

分类	质控指标	2017 年	2016 年	增量	增长比例 /%	变化趋势
资源配置	实际开放床位(包括加床数据)平均值 / 床	44.13	43.02	1.11	2.58	↑
	实际开放牙椅(口腔综合治疗台)数平均值 / 台	95.68	92.13	3.55	3.86	↑
	全院员工总数平均值 / 人	259.85	253.62	6.24	2.46	↑
	卫生技术人员数平均值 / 人	206.24	199.62	6.62	3.32	↑
	卫生技术人员占全院员工比 /%	79.37	78.71	0.66	—	↑
	全院护理单元设置个数平均值	8.68	8.87	−0.18	−2.06	↓
	全院开展优质护理单元个数平均值	7.65	7.70	−0.05	−0.63	↓
	全院开展优质护理单元比例 /%	88.06	86.80	1.27	—	↑
工作负荷	年门诊人次平均值	194 371.29	178 584.27	15 787.02	8.84	↑
	年急诊人次平均值	3827.28	3374.56	452.72	13.42	↑
	年门急诊人次平均值	198 198.57	181 958.84	16 239.74	8.92	↑

续表

分类	质控指标	2017 年	2016 年	增量	增长比例 /%	变化趋势
患者负担	年急诊人次占门急诊人次比例 /%	1.93	1.85	0.08	—	↑
	年门诊手术例数平均值	10 686.25	10 473.35	212.90	2.03	↑
	年门诊手术例数占门诊人次比例 /%	5.50	5.86	−0.37	—	↓
	年入院人次平均值	1378.46	1290.46	88.00	6.82	↑
	每门诊(含急诊)人次费用 / 元	484.70	439.69	45.01	10.24	↑
	其中的药费 / 元	10.18	11.90	−1.71	−14.41	↓
	门急诊药占比 /%	2.10	2.71	−0.60	—	↓
	每住院人次费 / 元	10 596.81	10 754.77	−157.96	−1.47	↓
	其中的药费 / 元	2000.11	2080.05	−79.94	−3.84	↓
	住院药占比 /%	18.87	19.34	−0.47	—	↓

七、问题分析与工作重点

本次抽样调查涉及了全国 31 个省市区(港澳台数据未统计)和新疆生产建设兵团的共 6933 家医疗机构,根据口腔医学“大门诊、小病房”的特点以及只有部分口腔相关医疗机构设有口腔住院病床的实际情况,将门诊数据和住院数据按照不同医院总量分别统计分析,经过严格筛选,最终确立了 2453 家医疗机构纳入口腔门诊相关质控分析,872 家医疗机构纳入口腔住院相关质控指标分析,是迄今为止我国开展口腔医学专业医疗质量控制指标调查范围最为广泛、数据量最大的一次。

但是,从抽样调查的过程、数据填报情况和数据结果分析来看,虽较去年有较大改进,仍有如下问题,需要今后进一步改进。

其一,国家口腔医疗质控哨点医院建设需要不断更新和加强。吸取往年经验,在今年数据填报之前,我们在全国范围内确立了 288 家国家口腔医疗质控哨点医院,希望这些医院能在数据填报的完整性、准确性上为其省内医疗机构做出表率。但实际情况显示,这 288 家哨点医院中,由于各种原因数据被全部剔除有 52 家,说明哨点医院的遴选、自身的能力建设以及医疗机构对此次填报工作的主观重视程度都有待提高。

其二,对目前所用的 189 项质控指标需进一步明确定义,并加强宣贯。虽然在本次数据填报之前,国家口腔医学质控中心专门召集了全国 288 所哨点医院和省级质控中心的填报人员,并进行了指标填报的集体培训,同时编辑印发了质控指标定义集。但各个省区市口腔质控中心对省内口腔医疗机构的指标宣贯力度仍然不够。今后需进一步督促各省级质控中心努力做好相关指标的宣贯工作。

其三,各级口腔医学相关医疗机构自身的电子病历建设、信息化建设需要大力加强。由于部分医疗机构信息化建设薄弱,一部分质控指标,尤其是门诊相关指标的采集需依靠人工翻查、手动整理得出,难免出现丢、落、虚、错等现象,不利于质控指标的采集。为提高信息采集的完整性、准确性,真正达到利用数据进行质量控制的目的,信息化建设迫在眉睫。

其四,促进综合医院口腔医疗中心(科)与综合医院其他医疗工作数据分列统计工作的开展。本次调查涉及大量的综合医院口腔中心或口腔科,但部分医疗机构上报数据无法分清是否仅仅来源于口腔医疗相关,对于综合医院口腔中心(科)上报数据的准确性、可靠性有较大影响。

最后,口腔医学是医学科学的一级学科,所涉及的亚专业非常丰富。目前我们所用的质控指标还不能对口腔亚专业的医疗质量能力和水平做出细致的评价,提出并完善口腔医学亚专业的质控指标和体系建设。这将是我们今后相当长的时间内的工作重点。

第二章

各省区市医疗质控报告口腔专业部分

一、安 徽 省

（一）口腔门诊工作量统计

1. **2017 年重点病种工作量统计** 在安徽省的 77 家医疗机构中，2017 年门诊共治疗 10 个重点病种患者 744 746 人次，按门诊就诊人次排序，排名前 5 位的病种依次为慢性牙周炎人次、慢性根尖周炎、急性牙髓炎、错𬌗畸形、下颌阻生第三磨牙（表 2-1，图 2-1）。

表 2-1 2017 年安徽省口腔门诊 10 个重点病种在不同医疗机构中的年平均就诊人次比较

重点病种	三级公立(25 家)	三级民营(3 家)	二级公立(34 家)	二级民营(15 家)	平均值(77 家)
慢性牙周炎	3664.08	529.67	780.12	476.67	1647.60
慢性根尖周炎	3321.68	1200.00	939.00	370.53	1612.03
急性牙髓炎	2712.80	602.67	993.62	606.47	1461.14
错𬌗畸形	3934.20	175.00	276.56	146.20	1434.75
下颌阻生第三磨牙	2845.56	606.00	724.44	385.67	1342.51
牙列缺损	2652.80	637.33	643.15	454.53	1258.66
牙列缺失	495.68	604.00	167.03	196.73	296.55
颞下颌关节紊乱病	393.04	166.67	207.18	37.47	232.88
口腔扁平苔藓	509.72	67.33	64.65	15.47	199.68
年轻恒牙牙外伤	370.60	135.00	109.50	63.13	186.23
合计	20 900.16	4723.67	4905.24	2752.87	9672.03

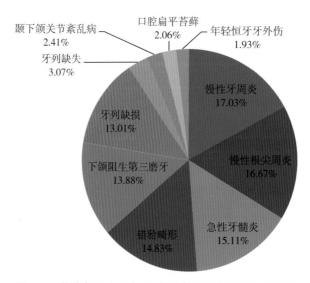

图 2-1 安徽省口腔门诊 10 个重点病种患者人次构成比

2. **2017 年重点技术工作量统计** 在安徽省的 77 家医疗机构中,2017 年门诊 9 个重点技术患者服务总量 706 628 人次,按照门诊就诊人次排序,排名前 5 位的技术依次为根管治疗术、烤瓷冠修复技术、牙周洁治术、错殆畸形矫治术、阻生牙拔除术(表 2-2,图 2-2)。

表 2-2 2017 年安徽省口腔门诊 9 个重点技术在不同医疗机构中的年平均就诊人次比较

重点技术	三级公立 (25 家)	三级民营 (3 家)	二级公立 (34 家)	二级民营 (15 家)	平均值 (77 家)
根管治疗术	5779.60	1434.00	1434.09	752.20	2712.13
烤瓷冠修复技术	2440.08	1196.00	797.29	612.40	1310.18
牙周洁治术	2767.60	519.33	566.21	495.47	1265.34
错殆畸形矫治术	3512.76	175.00	210.32	113.20	1262.25
阻生牙拔除术	2601.20	536.67	617.18	266.20	1189.83
可摘局部义齿修复技术	1230.64	837.33	288.94	180.40	594.91
慢性牙周炎系统治疗	1376.80	229.67	102.09	308.27	561.09
全口义齿修复技术	311.96	304.00	90.50	52.67	163.35
种植体植入术	260.56	44.00	23.85	108.13	117.91
合计	20 281.20	5276.00	4130.47	2888.93	9176.99

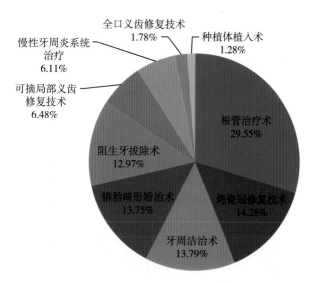

图 2-2 安徽省口腔门诊 9 个重点技术患者人次构成比

(二)口腔住院医疗质量数据统计

1. **2017 年重点病种数据统计** 在安徽省的 39 家医疗机构中,2017 年住院共治疗 6 个重点病种患者 2589 例。按照平均出院患者例数排序,排名前 3 位的病种依次为口腔颌面部间隙感染、腮腺良性肿瘤、上颌骨骨折。其中舌癌平均住院日最长,口腔颌面部间隙感染平均住院日最短。舌癌平均住院费用最高,先天性唇裂平均住院费用最低(表 2-3)。

表2-3　2017年安徽省口腔住院6个重点病种的3项质控指标年平均值比较

重点病种	平均出院患者例数	平均住院日/天	平均住院费用/元
口腔颌面部间隙感染	25.28	8.69	5953.64
腮腺良性肿瘤	21.03	10.06	10 035.35
上颌骨骨折	12.26	11.51	16 482.86
舌癌	5.36	20.31	34 698.23
先天性唇裂	1.87	9.48	5278.50
牙颌面畸形	0.59	9.93	11 414.60

2. 2017年重点手术及操作数据统计

在安徽省的39家医疗机构中,2017年住院共治疗7个重点手术及操作患者1225例。按照平均手术例数排序,排名前3位的手术及操作依次为腮腺肿物切除+面神经解剖术、口腔颌面部肿瘤切除整复术、舌癌扩大切除术+颈淋巴清扫术。其中游离腓骨复合组织瓣移植术平均住院日最长,放射性粒子组织间植入术平均住院日最短。游离腓骨复合组织瓣移植术平均住院费用最高,唇裂修复术平均住院费用最低(表2-4)。

表2-4　2017年安徽省口腔住院6个重点病种的3项质控指标年平均值比较

重点手术及操作	平均手术例数	平均住院日/天	平均住院费用/元
腮腺肿物切除+面神经解剖术	19.74	10.35	10 094.53
口腔颌面部肿瘤切除整复术	5.41	15.83	30 477.77
舌癌扩大切除术+颈淋巴清扫术	3.46	22.27	37 874.75
唇裂修复术	1.77	9.06	5201.56
游离腓骨复合组织瓣移植术	0.69	22.52	43 723.77
牙颌面畸形矫正术:上颌 Le Fort I 型截骨术 + 双侧下颌升支劈开截骨术	0.28	11.45	13 527.64
放射性粒子组织间植入术	0.05	1.50	43 687.24

(三)2016—2017年医疗质量数据比较(表2-5,表2-6)

表2-5　安徽省2家医疗机构口腔门诊重点病种、重点技术在不同年份中年服务量构成比比较

分类	质控指标	2017年/%	2016年/%	增量/%	变化趋势
门诊重点病种	颞下颌关节紊乱病	0.24	0.23	0.01	↑
	下颌阻生第三磨牙	11.24	17.67	−6.42	↓
	急性牙髓炎	12.85	26.75	−13.90	↓
	慢性根尖周炎	11.21	22.55	−11.34	↓
	慢性牙周炎	16.78	6.54	10.24	↑
	年轻恒牙牙外伤	2.45	4.80	−2.36	↓
	口腔扁平苔藓	1.27	0.42	0.85	↑
	牙列缺损	9.70	7.81	1.89	↑
	牙列缺失	5.29	5.27	0.02	↑
	错𬌗畸形	28.97	7.97	21.00	↑

续表

分类	质控指标	2017 年 /%	2016 年 /%	增量 /%	变化趋势
门诊重点技术	阻生牙拔除术	9.95	10.44	−0.49	↓
	根管治疗术	18.33	60.08	−41.76	↓
	牙周洁治术	13.98	4.87	9.11	↑
	慢性牙周炎系统治疗	12.30	1.43	10.87	↑
	烤瓷冠修复技术	9.43	11.14	−1.71	↓
	可摘局部义齿修复技术	5.41	5.52	−0.12	↓
	全口义齿修复技术	4.42	1.34	3.08	↑
	错𬌗畸形矫治术	24.00	2.57	21.43	↑
	种植体植入术	2.19	2.61	−0.42	↓

表 2-6 安徽省 1 家医疗机构口腔住院重点病种、重点手术及操作不同年份的年服务量构成比比较

分类	质控指标	2017 年 /%	2016 年 /%	增量 /%	变化趋势
住院重点病种	先天性唇裂	11.11	9.09	2.02	↑
	腮腺良性肿瘤	27.78	18.18	9.60	↑
	舌癌	24.44	36.36	−11.92	↓
	牙颌面畸形	0.00	0.00	0.00	—
	上颌骨骨折	14.44	27.27	−12.83	↓
	口腔颌面部间隙感染	22.22	9.09	13.13	↑
住院重点手术及操作	唇裂修复术	9.35	9.09	0.25	↑
	腮腺肿物切除 + 面神经解剖术	46.73	36.36	10.37	↑
	舌癌扩大切除术 + 颈淋巴清扫术	20.56	36.36	−15.80	↓
	口腔颌面部肿瘤切除整复术	23.36	18.18	5.18	↑
	牙颌面畸形矫正术:上颌 Le Fort Ⅰ 型截骨术 + 双侧下颌升支劈开截骨术	0.00	0.00	0.00	—
	放射性粒子组织间植入术	0.00	0.00	0.00	—
	游离腓骨复合组织瓣移植术	0.00	0.00	0.00	—

二、北 京 市

(一)口腔门诊工作量统计

1. **2017 年重点病种工作量统计** 在北京市的 59 家医疗机构中,2017 年门诊共治疗 10 个重点病种患者 1 895 261 人次,按门诊就诊人次排序,排名前 5 位的病种依次为慢性牙周炎、牙列缺损、慢性根尖周炎、下颌阻生第三磨牙、急性牙髓炎(表 2-7,图 2-3)。

表 2-7　2017 年北京市口腔门诊 10 个重点病种在不同医疗机构中的年平均就诊人次比较

重点病种	三级公立 (29 家)	三级民营 (4 家)	二级公立 (18 家)	二级民营 (8 家)	平均值 (59 家)
慢性牙周炎	16 636.76	1096.00	3566.72	4977.38	10 014.75
牙列缺损	10 190.07	1203.75	1824.00	1539.00	5855.44
慢性根尖周炎	6152.45	754.50	3619.61	3547.25	4660.51
下颌阻生第三磨牙	6100.69	332.50	2790.00	1474.50	4072.31
急性牙髓炎	4056.10	763.75	2498.00	4987.38	3483.81
错𬌗畸形	4015.79	1057.00	848.39	261.88	2339.86
牙列缺失	1398.45	138.75	460.22	219.13	866.90
口腔扁平苔藓	943.59	7.00	32.22	16.75	476.37
颞下颌关节紊乱病	452.59	7.75	119.50	32.38	263.83
年轻恒牙牙外伤	127.17	11.25	64.06	47.75	89.29
合计	50 073.66	5372.25	15 822.72	17 103.38	32 123.07

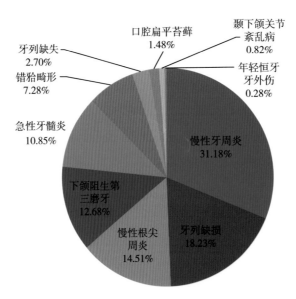

图 2-3　北京市口腔门诊 10 个重点病种患者人次构成比例

2. 2017 年重点技术工作量统计　在北京市的 59 家医疗机构中,2017 年门诊 9 个重点技术患者服务总量 1 760 921 人次,按照门诊就诊人次排序,排名前 5 位的技术依次为根管治疗术、牙周洁治术、阻生牙拔除术、慢性牙周炎系统治疗、烤瓷冠修复技术(表 2-8,图 2-4)。

表 2-8　2017 年北京市口腔门诊 9 个重点技术在不同医疗机构中的年平均就诊人次比较

重点技术	三级公立 (29 家)	三级民营 (4 家)	二级公立 (18 家)	二级民营 (8 家)	平均值 (59 家)
根管治疗术	10 355.00	1557.50	7264.11	8935.00	8623.03
牙周洁治术	9043.21	2571.50	2838.00	5926.50	6288.73
阻生牙拔除术	7421.07	413.50	2714.00	1609.50	4721.92

续表

重点技术	三级公立 （29家）	三级民营 （4家）	二级公立 （18家）	二级民营 （8家）	平均值 （59家）
慢性牙周炎系统治疗	4524.34	733.50	1493.50	855.75	2845.24
烤瓷冠修复技术	3059.76	854.50	2826.11	705.13	2519.69
错𬌗畸形矫治术	3744.17	822.25	727.06	154.63	2138.88
可摘局部义齿修复技术	2374.31	378.75	1070.22	482.13	1584.59
种植体植入术	1304.69	767.25	76.33	210.75	745.17
全口义齿修复技术	572.00	36.50	281.67	68.63	378.86
合计	42 398.55	8135.25	19 291.00	18 948.00	29 846.12

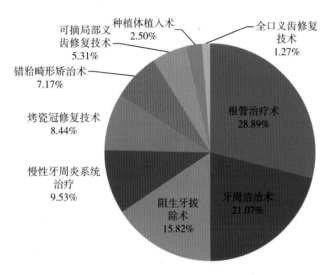

图2-4　北京市口腔门诊9个重点技术患者人次构成比

（二）口腔住院医疗质量数据统计

1. **2017年重点病种数据统计**　在北京市的15家医疗机构中，2017年住院共治疗6个重点病种患者3076例。按照平均出院患者例数排序，排名前3位的病种依次为腮腺良性肿瘤、牙颌面畸形、先天性唇裂。其中舌癌平均住院日最长，腮腺良性肿瘤平均住院日最短。牙颌面畸形平均住院费用最高，口腔颌面部间隙感染平均住院费用最低（表2-9）。

表2-9　2017年北京市口腔住院6个重点病种的3项质控指标年平均值比较

重点病种	平均出院患者例数	平均住院日/天	平均住院费用/元
腮腺良性肿瘤	60.33	7.15	10 912.84
牙颌面畸形	54.40	10.75	44 923.37
先天性唇裂	45.80	8.14	9379.70
舌癌	27.00	12.63	31 055.68
上颌骨骨折	9.67	10.59	27 712.20
口腔颌面部间隙感染	7.87	7.63	7867.28

2. **2017 年重点手术及操作数据统计**　在北京市的 15 家医疗机构中,2017 年住院共治疗 7 个重点手术及操作患者 3826 例。按照平均手术例数排序,排名前 3 位的手术及操作依次为腮腺肿物切除 + 面神经解剖术、口腔颌面部肿瘤切除整复术、牙颌面畸形矫正术:上颌 Le Fort I 型截骨术 + 双侧下颌升支劈开截骨术。其中游离腓骨复合组织瓣移植术平均住院日最长,放射性粒子组织间植入术平均住院日最短。游离腓骨复合组织瓣移植术平均住院费用最高,唇裂修复术平均住院费用最低(表 2-10)。

表 2-10　2017 年北京市口腔住院 6 个重点病种的 3 项质控指标年平均值比较

重点手术及操作	平均手术例数	平均住院日 / 天	平均住院费用 / 元
腮腺肿物切除 + 面神经解剖术	66.93	7.05	11 569.03
口腔颌面部肿瘤切除整复术	52.07	16.06	55 370.54
牙颌面畸形矫正术:上颌 Le Fort I 型截骨术 + 双侧下颌升支劈开截骨术	40.00	11.37	53 023.45
唇裂修复术	38.67	8.07	9633.35
游离腓骨复合组织瓣移植术	22.13	17.60	64 215.41
舌癌扩大切除术颈淋巴清扫术	18.93	14.70	41 902.81
放射性粒子组织间植入术	16.33	5.90	30 661.20

(三) 2016—2017 年医疗质量数据比较(表 2-11,表 2-12)

表 2-11　北京市 6 家医疗机构口腔门诊重点病种、重点技术在不同年份中的年服务量构成比比较

分类	质控指标	2017 年 /%	2016 年 /%	增量 /%	变化趋势
门诊重点病种	颞下颌关节紊乱病	0.22	0.29	−0.06	↓
	下颌阻生第三磨牙	11.61	13.09	−1.48	↓
	急性牙髓炎	5.17	5.05	0.12	↑
	慢性根尖周炎	9.93	9.93	0.00	—
	慢性牙周炎	34.62	36.79	−2.17	↓
	年轻恒牙牙外伤	0.14	0.19	−0.05	↓
	口腔扁平苔藓	2.78	3.27	−0.49	↓
	牙列缺损	22.57	15.94	6.63	↑
	牙列缺失	2.52	1.73	0.79	↑
	错𬌗畸形	10.43	13.71	−3.27	↓
门诊重点技术	阻生牙拔除术	17.47	18.97	−1.50	↓
	根管治疗术	20.57	19.30	1.28	↑
	牙周洁治术	20.75	21.34	−0.59	↓
	慢性牙周炎系统治疗	13.45	15.77	−2.32	↓
	烤瓷冠修复技术	5.78	4.07	1.71	↑
	可摘局部义齿修复技术	4.59	3.08	1.52	↑
	全口义齿修复技术	1.36	0.54	0.82	↑
	错𬌗畸形矫治术	11.51	14.32	−2.82	↓
	种植体植入术	4.51	2.62	1.89	↑

表 2-12　北京市 6 家医疗机构口腔门诊重点病种、重点技术在不同年份中的年服务量构成比比较

分类	质控指标	2017 年 /%	2016 年 /%	增量 /%	变化趋势
住院重点病种	先天性唇裂	26.43	27.89	−1.46	↓
	腮腺良性肿瘤	24.85	25.18	−0.34	↓
	舌癌	13.81	14.10	−0.28	↓
	牙殆面畸形	30.75	28.46	2.29	↑
	上颌骨骨折	2.31	2.13	0.18	↑
	口腔颌面部间隙感染	1.85	2.25	−0.40	↓
住院重点手术及操作	唇裂修复术	16.06	15.74	0.32	↑
	腮腺肿物切除 + 面神经解剖术	21.87	20.96	0.91	↑
	舌癌扩大切除术 + 颈淋巴清扫术	7.65	8.57	−0.92	↓
	口腔颌面部肿瘤切除整复术	21.76	20.56	1.20	↑
	牙颌面畸形矫正术：上颌 Le Fort I 型截骨术 + 双侧下颌升支劈开截骨	16.91	17.36	−0.45	↓
	放射性粒子组织间植入术	6.94	6.44	0.50	↑
	游离腓骨复合组织瓣移植术	8.81	10.37	−1.56	↓

三、重　庆　市

（一）口腔门诊工作量统计

1. **2017 年重点病种工作量统计**　在重庆市的 68 家医疗机构中，2017 年门诊共治疗 10 个重点病种患者 746 848 人次，按门诊就诊人次排序，排名前 5 位的病种依次为下颌阻生第三磨牙、牙列缺损、慢性牙周炎、慢性根尖周炎、急性牙髓炎（表 2-13，图 2-5）。

表 2-13　2017 年重庆市口腔门诊 10 个重点病种在不同医疗机构中的年平均就诊人次比较

重点病种	三级公立（20 家）	二级公立（35 家）	二级民营（13 家）	平均值（68 家）
下颌阻生第三磨牙	5178.05	837.03	466.85	2043.03
牙列缺损	4322.70	860.03	838.92	1874.43
慢性牙周炎	4709.75	700.69	647.23	1869.60
慢性根尖周炎	3598.10	1239.54	654.00	1821.29
急性牙髓炎	2015.05	1193.97	523.31	1307.25
错殆畸形	2817.95	588.09	455.54	1218.59
牙列缺失	333.65	317.83	741.62	403.50
颞下颌关节紊乱病	543.95	59.77	22.62	195.07
口腔扁平苔藓	500.30	46.09	21.00	174.88
年轻恒牙牙外伤	143.55	55.34	24.62	75.41
合计	24 163.05	5898.37	4395.69	10 983.06

2. **2017 年重点技术工作量统计**　在重庆市的 68 家医疗机构中，2017 年门诊 9 个重点技术患者服务总量 836 319 人次，按照门诊就诊人次排序，排名前 5 位的技术依次为根管治疗术、牙周洁治术、阻生牙拔

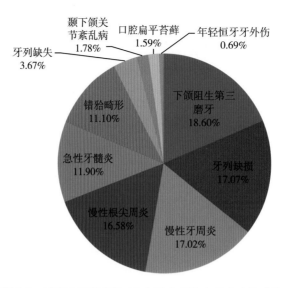

图 2-5　重庆市口腔门诊 10 个重点病种患者人次构成比

除术、烤瓷冠修复技术、错𬌗畸形矫治术 (表 2-14, 图 2-6)。

表 2-14　2017 年重庆市口腔门诊 9 个重点技术在不同医疗机构中的年平均就诊人次比较

重点技术	三级公立 (20 家)	二级公立 (35 家)	二级民营 (13 家)	平均值 (68 家)
根管治疗术	14 548.00	2361.60	1078.77	5700.59
牙周洁治术	3845.30	598.89	1344.46	1696.25
阻生牙拔除术	3727.15	760.46	376.54	1559.62
烤瓷冠修复技术	1916.05	780.69	827.38	1123.54
错𬌗畸形矫治术	1899.45	300.31	404.54	790.57
可摘局部义齿修复技术	852.80	511.89	325.31	576.49
慢性牙周炎系统治疗	1453.00	205.66	129.85	558.03
种植体植入术	324.90	37.43	325.08	176.97
全口义齿修复技术	123.80	127.40	77.23	116.75
合计	28 690.45	5684.31	4889.15	12 298.81

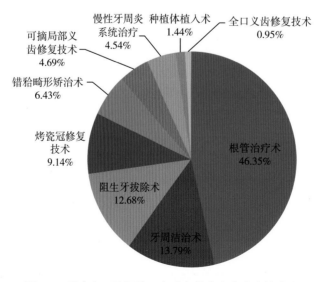

图 2-6　重庆市口腔门诊 9 个重点技术患者人次构成比

（二）口腔住院医疗质量数据统计

1. 2017 年重点病种数据统计　在重庆市的 15 家医疗机构中，2017 年住院共治疗 6 个重点病种患者 1388 例。按照平均出院患者例数排序，排名前 3 位的病种依次为口腔颌面部间隙感染、腮腺良性肿瘤、上颌骨骨折。其中舌癌平均住院日最长，口腔颌面部间隙感染平均住院日最短。牙颌面畸形平均住院费用最高，口腔颌面部间隙感染平均住院费用最低（表 2-15）。

表 2-15　2017 年重庆市口腔住院 6 个重点病种的 3 项质控指标年平均值比较

重点病种	平均出院患者例数	平均住院日/天	平均住院费用/元
口腔颌面部间隙感染	42.00	7.51	6074.82
腮腺良性肿瘤	15.33	9.17	16 400.72
上颌骨骨折	12.20	11.12	25 974.01
舌癌	12.13	12.57	26 761.90
牙颌面畸形	5.93	8.41	40 348.86
先天性唇裂	4.93	7.94	7512.19

2. 2017 年重点手术及操作数据统计　在重庆市的 15 家医疗机构中，2017 年住院共治疗 7 个重点手术及操作患者 695 例。按照平均手术例数排序，排名前 3 位的手术及操作依次为腮腺肿物切除＋面神经解剖术、口腔颌面部肿瘤切除整复术、舌癌扩大切除术＋颈淋巴清扫术。其中游离腓骨复合组织瓣移植术平均住院日最长，牙颌面畸形矫正术：上颌 Le Fort I 型截骨术＋双侧下颌升支劈开截骨术平均住院日最短。牙颌面畸形矫正术：上颌 Le Fort I 型截骨术＋双侧下颌升支劈开截骨术平均住院费用最高，唇裂修复术平均住院费用最低（表 2-16）。

表 2-16　2017 年重庆市口腔住院 7 个重点手术及操作的 3 项质控指标年平均值比较

重点手术及操作	平均手术例数	平均住院日/天	平均住院费用/元
腮腺肿物切除＋面神经解剖术	21.53	10.41	19 838.74
口腔颌面部肿瘤切除整复术	10.60	14.34	31 512.48
舌癌扩大切除术＋颈淋巴清扫术	6.33	19.82	35 922.55
唇裂修复术	4.67	8.79	8735.58
牙颌面畸形矫正术：上颌 Le Fort I 型截骨术＋双侧下颌升支劈开截骨术	2.27	8.61	62 099.62
游离腓骨复合组织瓣移植术	0.53	23.88	38 523.50
放射性粒子组织间植入术	0.40	10.67	33 976.10

（三）2016—2017 年医疗质量数据比较（表 2-17，表 2-18）

表 2-17　重庆市 5 家医疗机构口腔门诊 10 个重点病种、9 个重点技术在不同年份中的年服务量构成比比较

分类	质控指标	2017 年/%	2016 年/%	增量/%	变化趋势
门诊重点病种	颞下颌关节紊乱病	2.34	0.96	1.38	↑
	下颌阻生第三磨牙	19.38	20.59	−1.21	↓
	急性牙髓炎	1.90	1.15	0.75	↑

续表

分类	质控指标	2017 年 /%	2016 年 /%	增量 /%	变化趋势
	慢性根尖周炎	13.39	8.88	4.52	↑
	慢性牙周炎	22.19	13.72	8.46	↑
	年轻恒牙牙外伤	0.50	0.32	0.18	↑
	口腔扁平苔藓	0.13	0.11	0.02	↑
	牙列缺损	21.02	14.47	6.55	↑
	牙列缺失	3.54	0.93	2.61	↑
	错𬌗畸形	15.60	38.87	−23.27	↓
门诊重点技术	阻生牙拔除术	8.49	12.33	−3.84	↓
	根管治疗术	58.46	36.53	21.93	↑
	牙周洁治术	12.63	17.44	−4.80	↓
	慢性牙周炎系统治疗	4.57	7.14	−2.58	↓
	烤瓷冠修复技术	4.86	8.92	−4.06	↓
	可摘局部义齿修复技术	1.11	3.24	−2.13	↓
	全口义齿修复技术	0.27	0.45	−0.18	↓
	错𬌗畸形矫治术	7.64	11.67	−4.03	↓
	种植体植入术	1.98	2.29	−0.31	↓

表 2-18　重庆市 2 家医疗机构口腔住院重点病种、重点手术及操作在不同年份中的年服务量构成比比较

分类	质控指标	2017 年 /%	2016 年 /%	增量 /%	变化趋势
住院重点病种	先天性唇裂	4.38	3.64	0.74	↑
	腮腺良性肿瘤	12.79	8.50	4.30	↑
	舌癌	19.53	13.11	6.42	↑
	牙颌面畸形	24.92	16.75	8.17	↑
	上颌骨骨折	9.09	5.83	3.27	↑
	口腔颌面部间隙感染	29.29	52.18	−22.89	↓
住院重点手术及操作	唇裂修复术	12.14	14.55	−2.40	↓
	腮腺肿物切除 + 面神经解剖术	30.00	32.73	−2.73	↓
	舌癌扩大切除术 + 颈淋巴清扫术	23.57	35.45	−11.88	↓
	口腔颌面部肿瘤切除整复术	5.00	0.00	5.00	↑
	牙颌面畸形矫正术:上颌 Le FortⅠ型截骨术 + 双侧下颌升支劈开截骨术	23.57	10.91	12.66	↑
	放射性粒子组织间植入术	0.00	0.00	0.00	——
	游离腓骨复合组织瓣移植术	5.71	6.36	−0.65	↓

四、福 建 省

（一）口腔门诊工作量统计

1. **2017 年重点病种工作量统计**　在福建省的 72 家医疗机构中，2017 年门诊共治疗 10 个重点病种患者 603 163 人次，按门诊就诊人次排序，排名前 5 位的病种依次为慢性根尖周炎、错牙合畸形、慢性牙周炎、牙列缺损、下颌阻生第三磨牙（表 2-19，图 2-7）。

表 2-19　2017 年福建省口腔门诊 10 个重点病种在不同医疗机构中的年平均就诊人次比较

重点病种	三级公立 （27 家）	三级民营 （1 家）	二级公立 （37 家）	二级民营 （7 家）	平均值 （72 家）
慢性根尖周炎	3324.93	206.00	911.35	427.14	1759.57
错牙合畸形	4499.30	120.00	91.95	104.71	1746.33
慢性牙周炎	2501.70	280.00	798.30	277.29	1379.22
牙列缺损	2177.74	390.00	558.86	344.71	1142.78
下颌阻生第三磨牙	1798.81	532.00	620.46	400.14	1039.69
急性牙髓炎	1091.37	28.00	655.65	418.43	787.26
牙列缺失	282.89	5.00	267.03	93.29	252.44
年轻恒牙牙外伤	166.93	15.00	70.16	35.29	102.29
颞下颌关节紊乱病	150.78	52.00	49.41	26.86	85.26
口腔扁平苔藓	197.15	8.00	14.27	10.57	82.40
合计	16 191.59	1636.00	4037.43	2138.43	8377.26

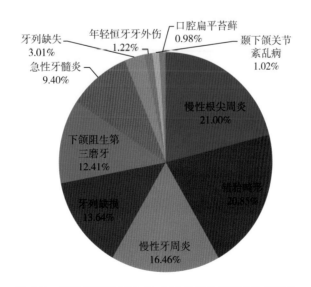

图 2-7　福建省口腔门诊 10 个重点病种患者人次构成比

2. **2017年重点技术工作量统计**　在福建省的72家医疗机构中,2017年门诊9个重点技术患者服务总量555 510人次,按照门诊就诊人次排序,排名前5位的技术依次为根管治疗术、阻生牙拔除术、牙周洁治术、错殆畸形矫治术、烤瓷冠修复技术(表2-20,图2-8)。

表2-20　2017年福建省口腔门诊9个重点技术在不同医疗机构中的年平均就诊人次比较

重点技术	三级公立 (27家)	三级民营 (1家)	二级公立 (37家)	二级民营 (7家)	平均值 (72家)
根管治疗术	5384.00	658.00	1695.38	572.14	2955.00
阻生牙拔除术	2925.96	410.00	714.11	316.29	1500.65
牙周洁治术	1786.85	257.00	606.59	475.29	1031.57
错殆畸形矫治术	1851.70	85.00	57.65	91.71	734.11
烤瓷冠修复技术	1054.48	95.00	499.70	179.14	670.96
慢性牙周炎系统治疗	847.11	12.00	188.97	133.86	427.96
可摘局部义齿修复技术	407.67	48.00	195.76	43.29	258.35
种植体植入术	203.89	—	23.22	37.29	92.01
全口义齿修复技术	68.44	3.00	33.76	18.00	44.81
合计	14 530.11	1568.00	4015.14	1867.00	7715.42

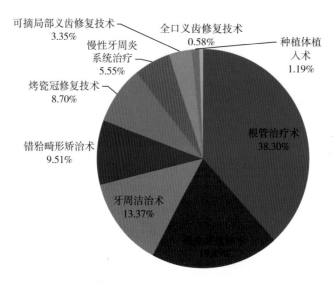

图2-8　福建省口腔门诊9个重点技术患者人次构成比

(二)口腔住院医疗质量数据统计

1. **2017年重点病种数据统计**　在福建省的22家医疗机构中,2017年住院共治疗6个重点病种患者1294例。按照平均出院患者例数排序,排名前3位的病种依次为腮腺良性肿瘤、口腔颌面部间隙感染、上颌骨骨折。其中舌癌平均住院日最长,先天性唇裂平均住院日最短。舌癌平均住院费用最高,先天性唇裂平均住院费用最低(表2-21)。

表 2-21　2017 年福建省口腔住院 6 个重点病种的 3 项质控指标年平均值比较

重点病种	平均出院患者例数	平均住院日 / 天	平均住院费用 / 元
腮腺良性肿瘤	24.95	8.63	10 160.01
口腔颌面部间隙感染	11.14	8.14	15 154.65
上颌骨骨折	10.05	13.44	24 300.93
舌癌	6.00	15.31	33 027.72
牙颌面畸形	4.23	8.91	24 493.78
先天性唇裂	2.45	5.82	5268.90

2. **2017 年重点手术及操作数据统计**　在福建省的 22 家医疗机构中,2017 年住院共治疗 7 个重点手术及操作患者 874 例。按照平均手术例数排序,排名前 3 位的手术及操作依次为腮腺肿物切除 + 面神经解剖术、口腔颌面部肿瘤切除整复术、舌癌扩大切除术 + 颈淋巴清扫术。其中游离腓骨复合组织瓣移植术平均住院日最长,唇裂修复术平均住院日最短。牙颌面畸形矫正术:上颌 Le Fort I 型截骨术 + 双侧下颌升支劈开截骨术平均住院费用最高,唇裂修复术平均住院费用最低(表 2-22)。

表 2-22　2017 年福建省口腔住院 7 个重点手术及操作的 3 项质控指标年平均值比较

重点手术及操作	平均手术例数	平均住院日 / 天	平均住院费用 / 元
腮腺肿物切除 + 面神经解剖术	23.82	8.79	10 470.33
口腔颌面部肿瘤切除整复术	5.59	14.18	26 409.43
舌癌扩大切除术 + 颈淋巴清扫术	4.05	16.63	39 155.77
游离腓骨复合组织瓣移植术	3.73	20.87	89 108.79
唇裂修复术	2.14	6.18	6016.19
牙颌面畸形矫正术:上颌 Le Fort I 型截骨术 + 双侧下颌升支劈开截骨术	0.41	11.33	94 508.32
放射性粒子组织间植入术	—	—	—

(三) 2016—2017 年医疗质量数据比较(表 2-23,表 2-24)

表 2-23　福建省 4 家医疗机构口腔门诊重点病种、重点技术在不同年份中的年服务量构成比比较

分类	质控指标	2017 年 /%	2016 年 /%	增量 /%	变化趋势
门诊重点病种	颞下颌关节紊乱病	0.52	0.52	0.00	—
	下颌阻生第三磨牙	4.50	10.94	−6.45	↓
	急性牙髓炎	0.72	0.81	−0.09	↓
	慢性根尖周炎	18.56	20.53	−1.97	↓
	慢性牙周炎	13.88	13.52	0.36	↑
	年轻恒牙牙外伤	0.14	0.08	0.06	↑
	口腔扁平苔藓	1.04	1.16	−0.12	↓
	牙列缺损	15.78	14.00	1.77	↑
	牙列缺失	1.08	0.78	0.30	↑
	错𬌗畸形	43.78	37.64	6.14	↑

续表

分类	质控指标	2017 年 /%	2016 年 /%	增量 /%	变化趋势
门诊重点技术	阻生牙拔除术	24.10	15.41	8.69	↑
	根管治疗术	33.80	33.06	0.74	↑
	牙周洁治术	8.10	9.88	−1.78	↓
	慢性牙周炎系统治疗	3.95	13.44	−9.49	↓
	烤瓷冠修复技术	5.90	8.45	−2.55	↓
	可摘局部义齿修复技术	0.63	1.44	−0.81	↓
	全口义齿修复技术	0.12	0.12	0.00	—
	错𬌗畸形矫治术	21.53	16.55	4.98	↑
	种植体植入术	1.88	1.65	0.23	↑

表 2-24　福建省 2 家医疗机构口腔住院重点病种、重点手术及操作在不同年份中的年服务量构成比比较

分类	质控指标	2017 年 /%	2016 年 /%	增量 /%	变化趋势
住院重点病种	先天性唇裂	0.00	0.00	0.00	—
	腮腺良性肿瘤	42.86	25.00	17.86	↑
	舌癌	28.57	40.00	−11.43	↓
	牙颌面畸形	14.29	20.00	−5.71	↓
	上颌骨骨折	0.00	0.00	0.00	—
	口腔颌面部间隙感染	14.29	15.00	−0.71	↓
住院重点手术及操作	唇裂修复术	16.67	5.26	11.40	↑
	腮腺肿物切除 + 面神经解剖术	58.33	47.37	10.96	↑
	舌癌扩大切除术 + 颈淋巴清扫术	8.33	31.58	−23.25	↓
	口腔颌面部肿瘤切除整复术	16.67	0.00	16.67	↑
	牙颌面畸形矫正术:上颌 Le Fort Ⅰ 型截骨术 + 双侧下颌升支劈开截骨术	0.00	0.00	0.00	—
	放射性粒子组织间植入术	0.00	0.00	0.00	—
	游离腓骨复合组织瓣移植术	0.00	15.79	−15.79	↓

五、甘 肃 省

(一)口腔门诊工作量统计

1. **2017 年重点病种工作量统计**　在甘肃省的 35 家医疗机构中,2017 年门诊共治疗 10 个重点病种患者 196 374 人次,按门诊就诊人次排序,排名前 5 位的病种依次为急性牙髓炎、慢性根尖周炎、牙列缺损、慢性牙周炎、下颌阻生第三磨牙(表 2-25,图 2-9)。

表 2-25 2017 年甘肃省口腔门诊 10 个重点病种在不同医疗机构中的年平均就诊人次比较

重点病种	三级公立 （14 家）	二级公立 （20 家）	二级民营 （1 家）	平均值 （35 家）
急性牙髓炎	1522.36	1191.50	—	1289.80
慢性根尖周炎	1419.50	1262.00	—	1288.94
牙列缺损	1195.86	824.60	342.00	959.31
慢性牙周炎	1136.50	684.95	—	846.00
下颌阻生第三磨牙	827.14	274.55	23.00	488.40
牙列缺失	241.29	324.00	95.00	284.37
错𬌗畸形	279.00	185.70	—	217.71
颞下颌关节紊乱病	185.79	50.85	36.00	104.40
年轻恒牙牙外伤	103.71	91.00	21.00	94.09
口腔扁平苔藓	57.71	25.50	—	37.66
合计	6968.86	4914.65	517.00	5610.69

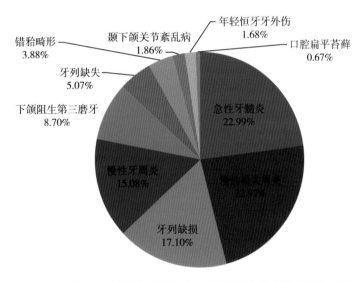

图 2-9 甘肃省口腔门诊 10 个重点病种患者人次构成比

2. 2017 年重点技术工作量统计 在甘肃省的 35 家医疗机构中,2017 年门诊 9 个重点技术患者服务总量 173 067 人次,按照门诊就诊人次排序,排名前 5 位的技术依次为根管治疗术、烤瓷冠修复技术、牙周洁治术、阻生牙拔除术、可摘局部义齿修复技术(表 2-26,图 2-10)。

表 2-26 2017 年甘肃省口腔门诊 9 个重点技术在不同医疗机构中的年平均就诊人次比较

重点技术	三级公立 （14 家）	二级公立 （20 家）	二级民营 （1 家）	平均值 （35 家）
根管治疗术	3497.21	1964.95	826.00	2545.31
烤瓷冠修复技术	767.36	399.70	103.00	538.29
牙周洁治术	759.71	376.60	21.00	519.69
阻生牙拔除术	738.14	349.15	—	494.77
可摘局部义齿修复技术	637.86	311.20	342.00	442.74

续表

重点技术	三级公立 （14 家）	二级公立 （20 家）	二级民营 （1 家）	平均值 （35 家）
慢性牙周炎系统治疗	221.07	123.25	23.00	159.51
错𬌗畸形矫治术	229.93	70.70	—	132.37
全口义齿修复技术	111.21	83.45	95.00	94.89
种植体植入术	29.64	9.35	—	17.20
合计	6992.14	3688.35	1410.00	4944.77

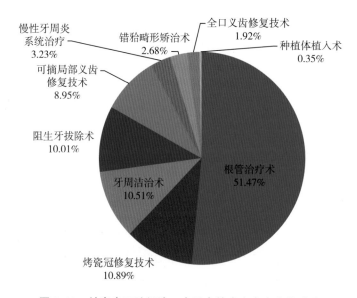

图 2-10　甘肃省口腔门诊 9 个重点技术患者人次构成比

（二）口腔住院医疗质量数据统计

1. 2017 年重点病种数据统计　在甘肃省的 12 家医疗机构中，2017 年住院共治疗 6 个重点病种患者 1179 例。按照平均出院患者例数排序，排名前 3 位的病种依次为口腔颌面部间隙感染、上颌骨骨折、腮腺良性肿瘤。其中舌癌平均住院日最长，先天性唇裂平均住院日最短。上颌骨骨折平均住院费用最高，先天性唇裂平均住院费用最低（表 2-27）。

表 2-27　2017 年甘肃省口腔住院 6 个重点病种的 3 项质控指标年平均值比较

重点病种	平均出院患者例数	平均住院日 / 天	平均住院费用 / 元
口腔颌面部间隙感染	34.00	11.21	11 503.38
上颌骨骨折	24.50	13.54	35 040.16
腮腺良性肿瘤	23.75	10.09	11 571.00
先天性唇裂	13.25	7.75	9950.99
舌癌	2.42	15.10	29 428.30
牙颌面畸形	0.33	10.75	29 550.87

2. 2017 年重点手术及操作数据统计　在甘肃省的 12 家医疗机构中，2017 年住院共治疗 7 个重点手术及操作患者 617 例。按照平均手术例数排序，排名前 3 位的手术及操作依次为腮腺肿物切除＋面神经

解剖术、唇裂修复术、口腔颌面部肿瘤切除整复术。其中放射性粒子组织间植入术平均住院日最长,唇裂修复术平均住院日最短。游离腓骨复合组织瓣移植术平均住院费用最高,唇裂修复术平均住院费用最低(表2-28)。

表2-28　2017年甘肃省口腔住院7个重点手术及操作的3项质控指标年平均值比较

重点手术及操作	平均手术例数	平均住院日/天	平均住院费用/元
腮腺肿物切除 + 面神经解剖术	36.75	10.96	13 627.01
唇裂修复术	8.00	7.36	9918.50
口腔颌面部肿瘤切除整复术	2.75	13.79	37 703.57
放射性粒子组织间植入术	2.67	17.56	41 179.34
游离腓骨复合组织瓣移植术	0.83	15.00	55 000.00
舌癌扩大切除术 + 颈淋巴清扫术	0.42	16.00	45 000.00
牙颌面畸形矫正术:上颌 Le Fort I 型截骨术 + 双侧下颌升支劈开截骨术	—	—	—

六、广　东　省

(一) 口腔门诊工作量统计

1. **2017年重点病种工作量统计**　在广东省的149家医疗机构中,2017年门诊共治疗10个重点病种患者2 328 787人次,按门诊就诊人次排序,排名前5位的病种依次为慢性根尖周炎、慢性牙周炎、下颌阻生第三磨牙、错𬌗畸形、牙列缺损(表2-29,图2-11)。

表2-29　2017年广东省口腔门诊10个重点病种在不同医疗机构中的年平均就诊人次比较

重点病种	三级公立 (66家)	三级民营 (5家)	二级公立 (65家)	二级民营 (13家)	平均值 (149家)
慢性根尖周炎	4440.48	401.40	1874.52	1167.38	2899.99
慢性牙周炎	4969.71	734.20	1144.34	895.00	2803.28
下颌阻生第三磨牙	4212.55	1168.60	1191.63	552.38	2473.21
错𬌗畸形	4225.79	117.20	310.78	3203.08	2290.80
牙列缺损	4063.08	545.00	695.45	1793.31	2277.89
急性牙髓炎	2422.73	432.40	1765.45	1117.62	1955.34
牙列缺失	493.68	87.20	224.15	226.15	339.12
颞下颌关节紊乱病	440.83	125.20	105.80	15.46	246.97
口腔扁平苔藓	434.98	17.20	26.28	18.08	206.30
年轻恒牙牙外伤	208.58	45.80	80.12	87.92	136.55
合计	25 912.41	3674.20	7418.52	9076.38	15 629.44

2. **2017年重点技术工作量统计**　在广东省的149家医疗机构中,2017年门诊9个重点技术患者服务总量2 173 055人次,按照门诊就诊人次排序,排名前5位的技术依次为根管治疗术、牙周洁治术、阻生牙拔除术、错𬌗畸形矫治术、烤瓷冠修复技术(表2-30,图2-12)。

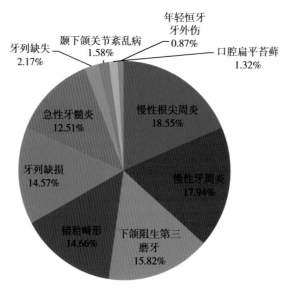

图 2-11 广东省口腔门诊 10 个重点病种患者人次构成比

表 2-30 2017 年广东省口腔门诊 9 个重点技术在不同医疗机构中的年平均就诊人次比较

重点技术	三级公立 （66 家）	三级民营 （5 家）	二级公立 （65 家）	二级民营 （13 家）	平均值 （149 家）
根管治疗术	7087.86	946.40	2939.48	2000.62	4628.22
牙周洁治术	4576.50	1152.00	939.42	1377.85	2595.86
阻生牙拔除术	3859.89	1159.40	1106.00	785.85	2299.70
错𬌗畸形矫治术	3382.12	49.00	202.52	3160.31	1863.85
烤瓷冠修复技术	2417.77	541.60	490.91	840.08	1376.58
慢性牙周炎系统治疗	1647.38	164.60	235.11	305.15	864.42
可摘局部义齿修复技术	1084.55	115.60	227.58	171.69	598.54
种植体植入术	437.41	66.80	27.83	456.31	247.95
全口义齿修复技术	184.00	68.00	50.43	38.38	109.13
合计	24 677.48	4263.40	6219.28	9136.23	14 584.26

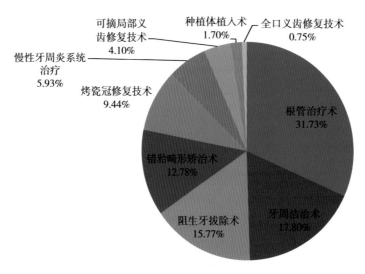

图 2-12 广东省口腔门诊 9 个重点技术患者人次构成比

（二）口腔住院医疗质量数据统计

1. **2017 年重点病种数据统计**　在广东省的 58 家医疗机构中，2017 年住院共治疗 6 个重点病种患者 5162 例。按照平均出院患者例数排序，排名前 3 位的病种依次为腮腺良性肿瘤、牙颌面畸形、口腔颌面部间隙感染。其中舌癌平均住院日最长，先天性唇裂平均住院日最短。舌癌平均住院费用最高，口腔颌面部间隙感染平均住院费用最低（表 2-31）。

表 2-31　2017 年广东省口腔住院 6 个重点病种的 3 项质控指标年平均值比较

重点病种	平均出院患者例数	平均住院日 / 天	平均住院费用 / 元
腮腺良性肿瘤	21.83	9.24	12 493.86
牙颌面畸形	18.67	8.11	28 276.61
口腔颌面部间隙感染	18.16	7.90	6561.15
舌癌	11.60	16.41	36 545.56
上颌骨骨折	10.55	11.74	22 383.01
先天性唇裂	8.19	6.21	7238.16

2. **2017 年重点手术及操作数据统计**　在广东省的 58 家医疗机构中，2017 年住院共治疗 7 个重点手术及操作患者 2845 例。按照平均手术例数排序，排名前 3 位的手术及操作依次为腮腺肿物切除＋面神经解剖术、唇裂修复术、口腔颌面部肿瘤切除整复术。其中游离腓骨复合组织瓣移植术平均住院日最长，唇裂修复术平均住院日最短。游离腓骨复合组织瓣移植术平均住院费用最高，唇裂修复术平均住院费用最低（表 2-32）。

表 2-32　2017 年广东省口腔住院 7 个重点手术及操作的 3 项质控指标年平均值比较

重点手术及操作	平均手术例数	平均住院日 / 天	平均住院费用 / 元
腮腺肿物切除＋面神经解剖术	19.60	9.36	13 376.29
唇裂修复术	10.22	6.19	7704.14
口腔颌面部肿瘤切除整复术	7.38	18.36	46 435.32
舌癌扩大切除术＋颈淋巴清扫术	6.83	19.40	51 310.50
牙颌面畸形矫正术：上颌 Le Fort I 型截骨术＋双侧下颌升支劈开截骨术	2.98	10.80	59 035.18
游离腓骨复合组织瓣移植术	2.03	24.98	67 395.96
放射性粒子组织间植入术	—	—	—

（三）2016—2017 年医疗质量数据比较（表 2-33，表 2-34）

表 2-33　广东省 6 家医疗机构口腔门诊重点病种、重点技术在不同年份中的年服务量构成比比较

分类	质控指标	2017 年 /%	2016 年 /%	增量 /%	变化趋势
门诊重点病种	颞下颌关节紊乱病	1.24	0.88	0.35	↑
	下颌阻生第三磨牙	12.89	12.66	0.24	↑
	急性牙髓炎	2.59	2.98	−0.39	↓
	慢性根尖周炎	13.29	14.93	−1.63	↓

分类	质控指标	2017 年 /%	2016 年 /%	增量 /%	变化趋势
门诊重点技术	慢性牙周炎	25.73	27.95	-2.22	↓
	年轻恒牙牙外伤	0.49	2.74	-2.25	↓
	口腔扁平苔藓	1.82	1.52	0.30	↑
	牙列缺损	17.96	18.90	-0.94	↓
	牙列缺失	0.44	1.22	-0.79	↓
	错𬌗畸形	23.56	16.23	7.33	↑
	阻生牙拔除术	13.89	13.99	-0.10	↓
	根管治疗术	16.20	22.27	-6.07	↓
	牙周洁治术	23.45	23.45	0.00	—
	慢性牙周炎系统治疗	10.32	26.15	-15.83	↓
	烤瓷冠修复技术	5.59	6.15	-0.56	↓
	可摘局部义齿修复技术	4.51	2.59	1.92	↑
	全口义齿修复技术	0.33	0.21	0.12	↑
	错𬌗畸形矫治术	23.23	2.58	20.64	↑
	种植体植入术	2.49	2.60	-0.11	↓

表 2-34　广东省 3 家医疗机构口腔住院重点病种、重点手术及操作在不同年份中的年服务量构成比比较

分类	质控指标	2017 年 /%	2016 年 /%	增量 /%	变化趋势
住院重点病种	先天性唇裂	6.48	10.58	-4.10	↓
	腮腺良性肿瘤	5.73	7.30	-1.57	↓
	舌癌	17.61	20.53	-2.92	↓
	牙颌面畸形	63.29	50.90	12.39	↑
	上颌骨骨折	2.16	3.28	-1.12	↓
	口腔颌面部间隙感染	4.73	7.41	-2.67	↓
住院重点手术及操作	唇裂修复术	17.38	25.50	-8.12	↓
	腮腺肿物切除+面神经解剖术	14.58	16.44	-1.86	↓
	舌癌扩大切除术+颈淋巴清扫术	16.05	13.67	2.38	↑
	口腔颌面部肿瘤切除整复术	19.59	14.90	4.69	↑
	牙颌面畸形矫正术:上颌 Le Fort I 型截骨术+双侧下颌升支劈开截骨术	23.86	17.20	6.65	↑
	放射性粒子组织间植入术	0.00	0.00	0.00	—
	游离腓骨复合组织瓣移植术	8.54	12.29	-3.75	↓

七、广西壮族自治区

（一）口腔门诊工作量统计

1. 2017 年重点病种工作量统计　在广西壮族自治区的 63 家医疗机构中,2017 年门诊共治疗 10 个

重点病种患者 556 425 人次,按门诊就诊人次排序,排名前 5 位的病种依次为慢性根尖周炎、牙列缺损、慢性牙周炎、急性牙髓炎、下颌阻生第三磨牙(表 2-35,图 2-13)。

表 2-35　2017 年广西壮族自治区口腔门诊 10 个重点病种在不同医疗机构中的年平均就诊人次比较

重点病种	三级公立 (24 家)	三级民营 (1 家)	二级公立 (34 家)	二级民营 (4 家)	平均值 (63 家)
慢性根尖周炎	3749.54	—	1270.35	2736.50	2287.73
牙列缺损	2336.79	60.00	764.71	802.00	1354.78
慢性牙周炎	2577.67	12.00	435.97	1501.25	1312.76
急性牙髓炎	1938.92	1680.00	808.00	856.75	1255.76
下颌阻生第三磨牙	2003.33	1344.00	607.59	608.25	1151.03
错𬌗畸形	1205.50	120.00	744.56	79.00	867.98
牙列缺失	425.08	24.00	285.09	168.50	326.87
颞下颌关节紊乱病	178.13	26.00	83.41	20.00	114.56
年轻恒牙牙外伤	131.33	120.00	59.29	53.00	87.30
口腔扁平苔藓	157.29	24.00	23.62	5.00	73.37
合计	14 703.58	3410.00	5082.59	6830.25	8832.14

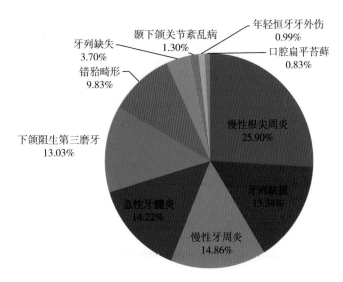

图 2-13　广西壮族自治区口腔门诊 10 个重点病种患者人次构成比

2. **2017 年重点技术工作量统计**　在广西壮族自治区的 63 家医疗机构中,2017 年门诊 9 个重点技术患者服务总量 577 707 人次,按照门诊就诊人次排序,排名前 5 位的技术依次为根管治疗术、阻生牙拔除术、牙周洁治术、烤瓷冠修复技术、错𬌗畸形矫治术(表 2-36,图 2-14)。

表 2-36　2017 年广西壮族自治区口腔门诊 9 个重点技术在不同医疗机构中的年平均就诊人次比较

重点技术	三级公立 (24 家)	三级民营 (1 家)	二级公立 (34 家)	二级民营 (4 家)	平均值 (63 家)
根管治疗术	6502.75	1344.00	2063.53	2620.00	3778.57
阻生牙拔除术	2178.75	1008.00	682.41	687.75	1257.95
牙周洁治术	2240.54	1008.00	429.97	581.00	1138.48

续表

重点技术	三级公立 (24家)	三级民营 (1家)	二级公立 (34家)	二级民营 (4家)	平均值 (63家)
烤瓷冠修复技术	1925.33	1008.00	590.09	576.50	1104.52
错𬌗畸形矫治术	999.17	108.00	544.91	39.75	678.95
慢性牙周炎系统治疗	1192.54	12.00	134.06	120.25	534.48
可摘局部义齿修复技术	878.00	84.00	311.94	214.50	517.78
全口义齿修复技术	135.58	12.00	87.21	40.50	101.48
种植体植入术	128.38	—	5.44	93.00	57.75
合计	16 181.04	4584.00	4849.56	4973.25	9169.95

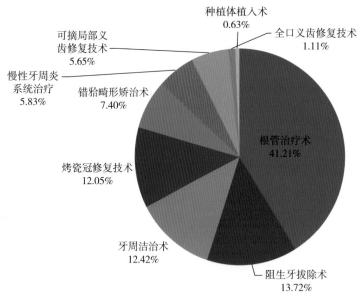

图 2-14 广西壮族自治区口腔门诊 9 个重点技术患者人次构成比

（二）口腔住院医疗质量数据统计

1. 2017 **年重点病种数据统计** 在广西壮族自治区的 25 家医疗机构中，2017 年住院共治疗 6 个重点病种患者 2119 例。按照平均出院患者例数排序，排名前 3 位的病种依次为口腔颌面部间隙感染、腮腺良性肿瘤、先天性唇裂。其中牙颌面畸形平均住院日最长，先天性唇裂平均住院日最短。舌癌平均住院费用最高，先天性唇裂平均住院费用最低（表 2-37）。

表 2-37 2017 年广西壮族自治区口腔住院 6 个重点病种的 3 项质控指标年平均值比较

重点病种	平均出院患者例数	平均住院日/天	平均住院费用/元
口腔颌面部间隙感染	28.44	8.45	7977.58
腮腺良性肿瘤	14.48	9.17	8715.74
先天性唇裂	14.08	6.72	6425.14
舌癌	14.04	14.64	26 759.01
上颌骨骨折	11.20	11.88	16 676.62
牙颌面畸形	2.52	18.20	25 465.83

2. **2017年重点手术及操作数据统计** 在广西壮族自治区的25家医疗机构中,2017年住院共治疗7个重点手术及操作患者1426例。按照平均手术例数排序,排名前3位的手术及操作依次为口腔颌面部肿瘤切除整复术、腮腺肿物切除+面神经解剖术、唇裂修复术。其中游离腓骨复合组织瓣移植术平均住院日最长,唇裂修复术平均住院日最短。游离腓骨复合组织瓣移植术平均住院费用最高,唇裂修复术平均住院费用最低(表2-38)。

表2-38 2017年广西壮族自治区口腔住院7个重点手术及操作的3项质控指标年平均值比较

重点手术及操作	平均手术例数	平均住院日/天	平均住院费用/元
口腔颌面部肿瘤切除整复术	20.00	16.26	27 200.37
腮腺肿物切除+面神经解剖术	14.76	11.34	11 295.18
唇裂修复术	12.96	7.43	7592.29
舌癌扩大切除术+颈淋巴清扫术	7.28	24.51	42 992.91
游离腓骨复合组织瓣移植术	2.04	27.86	49 328.67
牙颌面畸形矫正术:上颌 Le Fort I 型截骨术+双侧下颌升支劈开截骨术	—	—	—
放射性粒子组织间植入术	—	—	—

(三)2016—2017年医疗质量数据比较(表2-39)

表2-39 广西壮族自治区1家医疗机构口腔门诊重点病种、重点技术在不同年份中的年服务量构成比比较

分类	质控指标	2017年/%	2016年/%	增量/%	变化趋势
门诊重点病种	颞下颌关节紊乱病	0.58	0.24	0.34	↑
	下颌阻生第三磨牙	9.50	34.42	−24.92	↓
	急性牙髓炎	2.68	10.61	−7.92	↓
	慢性根尖周炎	3.54	21.62	−18.07	↓
	慢性牙周炎	5.26	11.86	−6.60	↓
	年轻恒牙牙外伤	0.25	0.98	−0.73	↓
	口腔扁平苔藓	0.25	1.68	−1.43	↓
	牙列缺损	19.11	6.91	12.21	↑
	牙列缺失	9.54	1.88	7.66	↑
	错𬌗畸形	49.27	9.81	39.47	↑
门诊重点技术	阻生牙拔除术	17.50	20.04	−2.54	↓
	根管治疗术	7.64	52.83	−45.18	↓
	牙周洁治术	6.54	13.89	−7.35	↓
	慢性牙周炎系统治疗	3.37	4.45	−1.08	↓
	烤瓷冠修复技术	14.62	3.84	10.77	↑
	可摘局部义齿修复技术	11.83	1.98	9.85	↑
	全口义齿修复技术	0.97	0.22	0.75	↑
	错𬌗畸形矫治术	37.30	2.33	34.96	↑
	种植体植入术	0.22	0.41	−0.19	↓

八、贵　州　省

（一）口腔门诊工作量统计

1. **2017 年重点病种工作量统计**　在贵州省的 65 家医疗机构中，2017 年门诊共治疗 10 个重点病种患者 400 235 人次，按门诊就诊人次排序，排名前 5 位的病种依次为慢性根尖周炎、慢性牙周炎、急性牙髓炎、下颌阻生第三磨牙、牙列缺损（表 2-40，图 2-15）。

表 2-40　2017 年贵州省口腔门诊 10 个重点病种在不同医疗机构中的年平均就诊人次比较

重点病种	三级公立（23 家）	二级公立（36 家）	二级民营（6 家）	平均值（65 家）
慢性根尖周炎	1926.00	990.19	1175.00	1338.38
慢性牙周炎	1853.22	606.97	716.17	1058.03
急性牙髓炎	1607.22	658.50	1195.50	1043.77
下颌阻生第三磨牙	1492.87	707.67	585.83	974.26
牙列缺损	1165.17	599.86	755.00	814.22
错𬌗畸形	543.52	163.47	1062.50	380.94
牙列缺失	187.91	261.86	368.50	245.54
年轻恒牙牙外伤	147.74	102.31	148.00	122.60
颞下颌关节紊乱病	173.39	42.53	170.67	100.66
口腔扁平苔藓	185.74	19.83	25.50	79.06
合计	9282.78	4153.19	6202.67	6157.46

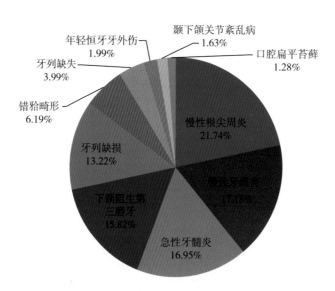

图 2-15　贵州省口腔门诊 10 个重点病种患者人次构成比

2. **2017 年重点技术工作量统计**　在贵州省的 65 家医疗机构中，2017 年门诊 9 个重点技术患者服务总量 375 075 人次，按照门诊就诊人次排序，排名前 5 位的技术依次为根管治疗术、阻生牙拔除术、牙周洁治术、烤瓷冠修复技术、可摘局部义齿修复技术（表 2-41，图 2-16）。

表 2-41　2017 年贵州省口腔门诊 9 个重点技术在不同医疗机构中的年平均就诊人次比较

重点技术	三级公立(23 家)	二级公立(36 家)	二级民营(6 家)	平均值(65 家)
根管治疗术	3445.78	1572.58	2227.17	2295.83
阻生牙拔除术	1508.96	669.31	597.17	959.75
牙周洁治术	1246.35	550.56	1472.17	881.83
烤瓷冠修复技术	775.26	473.75	986.50	627.77
可摘局部义齿修复技术	573.00	370.75	599.33	463.42
错𬌗畸形矫治术	256.96	64.33	1036.00	222.18
慢性牙周炎系统治疗	253.30	110.06	118.83	161.55
全口义齿修复技术	64.13	117.39	385.00	123.25
种植体植入术	65.70	6.28	87.50	34.80
合计	8189.43	3935.00	7509.67	5770.38

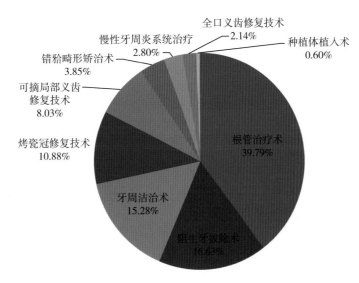

图 2-16　贵州省口腔门诊 9 个重点技术患者人次构成比

（二）口腔住院医疗质量数据统计

1. 2017 **年重点病种数据统计**　在贵州省的 20 家医疗机构中,2017 年住院共治疗 6 个重点病种患者 2636 例。按照平均出院患者例数排序,排名前 3 位的病种依次为口腔颌面部间隙感染、上颌骨骨折、先天性唇裂。其中舌癌平均住院日最长,口腔颌面部间隙感染平均住院日最短。牙颌面畸形平均住院费用最高,口腔颌面部间隙感染平均住院费用最低(表 2-42)。

表 2-42　2017 年贵州省口腔住院 6 个重点病种的 3 项质控指标年平均值比较

重点病种	平均出院患者例数	平均住院日 / 天	平均住院费用 / 元
口腔颌面部间隙感染	71.15	7.80	5285.43
上颌骨骨折	22.10	12.47	15 986.60
先天性唇裂	17.35	8.51	6639.49
腮腺良性肿瘤	12.55	9.17	9126.20
牙颌面畸形	5.90	9.46	18 766.80
舌癌	2.75	12.88	12 752.22

2. **2017 年重点手术及操作数据统计** 在贵州省的 20 家医疗机构中,2017 年住院共治疗 7 个重点手术及操作患者 840 例。按照平均手术例数排序,排名前 3 位的手术及操作依次为唇裂修复术、腮腺肿物切除 + 面神经解剖术、口腔颌面部肿瘤切除整复术。其中舌癌扩大切除术 + 颈淋巴清扫术平均住院日最长,唇裂修复术平均住院日最短。舌癌扩大切除术 + 颈淋巴清扫术平均住院费用最高,唇裂修复术平均住院费用最低(表 2-43)。

表 2-43 2017 年贵州省口腔住院 7 个重点手术及操作的 3 项质控指标年平均值比较

重点手术及操作	平均手术例数	平均住院日 / 天	平均住院费用 / 元
唇裂修复术	18.80	8.87	7663.85
腮腺肿物切除 + 面神经解剖术	16.55	10.00	12 205.88
口腔颌面部肿瘤切除整复术	4.85	16.41	28 842.83
舌癌扩大切除术 + 颈淋巴清扫术	1.70	20.27	40 228.58
牙颌面畸形矫正术:上颌 Le Fort I 型截骨术 + 双侧下颌升支劈开截骨术	0.10	10.00	33 558.45
游离腓骨复合组织瓣移植术	—	—	—
放射性粒子组织间植入术	—	—	—

(三) 2016—2017 年医疗质量数据比较(表 2-44,表 2-45)

表 2-44 贵州省 4 家医疗机构口腔门诊重点病种、重点技术在不同年份中的年服务量构成比比较

分类	质控指标	2017 年 /%	2016 年 /%	增量 /%	变化趋势
门诊重点病种	颞下颌关节紊乱病	2.27	0.67	1.60	↑
	下颌阻生第三磨牙	14.91	10.53	4.38	↑
	急性牙髓炎	16.83	18.32	−1.49	↓
	慢性根尖周炎	16.82	18.82	−1.99	↓
	慢性牙周炎	19.90	22.34	−2.44	↓
	年轻恒牙牙外伤	1.88	2.22	−0.34	↓
	口腔扁平苔藓	2.96	3.58	−0.63	↓
	牙列缺损	8.31	10.25	−1.94	↓
	牙列缺失	3.01	2.36	0.65	↑
	错𬌗畸形	13.11	10.92	2.19	↑
门诊重点技术	阻生牙拔除术	23.53	17.75	5.78	↑
	根管治疗术	24.09	23.83	0.26	↑
	牙周洁治术	22.86	20.80	2.05	↑
	慢性牙周炎系统治疗	2.35	4.88	−2.53	↓
	烤瓷冠修复技术	8.07	11.61	−3.54	↓
	可摘局部义齿修复技术	6.07	10.63	−4.55	↓
	全口义齿修复技术	2.57	4.84	−2.27	↓
	错𬌗畸形矫治术	9.09	4.05	5.04	↑
	种植体植入术	1.37	1.61	−0.24	↓

表 2-45　贵州省 2 家医疗机构口腔住院重点病种、重点手术及操作在不同年份中的年服务量构成比比较

分类	质控指标	2017 年 /%	2016 年 /%	增量 /%	变化趋势
住院重点病种	先天性唇裂	26.55	23.15	3.40	↑
	腮腺良性肿瘤	9.05	10.87	−1.82	↓
	舌癌	3.05	3.32	−0.28	↓
	牙颌面畸形	11.31	7.03	4.27	↑
	上颌骨骨折	14.85	18.41	−3.57	↓
	口腔颌面部间隙感染	35.20	37.21	−2.01	↓
住院重点手术及操作	唇裂修复术	60.54	73.58	−13.05	↓
	腮腺肿物切除 + 面神经解剖术	27.01	16.71	10.30	↑
	舌癌扩大切除术 + 颈淋巴清扫术	5.36	1.62	3.75	↑
	口腔颌面部肿瘤切除整复术	6.70	7.82	−1.11	↓
	牙颌面畸形矫正术:上颌 Le Fort I 型截骨术 + 双侧下颌升支劈开截骨术	0.38	0.27	0.11	↑
	放射性粒子组织间植入术	0.00	0.00	0.00	—
	游离腓骨复合组织瓣移植术	0.00	0.00	0.00	—

九、海　南　省

(一) 口腔门诊工作量统计

1. 2017 年重点病种工作量统计　在海南省的 15 家医疗机构中,2017 年门诊共治疗 10 个重点病种患者 161 834 人次,按门诊就诊人次排序,排名前 5 位的病种依次为慢性根尖周炎、牙列缺损、急性牙髓炎、慢性牙周炎、下颌阻生第三磨牙(表 2-46,图 2-17)。

表 2-46　2017 年海南省口腔门诊 10 个重点病种在不同医疗机构中的年平均就诊人次比较

重点病种	三级公立(7 家)	三级民营(1 家)	二级公立(6 家)	二级民营(1 家)	平均值(15 家)
慢性根尖周炎	3523.14	3854.00	1153.00	1104.00	2435.87
牙列缺损	2266.00	2888.00	1050.17	561.00	1707.47
急性牙髓炎	2460.71	774.00	934.00	9.00	1574.13
慢性牙周炎	2262.14	1859.00	553.17	477.00	1432.67
下颌阻生第三磨牙	1973.57	2718.00	634.50	819.00	1410.60
错𬌗畸形	1559.29	1454.00	444.00	209.00	1016.13
牙列缺失	718.29	156.00	741.00	2533.00	810.87
颞下颌关节紊乱病	362.71	5.00	99.83	1.00	209.60
口腔扁平苔藓	194.57	12.00	21.00	—	100.00
年轻恒牙牙外伤	136.00	34.00	64.67	—	91.60
合计	15 456.43	13 754.00	5695.33	5713.00	10 788.93

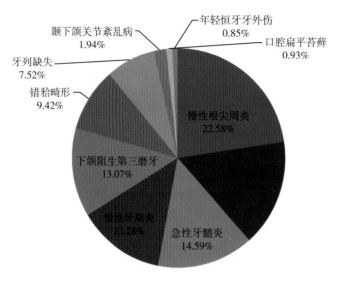

图 2-17　海南省口腔门诊 10 个重点病种患者人次构成比

2. 2017 年重点技术工作量统计　在海南省的 15 家医疗机构中,2017 年门诊 9 个重点技术患者服务总量 159 993 人次。按照门诊就诊人次排序,排名前 5 位的技术依次为根管治疗术、牙周洁治术、阻生牙拔除术、烤瓷冠修复技术、可摘局部义齿修复技术(表 2-47,图 2-18)。

表 2-47　2017 年海南省口腔门诊 9 个重点技术在不同医疗机构中的年平均就诊人次比较

重点技术	三级公立 (7 家)	三级民营 (1 家)	二级公立 (6 家)	二级民营 (1 家)	平均值 (15 家)
根管治疗术	6273.14	4221.00	2186.00	1163.00	4160.80
牙周洁治术	2466.14	3605.00	204.83	1583.00	1578.67
阻生牙拔除术	2127.71	2718.00	647.33	770.00	1484.40
烤瓷冠修复技术	1799.29	1218.00	894.50	186.00	1291.07
可摘局部义齿修复技术	1171.14	256.00	266.83	254.00	687.27
错𬌗畸形矫治术	1015.86	1454.00	61.83	187.00	608.20
慢性牙周炎系统治疗	760.86	1859.00	134.33	477.00	564.53
全口义齿修复技术	320.29	187.00	68.00	48.00	192.33
种植体植入术	81.57	690.00	—	223.00	98.93
合计	16 016.00	16 208.00	4463.67	4891.00	10 666.20

(二)口腔住院医疗质量数据统计

1. 2017 年重点病种数据统计　在海南省的 6 家医疗机构中,2017 年住院共治疗 6 个重点病种患者558 例。按照平均出院患者例数排序,排名前 3 位的病种依次为腮腺良性肿瘤、舌癌、上颌骨骨折。其中牙颌面畸形平均住院日最长,先天性唇裂平均住院日最短。牙颌面畸形平均住院费用最高,先天性唇裂平均住院费用最低(表 2-48)。

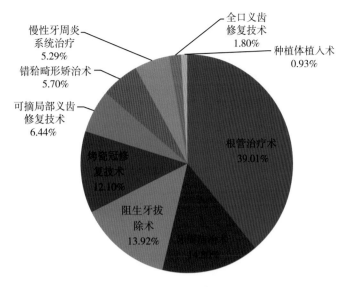

图 2-18 海南省口腔门诊 9 个重点技术患者人次构成比

表 2-48 2017 年海南省口腔住院 6 个重点病种的 3 项质控指标年平均值比较

重点病种	平均出院患者例数	平均住院日 / 天	平均住院费用 / 元
腮腺良性肿瘤	28.00	10.95	15 631.25
舌癌	27.00	16.17	41 771.36
上颌骨骨折	15.67	12.08	27 367.28
先天性唇裂	11.67	5.87	4984.45
口腔颌面部间隙感染	9.50	8.77	10 343.30
牙颌面畸形	1.17	19.57	49 358.00

2. 2017 年重点手术及操作数据统计 在海南省的 6 家医疗机构中,2017 年住院共治疗 7 个重点手术及操作患者 427 例。按照平均手术例数排序,排名前 3 位的手术及操作依次为腮腺肿物切除 + 面神经解剖术、舌癌扩大切除术 + 颈淋巴清扫术、口腔颌面部肿瘤切除整复术。其中口腔颌面部肿瘤切除整复术平均住院日最长,唇裂修复术平均住院日最短。牙颌面畸形矫正术:上颌 Le Fort I 型截骨术 + 双侧下颌升支劈开截骨术平均住院费用最高,唇裂修复术平均住院费用最低(表 2-49)。

表 2-49 2017 年海南省口腔住院 7 个重点手术及操作的 3 项质控指标年平均值比较

重点手术及操作	平均手术例数	平均住院日 / 天	平均住院费用 / 元
腮腺肿物切除 + 面神经解剖术	32.83	11.92	15 470.10
舌癌扩大切除术 + 颈淋巴清扫术	17.33	18.55	48 051.97
口腔颌面部肿瘤切除整复术	8.67	21.44	58 485.33
唇裂修复术	8.67	7.56	6749.87
游离腓骨复合组织瓣移植术	3.33	20.30	61 318.58
牙颌面畸形矫正术:上颌 LeFort I 型截骨术 + 双侧下颌升支劈开截骨术	0.33	10.00	73 025.50
放射性粒子组织间植入术	—	—	—

（三）2016—2017 年医疗质量数据比较（表 2-50）

表 2-50　海南省 1 家医疗机构口腔门诊重点病种、重点技术在不同年份中的年服务量构成比比较

分类	质控指标	2017 年 /%	2016 年 /%	增量 /%	变化趋势
门诊重点病种	颞下颌关节紊乱病	0.02	0.00	0.02	↑
	下颌阻生第三磨牙	14.34	13.49	0.85	↑
	急性牙髓炎	0.16	0.10	0.05	↑
	慢性根尖周炎	19.32	29.15	−9.83	↓
	慢性牙周炎	8.35	4.52	3.83	↑
	年轻恒牙牙外伤	0.00	0.21	−0.21	↓
	口腔扁平苔藓	0.00	0.00	0.00	—
	牙列缺损	9.82	7.21	2.61	↑
	牙列缺失	44.34	42.62	1.72	↑
	错𬌗畸形	3.66	2.71	0.95	↑
门诊重点技术	阻生牙拔除术	15.74	17.88	−2.14	↓
	根管治疗术	23.78	21.41	2.37	↑
	牙周洁治术	32.37	29.42	2.95	↑
	慢性牙周炎系统治疗	9.75	6.31	3.44	↑
	烤瓷冠修复技术	3.80	5.77	−1.97	↓
	可摘局部义齿修复技术	5.19	2.27	2.93	↑
	全口义齿修复技术	0.98	2.64	−1.66	↓
	错𬌗畸形矫治术	3.82	6.14	−2.32	↓
	种植体植入术	4.56	8.15	−3.59	↓

十、河 北 省

（一）口腔门诊工作量统计

1. 2017 年重点病种工作量统计　在河北省的 175 家医疗机构中，2017 年门诊共治疗 10 个重点病种患者 897 974 人次，按门诊就诊人次排序，排名前 5 位的病种依次为慢性根尖周炎、急性牙髓炎、慢性牙周炎、下颌阻生第三磨牙、牙列缺损（表 2-51，图 2-19）。

表 2-51　2017 年河北省口腔门诊 10 个重点病种在不同医疗机构中的年平均就诊人次比较

重点病种	三级公立 (33 家)	三级民营 (1 家)	二级公立 (119 家)	二级民营 (22 家)	平均值 (175 家)
慢性根尖周炎	2016.21	355.00	964.08	820.09	1140.90
急性牙髓炎	1432.33	350.00	794.72	868.59	921.70
慢性牙周炎	1739.03	150.00	682.67	760.50	888.61
下颌阻生第三磨牙	1267.45	300.00	539.43	428.14	661.35
牙列缺损	1093.09	200.00	506.39	776.23	649.19

续表

重点病种	三级公立 (33家)	三级民营 (1家)	二级公立 (119家)	二级民营 (22家)	平均值 (175家)
错殆畸形	1163.18	20.00	138.80	1009.64	440.77
牙列缺失	356.61	220.00	140.28	208.32	190.08
颞下颌关节紊乱病	257.27	50.00	69.39	28.41	99.56
口腔扁平苔藓	255.94	6.00	30.63	14.68	70.97
年轻恒牙牙外伤	125.73	30.00	59.12	32.27	68.14
合计	9706.85	1681.00	3925.51	4946.86	5131.28

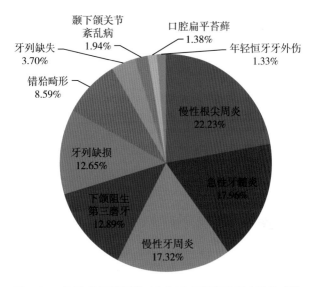

图2-19 河北省口腔门诊10个重点病种患者人次构成比

2. **2017年重点技术工作量统计** 在河北省的175家医疗机构中,2017年门诊9个重点技术患者服务总量864 850人次,按照门诊就诊人次排序,排名前5位的技术依次为根管治疗术、牙周洁治术、阻生牙拔除术、烤瓷冠修复技术、慢性牙周炎系统治疗(表2-52,图2-20)。

表2-52 2017年河北省口腔门诊9个重点技术在不同医疗机构中的年平均就诊人次比较

重点技术	三级公立 (33家)	三级民营 (1家)	二级公立 (119家)	二级民营 (22家)	平均值 (175家)
根管治疗术	4111.42	1825.00	1453.60	1123.64	1915.43
牙周洁治术	1804.30	730.00	545.51	990.91	839.93
阻生牙拔除术	1342.15	735.00	523.45	374.82	660.35
烤瓷冠修复技术	795.70	200.00	411.62	661.77	514.29
慢性牙周炎系统治疗	728.58	30.00	215.48	117.36	298.84
可摘局部义齿修复技术	528.42	180.00	249.32	178.86	292.70
错殆畸形矫治术	846.85	20.00	86.50	497.64	281.18
全口义齿修复技术	110.94	120.00	60.59	197.68	87.66
种植体植入术	111.91	5.00	34.76	54.55	51.62
合计	10 380.27	3845.00	3580.82	4197.23	4942.00

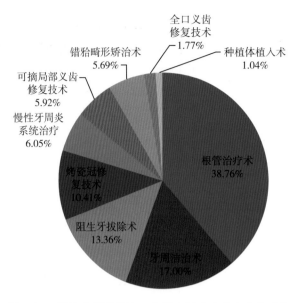

图 2-20   河北省口腔门诊 9 个重点技术患者人次构成比

（二）口腔住院医疗质量数据统计

1. 2017 年重点病种数据统计   在河北省的 58 家医疗机构中，2017 年住院共治疗 6 个重点病种患者 4308 例。按照平均出院患者例数排序，排名前 3 位的病种依次为腮腺良性肿瘤、口腔颌面部间隙感染、上颌骨骨折。其中舌癌平均住院日最长，先天性唇裂平均住院日最短。舌癌平均住院费用最高，先天性唇裂平均住院费用最低（表 2-53）。

表 2-53   2017 年河北省口腔住院 6 个重点病种的 3 项质控指标年平均值比较

重点病种	平均出院患者例数	平均住院日 / 天	平均住院费用 / 元
腮腺良性肿瘤	29.19	9.33	9616.97
口腔颌面部间隙感染	20.38	9.08	6787.60
上颌骨骨折	10.47	14.57	26 036.80
牙颌面畸形	7.90	8.24	7207.70
舌癌	3.53	18.26	32 739.91
先天性唇裂	2.81	7.71	6205.04

2. 2017 年重点手术及操作数据统计   在河北省的 58 家医疗机构中，2017 年住院共治疗 7 个重点手术及操作患者 2571 例。按照平均手术例数排序，排名前 3 位的手术及操作依次为腮腺肿物切除 + 面神经解剖术、口腔颌面部肿瘤切除整复术、唇裂修复术。其中舌癌扩大切除术 + 颈淋巴清扫术平均住院日最长，唇裂修复术平均住院日最短。放射性粒子组织间植入术平均住院费用最高，唇裂修复术平均住院费用最低（表 2-54）。

表 2-54   2017 年河北省口腔住院 7 个重点手术及操作的 3 项质控指标年平均值比较

重点手术及操作	平均手术例数	平均住院日 / 天	平均住院费用 / 元
腮腺肿物切除 + 面神经解剖术	27.57	9.31	12 649.09
口腔颌面部肿瘤切除整复术	6.71	13.85	18 897.24
唇裂修复术	5.31	7.98	5675.53

重点手术及操作	平均手术例数	平均住院日/天	平均住院费用/元
舌癌扩大切除术+颈淋巴清扫术	2.76	18.19	32 281.92
放射性粒子组织间植入术	1.26	15.35	53 029.35
游离腓骨复合组织瓣移植术	0.55	16.92	22 755.25
牙颌面畸形矫正术:上颌 Le Fort I 型截骨术+双侧下颌升支劈开截骨术	0.17	12.50	17 501.50

（三）2016—2017 年医疗质量数据比较（表 2-55，表 2-56）

表 2-55 河北省 7 家医疗机构口腔门诊重点病种、重点技术在不同年份中的年服务量构成比比较

分类	质控指标	2017 年/%	2016 年/%	增量/%	变化趋势
门诊重点病种	颞下颌关节紊乱病	0.31	0.61	−0.31	↓
	下颌阻生第三磨牙	16.94	15.82	1.12	↑
	急性牙髓炎	14.37	14.45	−0.08	↓
	慢性根尖周炎	19.80	28.62	−8.81	↓
	慢性牙周炎	21.76	14.42	7.34	↑
	年轻恒牙牙外伤	0.69	2.35	−1.67	↓
	口腔扁平苔藓	1.48	1.91	−0.43	↓
	牙列缺损	13.66	14.24	−0.59	↓
	牙列缺失	2.13	3.12	−0.99	↓
	错𬌗畸形	8.87	4.46	4.42	↑
门诊重点技术	阻生牙拔除术	13.05	15.12	−2.07	↓
	根管治疗术	28.46	39.32	−10.86	↓
	牙周洁治术	24.98	20.20	4.78	↑
	慢性牙周炎系统治疗	12.85	4.25	8.59	↑
	烤瓷冠修复技术	9.81	9.71	0.10	↑
	可摘局部义齿修复技术	4.29	5.01	−0.72	↓
	全口义齿修复技术	2.22	2.79	−0.57	↓
	错𬌗畸形矫治术	3.10	2.70	0.40	↑
	种植体植入术	1.23	0.89	0.34	↑

表 2-56 河北省 2 家医疗机构口腔住院重点病种、重点手术及操作在不同年份中的年服务量构成比比较

分类	质控指标	2017 年/%	2016 年/%	增量/%	变化趋势
住院重点病种	先天性唇裂	15.63	57.14	−41.52	↓
	腮腺良性肿瘤	3.13	9.52	−6.40	↓
	舌癌	3.13	4.76	−1.64	↓
	牙颌面畸形	15.63	0.00	15.63	↑
	上颌骨骨折	0.00	9.52		↓
	口腔颌面部间隙感染	62.50	19.05	43.45	↑

续表

分类	质控指标	2017 年 /%	2016 年 /%	增量 /%	变化趋势
住院重点手术及操作	唇裂修复术	32.00	75.00	−43.00	↓
	腮腺肿物切除 + 面神经解剖术	68.00	12.50	55.50	↑
	舌癌扩大切除术 + 颈淋巴清扫术	0.00	0.00	0.00	—
	口腔颌面部肿瘤切除整复术	0.00	12.50	−12.50	↓
	牙颌面畸形矫正术：上颌 Le Fort I 型截骨术 + 双侧下颌升支劈开截骨术	0.00	0.00	0.00	—
	放射性粒子组织间植入术	0.00	0.00	0.00	—
	游离腓骨复合组织瓣移植术	0.00	0.00	0.00	—

十一、河　南　省

（一）口腔门诊工作量统计

1. 2017 年重点病种工作量统计　在河南省的 105 家医疗机构中，2017 年门诊共治疗 10 个重点病种患者 933 131 人次，按门诊就诊人次排序，排名前 5 位的病种依次为慢性牙周炎、慢性根尖周炎、急性牙髓炎、错𬌗畸形、下颌阻生第三磨牙（表 2-57，图 2-21）。

表 2-57　2017 年河南省口腔门诊 10 个重点病种在不同医疗机构中的年平均就诊人次比较

重点病种	三级公立（27 家）	三级民营（4 家）	二级公立（57 家）	二级民营（17 家）	平均值（105 家）
慢性牙周炎	2948.85	331.25	931.37	1319.82	1490.18
慢性根尖周炎	2765.41	459.75	1086.37	717.47	1434.52
急性牙髓炎	2540.00	538.75	1019.58	800.71	1356.79
错𬌗畸形	2863.44	43.25	617.54	1119.82	1254.50
下颌阻生第三磨牙	2809.04	295.75	726.00	738.71	1247.30
牙列缺损	1917.22	193.25	825.72	762.47	1072.06
牙列缺失	962.52	82.25	137.68	171.59	353.16
颞下颌关节紊乱病	670.93	110.00	137.40	59.82	260.99
年轻恒牙牙外伤	678.44	75.00	84.54	101.47	239.64
口腔扁平苔藓	457.81	41.50	105.02	9.24	177.81
合计	18 613.67	2170.75	5671.23	5801.12	8886.96

2. 2017 年重点技术工作量统计　在河南省的 105 家医疗机构中，2017 年门诊 9 个重点技术患者服务总量 884 558 人次，按照门诊就诊人次排序，排名前 5 位的技术依次为根管治疗术、牙周洁治术、阻生牙拔除术、烤瓷冠修复技术、错𬌗畸形矫治术（表 2-58，图 2-22）。

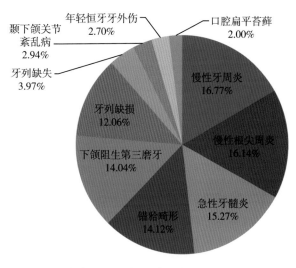

图 2-21　河南省口腔门诊 10 个重点病种患者人次构成比

表 2-58　2017 年河南省口腔门诊 9 个重点技术在不同医疗机构中的年平均就诊人次比较

重点技术	三级公立 （27 家）	三级民营 （4 家）	二级公立 （57 家）	二级民营 （17 家）	平均值 （105 家）
根管治疗术	5053.44	664.50	1710.63	1382.53	2477.24
牙周洁治术	2939.96	596.25	632.32	1784.71	1410.91
阻生牙拔除术	2662.56	332.25	625.53	836.06	1172.25
烤瓷冠修复技术	1489.85	299.00	726.09	631.00	890.82
错殆畸形矫治术	2300.52	40.75	353.53	559.12	875.55
慢性牙周炎系统治疗	1968.74	121.25	213.30	863.53	766.47
可摘局部义齿修复技术	1006.70	126.25	358.46	442.94	529.98
全口义齿修复技术	596.11	23.75	80.53	125.47	218.22
种植体植入术	99.93	12.50	38.65	220.94	82.92
合计	18 117.81	2216.50	4739.02	6846.29	8424.36

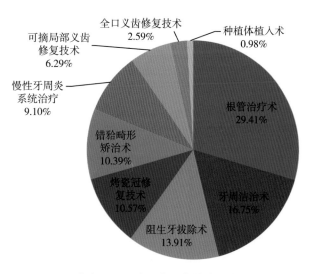

图 2-22　河南省口腔门诊 9 个重点技术患者人次构成比

（二）口腔住院医疗质量数据统计

1. 2017 年重点病种数据统计 在河南省的 46 家医疗机构中,2017 年住院共治疗 6 个重点病种患者 4489 例。按照平均出院患者例数排序,排名前 3 位的病种依次为腮腺良性肿瘤、口腔颌面部间隙感染、上颌骨骨折。其中舌癌平均住院日最长,先天性唇裂平均住院日最短。舌癌平均住院费用最高,先天性唇裂平均住院费用最低(表 2-59)。

表 2-59 2017 年河南省口腔住院 6 个重点病种的 3 项质控指标年平均值比较

重点病种	平均出院患者例数	平均住院日 / 天	平均住院费用 / 元
腮腺良性肿瘤	34.33	11.17	12 322.35
口腔颌面部间隙感染	25.15	10.99	9612.28
上颌骨骨折	14.17	12.13	17 952.81
先天性唇裂	13.98	7.47	4740.37
舌癌	5.83	14.02	25 115.36
牙颌面畸形	4.13	8.43	13 586.91

2. 2017 年重点手术及操作数据统计 在河南省的 46 家医疗机构中,2017 年住院共治疗 7 个重点手术及操作患者 2660 例。按照平均手术例数排序,排名前 3 位的手术及操作依次为腮腺肿物切除 + 面神经解剖术、唇裂修复术、口腔颌面部肿瘤切除整复术。其中游离腓骨复合组织瓣移植术平均住院日最长,放射性粒子组织间植入术平均住院日最短。游离腓骨复合组织瓣移植术平均住院费用最高,唇裂修复术平均住院费用最低(表 2-60)。

表 2-60 2017 年河南省口腔住院 7 个重点手术及操作的 3 项质控指标年平均值比较

重点手术及操作	平均手术例数	平均住院日 / 天	平均住院费用 / 元
腮腺肿物切除 + 面神经解剖术	33.09	9.61	13 688.63
唇裂修复术	10.28	7.85	4403.79
口腔颌面部肿瘤切除整复术	5.80	13.81	23 176.66
舌癌扩大切除术 + 颈淋巴清扫术	4.24	14.75	34 901.00
游离腓骨复合组织瓣移植术	1.78	19.39	100 190.51
放射性粒子组织间植入术	1.78	4.91	26 611.90
牙颌面畸形矫正术:上颌 LeFort I 型截骨术 + 双侧下颌升支劈开截骨术	0.85	11.84	36 301.53

（三）2016—2017 年医疗质量数据比较（表 2-61,表 2-62）

表 2-61 河南省 4 家医疗机构口腔门诊重点病种、重点技术在不同年份中的年服务量构成比比较

分类	质控指标	2017 年 /%	2016 年 /%	增量 /%	变化趋势
门诊重点病种	颞下颌关节紊乱病	2.04	0.63	1.41	↑
	下颌阻生第三磨牙	13.44	12.52	0.92	↑
	急性牙髓炎	14.59	9.79	4.80	↑
	慢性根尖周炎	16.77	26.34	−9.57	↓
	慢性牙周炎	11.39	13.06	−1.67	↓

分类	质控指标	2017 年 /%	2016 年 /%	增量 /%	变化趋势
	年轻恒牙牙外伤	0.96	0.33	0.63	↑
	口腔扁平苔藓	4.46	5.21	−0.76	↓
	牙列缺损	13.35	12.61	0.74	↑
	牙列缺失	2.35	0.76	1.59	↑
	错𬌗畸形	20.65	18.76	1.90	↑
门诊重点技术	阻生牙拔除术	13.54	14.75	−1.22	↓
	根管治疗术	22.09	40.14	−18.05	↓
	牙周洁治术	16.32	15.92	0.40	↑
	慢性牙周炎系统治疗	5.56	5.64	−0.08	↓
	烤瓷冠修复技术	16.91	12.65	4.27	↑
	可摘局部义齿修复技术	8.03	2.88	5.14	↑
	全口义齿修复技术	1.12	0.46	0.66	↑
	错𬌗畸形矫治术	13.15	6.21	6.94	↑
	种植体植入术	3.28	1.35	1.93	↑

表 2-62 河南省 3 家医疗机构口腔住院重点病种、重点手术及操作在不同年份中的年服务量构成比比较

分类	质控指标	2017 年 /%	2016 年 /%	增量 /%	变化趋势
住院重点病种	先天性唇裂	49.70	57.55	−7.85	↓
	腮腺良性肿瘤	14.79	17.27	−2.47	↓
	舌癌	2.66	3.96	−1.29	↓
	牙颌面畸形	5.03	2.88	2.15	↑
	上颌骨骨折	8.58	2.52	6.06	↑
	口腔颌面部间隙感染	19.23	15.83	3.40	↑
住院重点手术及操作	唇裂修复术	68.57	67.87	0.70	↑
	腮腺肿物切除 + 面神经解剖术	20.41	18.55	1.86	↑
	舌癌扩大切除术 + 颈淋巴清扫术	2.04	4.52	−2.48	↓
	口腔颌面部肿瘤切除整复术	2.45	4.07	−1.62	↓
	牙颌面畸形矫正术:上颌 Le Fort I 型截骨术 + 双侧下颌升支劈开截骨	6.12	3.62	2.50	↑
	放射性粒子组织间植入术	0.00	0.00	0.00	—
	游离腓骨复合组织瓣移植术	0.41	1.36	−0.95	↓

十二、黑 龙 江 省

(一)口腔门诊工作量统计

1. 2017 **年重点病种工作量统计** 在黑龙江省的 89 家医疗机构中,2017 年门诊共治疗 10 个重点病种患者 501 878 人次,按门诊就诊人次排序,排名前 5 位的病种依次为急性牙髓炎、慢性根尖周炎、慢性牙

周炎、牙列缺损、下颌阻生第三磨牙(表 2-63,图 2-23)。

表 2-63　2017 年黑龙江省口腔门诊 10 个重点病种在不同医疗机构中的年平均就诊人次比较

重点病种	三级公立 (33 家)	三级民营 (5 家)	二级公立 (46 家)	二级民营 (5 家)	平均值 (89 家)
急性牙髓炎	1452.15	1420.40	1094.13	304.40	1200.84
慢性根尖周炎	1371.88	1489.40	801.89	310.00	1024.22
慢性牙周炎	1330.39	1266.40	536.91	156.00	850.71
牙列缺损	1170.97	560.40	546.17	358.20	768.08
下颌阻生第三磨牙	755.73	304.00	324.02	73.20	468.88
牙列缺失	427.61	326.80	384.35	69.60	379.47
错𬌗畸形	733.48	40.80	178.74	64.00	370.24
口腔扁平苔藓	602.09	33.00	55.76	12.40	254.62
颞下颌关节紊乱病	452.12	85.80	119.54	42.00	236.61
年轻恒牙牙外伤	142.64	31.20	58.50	9.60	85.42
合计	8439.06	5558.20	4100.02	1399.40	5639.08

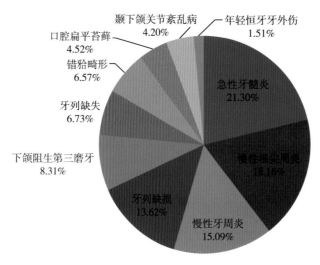

图 2-23　黑龙江省口腔门诊 10 个重点病种患者人次构成比

2. 2017 年重点技术工作量统计　在黑龙江省的 89 家医疗机构中,2017 年门诊 9 个重点技术患者服务总量 436 006 人次,按照门诊就诊人次排序,排名前 5 位的技术依次为根管治疗术、烤瓷冠修复技术、牙周洁治术、阻生牙拔除术、可摘局部义齿修复技术(表 2-64,图 2-24)。

表 2-64　2017 年黑龙江省口腔门诊 9 个重点技术在不同医疗机构中的年平均就诊人次比较

重点病种	三级公立 (33 家)	三级民营 (5 家)	二级公立 (46 家)	二级民营 (5 家)	平均值 (89 家)
根管治疗术	2832.91	1978.00	2022.65	482.40	2234.04
烤瓷冠修复技术	972.24	304.20	551.04	162.60	671.53
牙周洁治术	847.79	336.80	438.22	119.20	566.46
阻生牙拔除术	658.21	286.60	470.13	56.00	506.29

续表

重点病种	三级公立 (33家)	三级民营 (5家)	二级公立 (46家)	二级民营 (5家)	平均值 (89家)
可摘局部义齿修复技术	398.85	231.40	285.07	108.80	314.34
慢性牙周炎系统治疗	498.79	179.80	109.30	26.60	253.03
错𬌗畸形矫治术	455.42	28.00	69.43	5.00	206.61
全口义齿修复技术	193.52	102.00	86.87	16.20	123.29
种植体植入术	57.15	—	4.00	1.60	23.35
合计	6914.88	3446.80	4036.72	978.40	4898.94

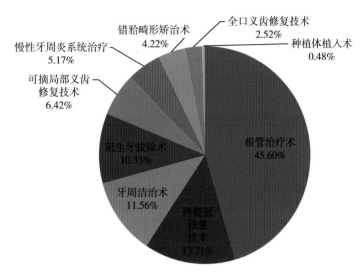

图 2-24　黑龙江省口腔门诊 9 个重点技术患者人次构成比

(二)口腔住院医疗质量数据统计

1. 2017 **年重点病种数据统计**　在黑龙江省的 22 家医疗机构中,2017 年住院共治疗 6 个重点病种患者 2491 例。按照平均出院患者例数排序,排名前 3 位的病种依次为腮腺良性肿瘤、口腔颌面部间隙感染、先天性唇裂。其中口腔颌面部间隙感染平均住院日最长,先天性唇裂平均住院日最短。牙颌面畸形平均住院费用最高,先天性唇裂平均住院费用最低(表 2-65)。

表 2-65　2017 年黑龙江省口腔住院 6 个重点病种的 3 项质控指标年平均值比较

重点病种	平均出院患者例数	平均住院日 / 天	平均住院费用 / 元
腮腺良性肿瘤	61.50	7.78	12 656.44
口腔颌面部间隙感染	18.68	14.37	17 042.23
先天性唇裂	12.82	6.87	4335.81
上颌骨骨折	11.18	12.24	28 021.60
舌癌	5.77	13.16	26 308.17
牙颌面畸形	3.27	10.02	39 247.97

2. 2017 **年重点手术及操作数据统计**　在黑龙江省的 22 家医疗机构中,2017 年住院共治疗 7 个重点手术及操作患者 2289 例。按照平均手术例数排序,排名前 3 位的手术及操作依次为腮腺肿物切除 + 面神经解剖术、口腔颌面部肿瘤切除整复术、唇裂修复术。其中游离腓骨复合组织瓣移植术平均住院日最

长,唇裂修复术平均住院日最短。游离腓骨复合组织瓣移植术平均住院费用最高,唇裂修复术平均住院费用最低(表2-66)。

表2-66　2017年黑龙江省口腔住院7个重点手术及操作的3项质控指标年平均值比较

重点手术及操作	平均手术例数	平均住院日/天	平均住院费用/元
腮腺肿物切除+面神经解剖术	57.91	8.15	12 770.73
口腔颌面部肿瘤切除整复术	27.36	10.63	16 907.77
唇裂修复术	9.86	6.69	3380.46
舌癌扩大切除术+颈淋巴清扫术	5.91	14.51	27 136.31
牙颌面畸形矫正术:上颌 Le Fort I 型截骨术+双侧下颌升支劈开截骨术	1.77	11.58	45 600.00
游离腓骨复合组织瓣移植术	1.14	17.32	47 978.58
放射性粒子组织间植入术	0.09	7.00	42 112.60

(三)2016—2017年医疗质量数据比较(表2-67,表2-68)

表2-67　黑龙江省3家医疗机构口腔门诊重点病种、重点技术在不同年份中的年服务量构成比比较

分类	质控指标	2017年/%	2016年/%	增量/%	变化趋势
门诊重点病种	颞下颌关节紊乱病	1.09	0.96	0.14	↑
	下颌阻生第三磨牙	8.31	8.32	−0.01	↓
	急性牙髓炎	12.68	24.02	−11.34	↓
	慢性根尖周炎	18.91	41.01	−22.10	↓
	慢性牙周炎	10.41	10.10	0.31	↑
	年轻恒牙牙外伤	2.09	0.65	1.44	↑
	口腔扁平苔藓	1.98	5.07	−3.09	↓
	牙列缺损	19.38	8.33	11.05	↑
	牙列缺失	16.16	0.95	15.21	↑
	错𬌗畸形	8.99	0.59	8.39	↑
门诊重点技术	阻生牙拔除术	15.13	13.80	1.33	↑
	根管治疗术	30.15	50.67	−20.53	↓
	牙周洁治术	7.60	12.51	−4.91	↓
	慢性牙周炎系统治疗	3.88	3.27	0.61	↑
	烤瓷冠修复技术	24.76	10.14	14.62	↑
	可摘局部义齿修复技术	12.22	7.73	4.49	↑
	全口义齿修复技术	3.24	0.81	2.43	↑
	错颌畸形矫治术	2.81	0.89	1.93	↑
	种植体植入术	0.23	0.19	0.04	↑

表 2-68　黑龙江省 1 家医疗机构口腔住院重点病种、重点手术及操作在不同年份中的年服务量构成比比较

分类	质控指标	2017 年 /%	2016 年 /%	增量 /%	变化趋势
住院重点病种	先天性唇裂	22.86	16.67	6.19	↑
	腮腺良性肿瘤	42.86	55.56	−12.70	↓
	舌癌	1.43	11.11	−9.68	↓
	牙颌面畸形	0.00	0.00	0.00	—
	上颌骨骨折	1.43	16.67	−15.24	↓
	口腔颌面部间隙感染	31.43	0.00	31.43	↑
住院重点手术及操作	唇裂修复术	36.36	14.29	22.08	↑
	腮腺肿物切除 + 面神经解剖术	61.36	47.62	13.74	↑
	舌癌扩大切除术 + 颈淋巴清扫术	2.27	9.52	−7.25	↓
	口腔颌面部肿瘤切除整复术	0.00	0.00	0.00	—
	牙颌面畸形矫正术：上颌 Le Fort I 型截骨术 + 双侧下颌升支劈开截骨术	0.00	0.00	0.00	—
	放射性粒子组织间植入术	0.00	0.00	0.00	—
	游离腓骨复合组织瓣移植术	0.00	28.57	−28.57	↓

十三、湖 北 省

（一）口腔门诊工作量统计

1. 2017 年重点病种工作量统计　在湖北省的 84 家医疗机构中，2017 年门诊共治疗 10 个重点病种患者 943 480 人次，按门诊就诊人次排序，排名前 5 位的病种依次为慢性根尖周炎、慢性牙周炎、牙列缺损、急性牙髓炎、下颌阻生第三磨牙（表 2-69，图 2-25）。

表 2-69　2017 年湖北省口腔门诊 10 个重点病种在不同医疗机构中的年平均就诊人次比较

重点病种	三级公立（40 家）	二级公立（40 家）	二级民营（4 家）	平均值（84 家）
慢性根尖周炎	3315.93	1163.75	260.00	2145.56
慢性牙周炎	3224.63	861.53	626.50	1975.62
牙列缺损	3324.85	654.68	148.50	1902.08
急性牙髓炎	2511.38	1172.65	428.00	1774.68
下颌阻生第三磨牙	2893.35	550.00	241.75	1651.20
错𬌗畸形	1012.13	191.18	265.50	585.64
牙列缺失	726.60	256.65	168.25	476.23
颞下颌关节紊乱病	722.70	94.60	75.75	392.80
口腔扁平苔藓	315.38	57.78	15.00	178.40
年轻恒牙牙外伤	251.68	56.80	58.75	149.69
合计	18 298.60	5059.60	2288.00	11 231.90

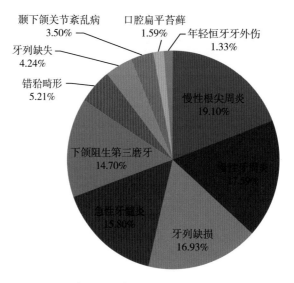

图 2-25 湖北省口腔门诊 10 个重点病种患者人次构成比

2. **2017 年重点技术工作量统计** 在湖北省的 84 家医疗机构中,2017 年门诊 9 个重点技术患者服务总量 951 694 人次,按照门诊就诊人次排序,排名前 5 位的技术依次为根管治疗术、牙周洁治术、烤瓷冠修复技术、阻生牙拔除术、可摘局部义齿修复技术(表 2-70,图 2-26)。

表 2-70 2017 年湖北省口腔门诊 9 个重点技术在不同医疗机构中的年平均就诊人次比较

重点技术	三级公立 (40 家)	二级公立 (40 家)	二级民营 (4 家)	平均值 (84 家)
根管治疗术	6187.83	2750.90	698.25	4289.79
牙周洁治术	3636.50	621.28	923.25	2071.48
烤瓷冠修复技术	2350.45	744.98	149.75	1481.14
阻生牙拔除术	2508.05	494.38	172.00	1437.92
可摘局部义齿修复技术	1295.60	308.13	124.50	769.61
慢性牙周炎系统治疗	931.40	181.00	265.50	542.36
错𬌗畸形矫治术	744.75	141.95	209.00	432.19
全口义齿修复技术	219.63	110.50	108.50	162.37
种植体植入术	267.00	27.68	53.00	142.85
合计	18 141.20	5380.78	2703.75	11 329.69

(二)口腔住院医疗质量数据统计

1. **2017 年重点病种数据统计** 在湖北省的 44 家医疗机构中,2017 年住院共治疗 6 个重点病种患者 4809 例。按照平均出院患者例数排序,排名前 3 位的病种依次为腮腺良性肿瘤、口腔颌面部间隙感染、上颌骨骨折。其中舌癌平均住院日最长,先天性唇裂平均住院日最短。舌癌平均住院费用最高,口腔颌面部间隙感染平均住院费用最低(表 2-71)。

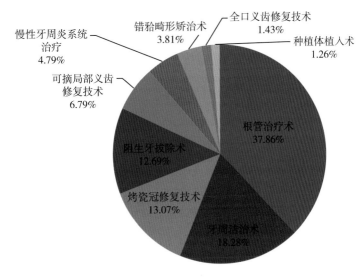

图 2-26　湖北省口腔门诊 9 个重点技术患者人次构成比

表 2-71　2017 年湖北省口腔住院 6 个重点病种的 3 项质控指标年平均值比较

重点病种	平均出院患者例数	平均住院日 / 天	平均住院费用 / 元
腮腺良性肿瘤	40.80	9.75	12 529.17
口腔颌面部间隙感染	26.59	7.99	7373.32
上颌骨骨折	12.86	13.96	19 744.92
牙颌面畸形	10.20	10.32	27 417.01
先天性唇裂	10.09	7.96	9425.50
舌癌	8.75	15.03	40 500.42

2. **2017 年重点手术及操作数据统计**　在湖北省的 44 家医疗机构中,2017 年住院共治疗 7 个重点手术及操作患者 2933 例。按照平均手术例数排序,排名前 3 位的手术及操作依次为腮腺肿物切除 + 面神经解剖术、口腔颌面部肿瘤切除整复术、唇裂修复术。其中放射性粒子组织间植入术平均住院日最长,唇裂修复术平均住院日最短。游离腓骨复合组织瓣移植术平均住院费用最高,唇裂修复术平均住院费用最低(表 2-72)。

表 2-72　2017 年湖北省口腔住院 7 个重点手术及操作的 3 项质控指标年平均值比较

重点手术及操作	平均手术例数	平均住院日 / 天	平均住院费用 / 元
腮腺肿物切除 + 面神经解剖术	37.50	10.15	13 650.31
口腔颌面部肿瘤切除整复术	10.20	14.49	40 062.91
唇裂修复术	9.91	8.13	9667.32
舌癌扩大切除术 + 颈淋巴清扫术	6.11	16.64	52 245.09
牙颌面畸形矫正术:上颌 LeFort I 型截骨术 + 双侧下颌升支劈开截骨术	1.61	11.78	52 729.04
游离腓骨复合组织瓣移植术	0.66	17.34	67 214.73
放射性粒子组织间植入术	0.66	17.76	46 846.32

（三）2016—2017 年医疗质量数据比较（表 2-73，表 2-74）

表 2-73 湖北省 3 家医疗机构口腔门诊重点病种、重点技术在不同年份中的年服务量构成比比较

分类	质控指标	2017 年 /%	2016 年 /%	增量 /%	变化趋势
门诊重点病种	颞下颌关节紊乱病	5.47	4.73	0.74	↑
	下颌阻生第三磨牙	20.54	11.03	9.51	↑
	急性牙髓炎	3.97	8.18	−4.22	↓
	慢性根尖周炎	17.10	14.83	2.27	↑
	慢性牙周炎	21.49	11.83	9.66	↑
	年轻恒牙牙外伤	0.27	0.85	−0.58	↓
	口腔扁平苔藓	2.02	1.82	0.20	↑
	牙列缺损	22.80	7.81	14.99	↑
	牙列缺失	1.66	1.97	−0.31	↓
	错𬌗畸形	4.68	36.94	−32.26	↓
门诊重点技术	阻生牙拔除术	11.70	15.93	−4.22	↓
	根管治疗术	31.99	25.84	6.15	↑
	牙周洁治术	24.13	7.87	16.26	↑
	慢性牙周炎系统治疗	4.45	5.89	−1.44	↓
	烤瓷冠修复技术	13.21	6.24	6.97	↑
	可摘局部义齿修复技术	8.93	4.68	4.24	↑
	全口义齿修复技术	0.85	0.85	0.00	—
	错𬌗畸形矫治术	3.00	30.76	−27.76	↓
	种植体植入术	1.74	1.95	−0.21	↓

表 2-74 湖北省 2 家医疗机构口腔住院重点病种、重点手术及操作在不同年份中的年服务量构成比比较

分类	质控指标	2017 年 /%	2016 年 /%	增量 /%	变化趋势
住院重点病种	先天性唇裂	30.32	37.24	−6.91	↓
	腮腺良性肿瘤	11.40	11.26	0.14	↑
	舌癌	13.78	12.91	0.86	↑
	牙颌面畸形	32.78	28.60	4.18	↑
	上颌骨骨折	4.20	3.83	0.37	↑
	口腔颌面部间隙感染	7.52	6.16	1.37	↑
住院重点手术及操作	唇裂修复术	40.00	76.88	−36.88	↓
	腮腺肿物切除 + 面神经解剖术	9.27	1.53	7.74	↑
	舌癌扩大切除术 + 颈淋巴清扫术	13.54	2.45	11.09	↑
	口腔颌面部肿瘤切除整复术	26.98	3.98	23.00	↑
	牙颌面畸形矫正术：上颌 Le Fort I 型截骨术 + 双侧下颌升支劈开截骨术	7.19	9.65	−2.46	↓
	放射性粒子组织间植入术	1.67	1.84	−0.17	↓
	游离腓骨复合组织瓣移植术	1.35	3.68	−2.32	↓

十四、湖 南 省

(一)口腔门诊工作量统计

1. 2017年重点病种工作量统计 在湖南省的66家医疗机构中,2017年门诊共治疗10个重点病种患者792 515人次,按门诊就诊人次排序,排名前5位的病种依次为急性牙髓炎、慢性牙周炎、慢性根尖周炎、错殆畸形、牙列缺损(表2-75,图2-27)。

表2-75 2017年湖南省口腔门诊10个重点病种在不同医疗机构中的年平均就诊人次比较

重点病种	三级公立 (26家)	三级民营 (1家)	二级公立 (32家)	二级民营 (7家)	平均值 (66家)
急性牙髓炎	3863.04	400.00	1738.81	477.00	2421.52
慢性牙周炎	4850.38	732.00	637.44	458.43	2279.53
慢性根尖周炎	3228.38	1714.00	1257.09	484.57	1958.65
错殆畸形	4327.81	293.00	405.50	250.71	1932.53
牙列缺损	2239.92	129.00	877.94	419.29	1354.48
下颌阻生第三磨牙	2529.19	1837.00	445.97	340.43	1276.52
牙列缺失	493.92	82.00	291.13	377.86	377.05
年轻恒牙牙外伤	290.35	263.00	49.19	21.57	144.50
颞下颌关节紊乱病	258.38	162.00	45.03	66.71	133.15
口腔扁平苔藓	290.12	1.00	27.81	19.71	129.88
合计	22 371.50	5613.00	5775.91	2916.29	12 007.80

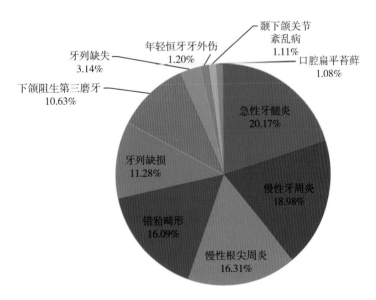

图2-27 湖南省口腔门诊10个重点病种患者人次构成比

2. **2017 年重点技术工作量统计**　在湖南省的 66 家医疗机构中,2017 年门诊 9 个重点技术患者服务总量 675 168 人次,按照门诊就诊人次排序,排名前 5 位的技术依次为根管治疗术、牙周洁治术、错𬌗畸形矫治术、慢性牙周炎系统治疗、烤瓷冠修复技术(表 2-76,图 2-28)。

表 2-76　湖南省口腔门诊 9 个重点技术在不同医疗机构中的年平均就诊人次比较

重点技术	三级公立 (26 家)	三级民营 (1 家)	二级公立 (32 家)	二级民营 (7 家)	平均值 (66 家)
根管治疗术	4080.92	2130.00	1892.03	582.57	2619.05
牙周洁治术	4258.12	1450.00	398.59	474.71	1943.02
错𬌗畸形矫治术	3412.12	53.00	74.09	52.29	1386.44
慢性牙周炎系统治疗	3053.31	596.00	99.59	291.43	1291.05
烤瓷冠修复技术	1356.50	195.00	1237.13	377.43	1177.18
阻生牙拔除术	2321.08	630.00	382.09	316.29	1142.71
可摘局部义齿修复技术	576.81	21.00	494.13	121.86	480.05
全口义齿修复技术	188.50	1.00	46.81	107.29	108.35
种植体植入术	173.12	17.00	7.69	92.43	81.98
合计	19 420.46	5093.00	4632.16	2416.29	10 229.82

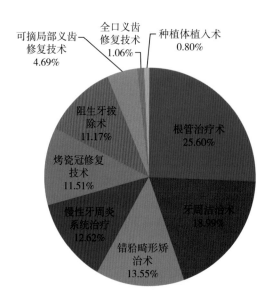

图 2-28　湖南省口腔门诊 9 个重点技术患者人次构成比

(二)口腔住院医疗质量数据统计

1. **2017 年重点病种数据统计**　在湖南省的 31 家医疗机构中,2017 年住院共治疗 6 个重点病种患者 2833 例。按照平均出院患者例数排序,排名前 3 位的病种依次为口腔颌面部间隙感染、腮腺良性肿瘤、舌癌。其中舌癌平均住院日最长,先天性唇裂平均住院日最短。舌癌平均住院费用最高,口腔颌面部间隙感染平均住院费用最低(表 2-77)。

表 2-77 2017 年湖南省口腔住院 6 个重点病种的 3 项质控指标年平均值比较

重点病种	平均出院患者例数	平均住院日 / 天	平均住院费用 / 元
口腔颌面部间隙感染	24.90	8.15	5022.84
腮腺良性肿瘤	21.29	8.85	11 577.22
舌癌	20.61	15.39	56 801.37
上颌骨骨折	11.87	13.28	22 050.70
先天性唇裂	8.61	5.12	7515.17
牙颌面畸形	4.10	6.00	7130.39

2. 2017 年重点手术及操作数据统计 在湖南省的 31 家医疗机构中,2017 年住院共治疗 7 个重点手术及操作患者 1867 例。按照平均手术例数排序,排名前 3 位的手术及操作依次为腮腺肿物切除 + 面神经解剖术、舌癌扩大切除术 + 颈淋巴清扫术、口腔颌面部肿瘤切除整复术。其中舌癌扩大切除术 + 颈淋巴清扫术平均住院日最长,放射性粒子组织间植入术平均住院日最短。游离腓骨复合组织瓣移植术平均住院费用最高,唇裂修复术平均住院费用最低(表 2-78)。

表 2-78 2017 年湖南省口腔住院 7 个重点手术及操作的 3 项质控指标年平均值比较

重点手术及操作	平均手术例数	平均住院日 / 天	平均住院费用 / 元
腮腺肿物切除 + 面神经解剖术	25.00	9.07	16 151.83
舌癌扩大切除术 + 颈淋巴清扫术	17.71	15.70	62 086.15
口腔颌面部肿瘤切除整复术	9.97	12.09	27 411.32
唇裂修复术	5.84	5.03	7014.83
游离腓骨复合组织瓣移植术	1.16	13.58	75 125.77
牙颌面畸形矫正术:上颌 Le Fort I 型截骨术 + 双侧下颌升支劈开截骨术	0.39	11.00	33 819.40
放射性粒子组织间植入术	0.16	5.00	32 000.00

(三) 2016—2017 年医疗质量数据比较(表 2-79,表 2-80)

表 2-79 湖南省 4 家医疗机构口腔门诊重点病种、重点技术在不同年份中的年服务量构成比比较

分类	质控指标	2017 年 /%	2016 年 /%	增量 /%	变化趋势
门诊重点病种	颞下颌关节紊乱病	0.33	0.20	0.13	↑
	下颌阻生第三磨牙	9.97	8.44	1.53	↑
	急性牙髓炎	17.97	15.73	2.24	↑
	慢性根尖周炎	11.32	13.22	−1.90	↓
	慢性牙周炎	23.57	20.21	3.35	↑
	年轻恒牙牙外伤	0.73	0.83	−0.10	↓
	口腔扁平苔藓	0.09	0.18	−0.08	↓
	牙列缺损	9.59	16.03	−6.44	↓
	牙列缺失	1.55	2.22	−0.66	↓
	错𬌗畸形	24.89	22.96	1.93	↑

续表

分类	质控指标	2017 年 /%	2016 年 /%	增量 /%	变化趋势
门诊重点技术	阻生牙拔除术	11.04	8.10	2.94	↑
	根管治疗术	8.12	28.91	−20.80	↓
	牙周洁治术	25.94	18.87	7.07	↑
	慢性牙周炎系统治疗	25.14	17.41	7.74	↑
	烤瓷冠修复技术	1.24	3.30	−2.05	↓
	可摘局部义齿修复技术	0.60	0.95	−0.35	↓
	全口义齿修复技术	0.56	0.16	0.39	↑
	错𬌗畸形矫治术	26.40	21.30	5.10	↑
	种植体植入术	0.96	1.00	−0.04	↓

表 2-80 湖南省 1 家医疗机构口腔住院重点病种、重点手术及操作在不同年份中的年服务量构成比比较

分类	质控指标	2017 年 /%	2016 年 /%	增量 /%	变化趋势
住院重点病种	先天性唇裂	11.11	0.00	11.11	↑
	腮腺良性肿瘤	0.00	85.19	−85.19	↓
	舌癌	0.00	0.00	0.00	—
	牙颌面畸形	27.78	4.44	23.33	↑
	上颌骨骨折	0.00	5.19	−5.19	↓
	口腔颌面部间隙感染	61.11	5.19	55.93	↑
住院重点手术及操作	唇裂修复术	20.00	0.00	20.00	↑
	腮腺肿物切除 + 面神经解剖术	0.00	46.15	−46.15	↓
	舌癌扩大切除术 + 颈淋巴清扫术	0.00	0.00	0.00	—
	口腔颌面部肿瘤切除整复术	46.67	15.38	31.28	↑
	牙颌面畸形矫正术:上颌 Le Fort I 型截骨术 + 双侧下颌升支劈开截骨术	33.33	38.46	−5.13	↓
	放射性粒子组织间植入术	0.00	0.00	0.00	—
	游离腓骨复合组织瓣移植术	0.00	0.00	0.00	—

十五、吉 林 省

(一)口腔门诊工作量统计

1. 2017 年重点病种工作量统计 在吉林省的 44 家医疗机构中,2017 年门诊共治疗 10 个重点病种患者 425 183 人次,按门诊就诊人次排序,排名前 5 位的病种依次为慢性根尖周炎、错𬌗畸形、急性牙髓炎、慢性牙周炎、牙列缺损(表 2-81,图 2-29)。

表2-81 2017年吉林省口腔门诊10个重点病种在不同医疗机构中的年平均就诊人次比较

重点病种	三级公立 （17家）	三级民营 （1家）	二级公立 （22家）	二级民营 （4家）	平均值 （44家）
慢性根尖周炎	3639.71	15 020.00	433.68	282.50	1990.14
错𬌗畸形	3280.82	15 325.00	53.23	115.25	1652.98
急性牙髓炎	3573.41	993.00	402.91	181.50	1621.16
慢性牙周炎	2902.82	9322.00	471.23	516.00	1615.93
牙列缺损	1294.71	19 060.00	502.55	176.50	1200.73
口腔扁平苔藓	1450.53	—	34.41	138.75	590.25
下颌阻生第三磨牙	696.06	1670.00	190.23	147.75	415.43
牙列缺失	599.35	603.00	172.23	395.50	367.34
颞下颌关节紊乱病	336.35	507.00	28.41	18.75	157.39
年轻恒牙牙外伤	97.29	53.00	19.91	34.75	51.91
合计	17 871.06	62 553.00	2308.77	2007.25	9663.25

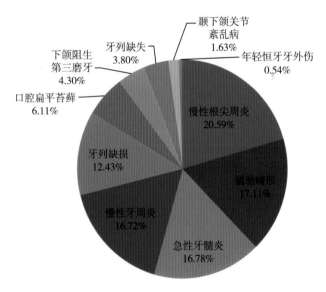

图2-29 吉林省口腔门诊10个重点病种患者人次构成比

2. 2017年重点技术工作量统计 在吉林省的44家医疗机构中，2017年门诊9个重点技术患者服务总量221 530人次，按照门诊就诊人次排序，排名前5位的技术依次为根管治疗术、烤瓷冠修复技术、牙周洁治术、阻生牙拔除术、错𬌗畸形矫治术（表2-82，图2-30）。

表2-82 2017年吉林省口腔门诊9个重点技术在不同医疗机构中的年平均就诊人次比较

重点技术	三级公立 （17家）	三级民营 （1家）	二级公立 （22家）	二级民营 （4家）	平均值 （44家）
根管治疗术	2079.06	3320.00	825.41	337.25	1322.09
烤瓷冠修复技术	916.59	24 632.00	190.18	180.25	1025.43
牙周洁治术	1426.76	8310.00	310.00	474.50	938.25
阻生牙拔除术	899.12	1802.00	230.18	162.00	518.16
错𬌗畸形矫治术	286.82	15 325.00	34.05	80.50	483.45

续表

重点技术	三级公立 （17 家）	三级民营 （1 家）	二级公立 （22 家）	二级民营 （4 家）	平均值 （44 家）
可摘局部义齿修复技术	595.94	862.00	110.55	140.50	317.89
慢性牙周炎系统治疗	325.53	964.00	127.64	121.25	222.52
全口义齿修复技术	234.00	451.00	45.09	59.25	128.59
种植体植入术	164.12	462.00	7.05	10.50	78.39
合计	6927.94	56 128.00	1880.14	1566.00	5034.77

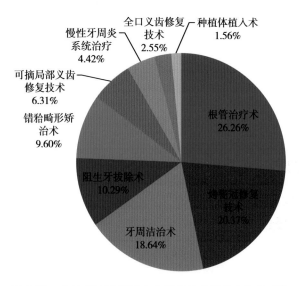

图 2-30　吉林省口腔门诊 9 个重点技术患者人次构成比

（二）口腔住院医疗质量数据统计

1. 2017 年重点病种数据统计　在吉林省的 15 家医疗机构中，2017 年住院共治疗 6 个重点病种患者 838 例。按照平均出院患者例数排序，排名前 3 位的病种依次为腮腺良性肿瘤、口腔颌面部间隙感染、上颌骨骨折。其中舌癌平均住院日最长，先天性唇裂平均住院日最短。牙颌面畸形平均住院费用最高，先天性唇裂平均住院费用最低（表 2-83）。

表 2-83　2017 年吉林省口腔住院 6 个重点病种的 3 项质控指标年平均值比较

重点病种	平均出院患者例数	平均住院日 / 天	平均住院费用 / 元
腮腺良性肿瘤	28.27	7.80	8500.95
口腔颌面部间隙感染	11.87	8.60	6492.14
上颌骨骨折	7.00	10.47	18 929.56
舌癌	3.47	14.08	18 140.40
先天性唇裂	2.67	7.73	5909.81
牙颌面畸形	2.60	8.27	33 565.77

2. 2017 年重点手术及操作数据统计　在吉林省的 15 家医疗机构中，2017 年住院共治疗 7 个重点手术及操作患者 880 例。按照平均手术例数排序，排名前 3 位的手术及操作依次为腮腺肿物切除＋面神经解剖术、口腔颌面部肿瘤切除整复术、舌癌扩大切除术＋颈淋巴清扫术。其中舌癌扩大切除术＋颈淋

巴清扫术平均住院日最长,腮腺肿物切除+面神经解剖术平均住院日最短。牙颌面畸形矫正术:上颌 Le Fort I 型截骨术+双侧下颌升支劈开截骨术平均住院费用最高,唇裂修复术平均住院费用最低(表 2-84)。

表 2-84 2017 年吉林省口腔住院 7 个重点手术及操作的 3 项质控指标年平均值比较

重点手术及操作	平均手术例数	平均住院日/天	平均住院费用/元
腮腺肿物切除+面神经解剖术	46.07	8.71	10 833.50
口腔颌面部肿瘤切除整复术	6.33	20.19	41 851.41
舌癌扩大切除术+颈淋巴清扫术	3.07	23.13	42 849.35
唇裂修复术	1.87	10.07	8134.54
牙颌面畸形矫正术:上颌 Le Fort I 型截骨术+双侧下颌升支劈开截骨术	0.93	13.64	44 028.24
游离腓骨复合组织瓣移植术	0.40	21.33	33 940.98
放射性粒子组织间植入术	—	—	—

(三)2016—2017 年医疗质量数据比较(表 2-85,表 2-86)

表 2-85 吉林省 4 家医疗机构口腔门诊重点病种、重点技术在不同年份中的年服务量构成比比较

分类	质控指标	2017 年/%	2016 年/%	增量/%	变化趋势
门诊重点病种	颞下颌关节紊乱病	0.29	0.58	−0.28	↓
	下颌阻生第三磨牙	1.37	15.63	−14.26	↓
	急性牙髓炎	18.14	9.96	8.17	↑
	慢性根尖周炎	21.68	18.10	3.58	↑
	慢性牙周炎	16.22	9.72	6.50	↑
	年轻恒牙牙外伤	0.06	0.11	−0.04	↓
	口腔扁平苔藓	3.13	0.28	2.85	↑
	牙列缺损	11.85	5.92	5.93	↑
	牙列缺失	0.53	2.09	−1.56	↓
	错𬌗畸形	26.72	37.61	−10.88	↓
门诊重点技术	阻生牙拔除术	3.47	11.95	−8.48	↓
	根管治疗术	15.37	34.73	−19.36	↓
	牙周洁治术	22.51	22.02	0.48	↑
	慢性牙周炎系统治疗	3.44	8.35	−4.91	↓
	烤瓷冠修复技术	29.46	8.29	21.17	↑
	可摘局部义齿修复技术	3.81	3.22	0.59	↑
	全口义齿修复技术	1.57	0.35	1.22	↑
	错𬌗畸形矫治术	17.66	8.69	8.97	↑
	种植体植入术	2.72	2.40	0.32	↑

表 2-86　吉林省 3 家医疗机构口腔住院重点病种、重点手术及操作在不同年份中的年服务量构成比比较

分类	质控指标	2017 年 /%	2016 年 /%	增量 /%	变化趋势
住院重点病种	先天性唇裂	11.33	11.85	−0.51	↓
	腮腺良性肿瘤	40.51	35.81	4.70	↑
	舌癌	12.46	12.12	0.34	↑
	牙颌面畸形	7.08	15.43	−8.34	↓
	上颌骨骨折	13.88	10.74	3.14	↑
	口腔颌面部间隙感染	14.73	14.05	0.68	↑
住院重点手术及操作	唇裂修复术	4.19	5.65	−1.47	↓
	腮腺肿物切除 + 面神经解剖术	73.69	42.23	31.47	↑
	舌癌扩大切除术 + 颈淋巴清扫术	6.58	9.36	−2.79	↓
	口腔颌面部肿瘤切除整复术	12.56	21.20	−8.65	↓
	牙颌面畸形矫正术：上颌 Le Fort I 型截骨术 + 双侧下颌升支劈开截骨术	2.09	11.31	−9.21	↓
	放射性粒子组织间植入术	0.00	0.00	0.00	—
	游离腓骨复合组织瓣移植术	0.90	10.25	−9.35	↓

十六、江　苏　省

（一）口腔门诊工作量统计

1. **2017 年重点病种工作量统计**　在江苏省的 126 家医疗机构中，2017 年门诊共治疗 10 个重点病种患者 1 961 431 人次，按门诊就诊人次排序，排名前 5 位的病种依次为慢性牙周炎、慢性根尖周炎、急性牙髓炎、牙列缺损、下颌阻生第三磨牙（表 2-87，图 2-31）。

表 2-87　2017 年江苏省口腔门诊 10 个重点病种在不同医疗机构中的年平均就诊人次比较

重点病种	三级公立（37 家）	三级民营（5 家）	二级公立（55 家）	二级民营（29 家）	平均值（126 家）
慢性牙周炎	7421.19	1551.00	1852.05	940.66	3265.72
慢性根尖周炎	5199.19	5561.40	2041.09	720.14	2804.13
急性牙髓炎	4777.76	4601.40	2164.89	797.76	2714.19
牙列缺损	3929.41	2218.00	1474.78	1016.76	2119.66
下颌阻生第三磨牙	4588.19	2840.40	1160.00	566.41	2096.75
错𬌗畸形	2351.16	684.40	1164.56	211.55	1274.61
牙列缺失	838.16	449.00	269.76	700.79	542.99
口腔扁平苔藓	671.65	120.40	176.53	46.90	289.86
颞下颌关节紊乱病	641.54	308.00	154.98	92.07	289.45
年轻恒牙牙外伤	322.57	193.80	112.04	79.17	169.54
合计	30 740.81	18 527.80	10 570.69	5172.21	15 566.91

2. **2017 年重点技术工作量统计**　在江苏省的 126 家医疗机构中，2017 年门诊 9 个重点技术患者服务总量 1 769 685 人次，按照门诊就诊人次排序，排名前 5 位的技术依次为根管治疗术、牙周洁治术、阻生牙拔除术、烤瓷冠修复技术、慢性牙周炎系统治疗（表 2-88，图 2-32）。

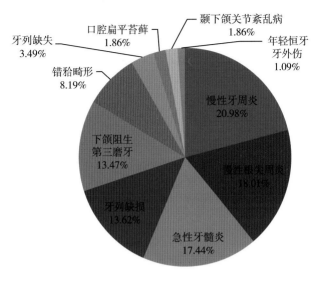

图 2-31 江苏省口腔门诊 10 个重点病种患者人次构成比

表 2-88 2017 年江苏省口腔门诊 9 个重点技术在不同医疗机构中的年平均就诊人次比较

重点技术	三级公立 （37 家）	三级民营 （5 家）	二级公立 （55 家）	二级民营 （29 家）	平均值 （126 家）
根管治疗术	9585.70	6708.80	4074.20	1710.83	5253.25
牙周洁治术	4597.19	2744.00	1352.96	965.24	2271.60
阻生牙拔除术	4315.95	2019.60	1402.76	562.31	2089.26
烤瓷冠修复技术	2226.84	2464.80	1143.24	904.17	1458.86
慢性牙周炎系统治疗	2238.24	670.80	577.84	328.31	1011.67
可摘局部义齿修复技术	1329.16	467.40	657.55	391.69	786.03
错𬌗畸形矫治术	1468.03	176.20	632.00	63.86	728.65
种植体植入术	384.49	127.00	108.04	328.10	240.62
全口义齿修复技术	401.11	94.40	131.65	113.72	205.17
合计	26 546.70	15 473.00	10 080.24	5368.24	14 045.12

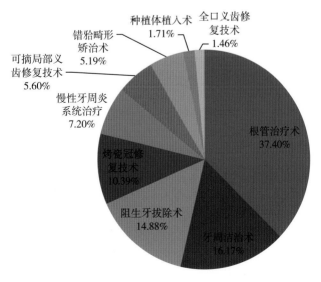

图 2-32 江苏省口腔门诊 9 个重点技术患者人次构成比

（二）口腔住院医疗质量数据统计

1. 2017年重点病种数据统计 在江苏省的70家医疗机构中,2017年住院共治疗6个重点病种患者4720例。按照平均出院患者例数排序,排名前3位的病种依次为腮腺良性肿瘤、口腔颌面部间隙感染、上颌骨骨折。其中舌癌平均住院日最长,先天性唇裂平均住院日最短。牙颌面畸形平均住院费用最高,先天性唇裂平均住院费用最低(表2-89)。

表2-89 2017年江苏省口腔住院6个重点病种的3项质控指标年平均值比较

重点病种	平均出院患者例数	平均住院日 / 天	平均住院费用 / 元
腮腺良性肿瘤	28.29	8.55	13 253.06
口腔颌面部间隙感染	14.87	8.23	8621.47
上颌骨骨折	11.74	10.62	22 401.47
舌癌	6.49	14.36	25 932.25
牙颌面畸形	4.66	9.13	32 608.80
先天性唇裂	1.39	7.65	7956.04

2. 2017年重点手术及操作数据统计 在江苏省的70家医疗机构中,2017年住院共治疗7个重点手术及操作患者3711例。按照平均手术例数排序,排名前3位的手术及操作依次为腮腺肿物切除＋面神经解剖术、口腔颌面部肿瘤切除整复术、舌癌扩大切除术＋颈淋巴清扫术。其中游离腓骨复合组织瓣移植术平均住院日最长,唇裂修复术平均住院日最短。游离腓骨复合组织瓣移植术平均住院费用最高,唇裂修复术平均住院费用最低(表2-90)。

表2-90 2017年江苏省口腔住院7个重点手术及操作的3项质控指标年平均值比较

重点手术及操作	平均手术例数	平均住院日 / 天	平均住院费用 / 元
腮腺肿物切除＋面神经解剖术	37.44	9.29	15 076.14
口腔颌面部肿瘤切除整复术	6.64	16.94	39 265.79
舌癌扩大切除术＋颈淋巴清扫术	4.39	16.88	41 991.03
唇裂修复术	1.77	8.36	8919.11
牙颌面畸形矫正术:上颌 Le Fort I 型截骨术＋双侧下颌升支劈开截骨术	1.57	9.69	56 561.16
游离腓骨复合组织瓣移植术	0.73	23.69	70 361.91
放射性粒子组织间植入术	0.47	10.27	34 253.28

（三）2016—2017年医疗质量数据比较(表2-91,表2-92)

表2-91 江苏省10家医疗机构口腔门诊重点病种、重点技术在不同年份中的年服务量构成比比较

分类	质控指标	2017 年 /%	2016 年 /%	增量 /%	变化趋势
门诊重点病种	颞下颌关节紊乱病	0.80	1.18	−0.38	↓
	下颌阻生第三磨牙	14.73	14.32	0.40	↑
	急性牙髓炎	13.54	8.11	5.43	↑
	慢性根尖周炎	14.04	14.26	−0.23	↓

续表

分类	质控指标	2017 年 /%	2016 年 /%	增量 /%	变化趋势
门诊重点技术	慢性牙周炎	27.79	21.63	6.16	↑
	年轻恒牙牙外伤	0.50	0.43	0.07	↑
	口腔扁平苔藓	2.16	2.75	−0.59	↓
	牙列缺损	9.96	11.19	−1.23	↓
	牙列缺失	3.74	1.95	1.79	↑
	错𬌗畸形	12.74	24.17	−11.42	↓
	阻生牙拔除术	17.12	15.98	1.14	↑
	根管治疗术	32.52	24.58	7.94	↑
	牙周洁治术	18.73	12.74	5.99	↑
	慢性牙周炎系统治疗	9.85	10.64	−0.79	↓
	烤瓷冠修复技术	6.98	6.79	0.19	↑
	可摘局部义齿修复技术	4.24	9.37	−5.13	↓
	全口义齿修复技术	1.14	1.01	0.12	↑
	错𬌗畸形矫治术	6.74	17.53	−10.79	↓
	种植体植入术	2.70	1.36	1.33	↑

表 2-92 江苏省 7 家医疗机构口腔住院重点病种、重点手术及操作在不同年份中的年服务量构成比比较

分类	质控指标	2017 年 /%	2016 年 /%	增量 /%	变化趋势
住院重点病种	先天性唇裂	2.74	4.90	−2.16	↓
	腮腺良性肿瘤	38.94	33.93	5.01	↑
	舌癌	16.36	20.02	−3.66	↓
	牙颌面畸形	20.66	19.52	1.14	↑
	上颌骨骨折	8.14	7.91	0.23	↑
	口腔颌面部间隙感染	13.16	13.71	−0.55	↓
住院重点手术及操作	唇裂修复术	3.27	4.59	−1.32	↓
	腮腺肿物切除 + 面神经解剖术	46.29	34.68	11.61	↑
	舌癌扩大切除术 + 颈淋巴清扫术	12.99	13.69	−0.69	↓
	口腔颌面部肿瘤切除整复术	22.52	32.35	−9.83	↓
	牙颌面畸形矫正术：上颌 Le Fort I 型截骨术 + 双侧下颌升支劈开截骨术	10.01	11.74	−1.73	↓
	放射性粒子组织间植入术	0.00	0.00	0.00	—
	游离腓骨复合组织瓣移植术	4.91	2.95	1.95	↑

十七、江 西 省

(一)口腔门诊工作量统计

1. 2017 年重点病种工作量统计 在江西省的 74 家医疗机构中,2017 年门诊共治疗 10 个重点病种患者 448 331 人次,按门诊就诊人次排序,排名前 5 位的病种依次为慢性根尖周炎、慢性牙周炎、急性牙髓炎、下颌阻生第三磨牙、牙列缺损(表 2-93,图 2-33)。

表 2-93 2017 年江西省口腔门诊 10 个重点病种在不同医疗机构中的年平均就诊人次比较

重点病种	三级公立 (20 家)	二级公立 (48 家)	二级民营 (6 家)	平均值 (74 家)
慢性根尖周炎	2639.90	810.48	127.50	1249.54
慢性牙周炎	2509.90	580.96	496.33	1095.43
急性牙髓炎	1438.95	1047.48	209.67	1085.35
下颌阻生第三磨牙	2011.20	440.17	439.00	864.68
牙列缺损	1515.05	576.06	693.67	839.38
错殆畸形	1055.15	137.10	508.50	415.34
牙列缺失	400.35	152.71	243.00	226.96
颞下颌关节紊乱病	277.80	60.40	11.50	115.19
年轻恒牙牙外伤	188.35	53.85	26.33	87.97
口腔扁平苔藓	181.65	44.29	10.67	78.69
合计	12 218.30	3903.50	2766.17	6058.53

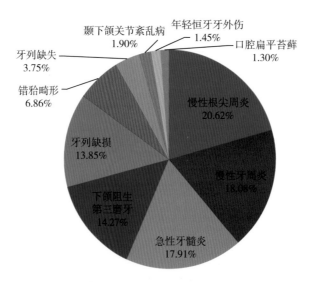

图 2-33 江西省口腔门诊 10 个重点病种患者人次构成比

2. 2017 年重点技术工作量统计　在江西省的 74 家医疗机构中,2017 年门诊 9 个重点技术患者服务总量 417 116 人次,按照门诊就诊人次排序,排名前 5 位的技术依次为根管治疗术、牙周洁治术、阻生牙拔除术、烤瓷冠修复技术、可摘局部义齿修复技术(表 2-94,图 2-34)。

表 2-94　2017 年江西省口腔门诊 9 个重点技术在不同医疗机构中的年平均就诊人次比较

重点技术	三级公立 (20 家)	二级公立 (48 家)	二级民营 (6 家)	平均值 (74 家)
根管治疗术	3657.85	1434.19	425.17	1953.36
牙周洁治术	2681.30	411.69	1009.67	1073.58
阻生牙拔除术	2208.95	342.96	341.67	847.18
烤瓷冠修复技术	1434.60	504.08	487.00	754.19
可摘局部义齿修复技术	604.75	278.27	245.67	363.86
慢性牙周炎系统治疗	663.35	123.44	129.33	269.84
错殆畸形矫治术	545.35	79.10	98.00	206.65
全口义齿修复技术	190.75	56.21	153.17	100.43
种植体植入术	181.40	8.92	157.83	67.61
合计	12 168.30	3238.85	3047.50	5636.70

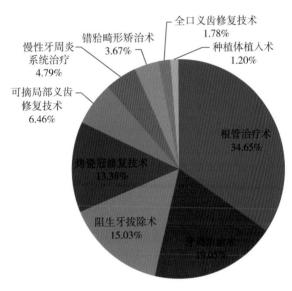

图 2-34　江西省口腔门诊 9 个重点技术患者人次构成比

(二)口腔住院医疗质量数据统计

1. 2017 年重点病种数据统计　在江西省的 29 家医疗机构中,2017 年住院共治疗 6 个重点病种患者 1536 例。按照平均出院患者例数排序,排名前 3 位的病种依次为腮腺良性肿瘤、上颌骨骨折、口腔颌面部间隙感染。其中舌癌平均住院日最长,口腔颌面部间隙感染平均住院日最短。舌癌平均住院费用最高,口腔颌面部间隙感染平均住院费用最低(表 2-95)。

表 2-95 2017 年江西省口腔住院 6 个重点病种的 3 项质控指标年平均值比较

重点病种	平均出院患者例数	平均住院日/天	平均住院费用/元
腮腺良性肿瘤	18.07	8.50	11 278.24
上颌骨骨折	14.48	10.75	16 922.06
口腔颌面部间隙感染	9.86	7.65	6499.35
先天性唇裂	5.48	7.76	6647.35
舌癌	3.83	15.11	29 765.67
牙颌面畸形	1.24	12.82	26 075.14

2. 2017 年重点手术及操作数据统计 在江西省的 29 家医疗机构中,2017 年住院共治疗 7 个重点手术及操作患者 1366 例。按照平均手术例数排序,排名前 3 位的手术及操作依次为口腔颌面部肿瘤切除整复术、腮腺肿物切除 + 面神经解剖术、唇裂修复术。其中放射性粒子组织间植入术平均住院日最长,唇裂修复术平均住院日最短。放射性粒子组织间植入术平均住院费用最高,唇裂修复术平均住院费用最低(表 2-96)。

表 2-96 2017 年江西省口腔住院 7 个重点手术及操作的 3 项质控指标年平均值比较

重点手术及操作	平均手术例数	平均住院日/天	平均住院费用/元
口腔颌面部肿瘤切除整复术	18.79	9.23	16 536.63
腮腺肿物切除 + 面神经解剖术	18.38	9.60	13 768.78
唇裂修复术	5.62	7.88	6534.99
舌癌扩大切除术 + 颈淋巴清扫术	2.83	16.57	32 581.11
游离腓骨复合组织瓣移植术	1.14	19.12	57 320.08
放射性粒子组织间植入术	0.21	21.00	59 632.00
牙颌面畸形矫正术:上颌 Le Fort I 型截骨术 + 双侧下颌升支劈开截骨术	0.14	13.25	35 336.25

(三)2016—2017 年医疗质量数据比较(表 2-97,表 2-98)

表 2-97 江西省 1 家医疗机构口腔门诊重点病种、重点技术在不同年份中的年服务量构成比比较

分类	质控指标	2017 年/%	2016 年/%	增量/%	变化趋势
门诊重点病种	颞下颌关节紊乱病	0.06	0.75	−0.68	↓
	下颌阻生第三磨牙	24.20	19.55	4.65	↑
	急性牙髓炎	1.87	4.12	−2.25	↓
	慢性根尖周炎	25.72	10.00	15.72	↑
	慢性牙周炎	20.99	8.94	12.05	↑
	年轻恒牙牙外伤	0.00	1.35	−1.35	↓
	口腔扁平苔藓	0.59	1.87	−1.28	↓
	牙列缺损	9.55	14.63	−5.08	↓
	牙列缺失	1.27	2.87	−1.60	↓
	错𬌗畸形	15.75	35.92	−20.17	↓

分类	质控指标	2017 年 /%	2016 年 /%	增量 /%	变化趋势
门诊重点技术	阻生牙拔除术	45.09	21.71	23.38	↑
	根管治疗术	35.67	23.44	12.22	↑
	牙周洁治术	8.87	6.58	2.29	↑
	慢性牙周炎系统治疗	0.00	2.82	−2.82	↓
	烤瓷冠修复技术	0.00	8.40	−8.40	↓
	可摘局部义齿修复技术	0.00	5.31	−5.31	↓
	全口义齿修复技术	0.00	2.30	−2.30	↓
	错𬌗畸形矫治术	8.62	27.98	−19.36	↓
	种植体植入术	1.75	1.46	0.29	↑

表 2-98　江西省 1 家医疗机构口腔住院重点病种、重点手术及操作在不同年份中的年服务量构成比比较

分类	质控指标	2017 年 /%	2016 年 /%	增量 /%	变化趋势
住院重点病种	先天性唇裂	7.79	20.62	−12.83	↓
	腮腺良性肿瘤	14.75	5.15	9.60	↑
	舌癌	4.51	20.62	−16.11	↓
	牙颌面畸形	4.51	18.56	−14.05	↓
	上颌骨骨折	60.66	22.68	37.98	↑
	口腔颌面部间隙感染	7.79	12.37	−4.58	↓
住院重点手术及操作	唇裂修复术	6.57	10.71	−4.15	↓
	腮腺肿物切除＋面神经解剖术	9.09	13.27	−4.17	↓
	舌癌扩大切除术＋颈淋巴清扫术	2.78	6.63	−3.85	↓
	口腔颌面部肿瘤切除整复术	81.31	64.29	17.03	↑
	牙颌面畸形矫正术：上颌 Le Fort I 型截骨术＋双侧下颌升支劈开截骨术	0.00	5.10	−5.10	↓
	放射性粒子组织间植入术	0.00	0.00	0.00	—
	游离腓骨复合组织瓣移植术	0.25	0.00	0.25	↑

十八、辽宁省

（一）口腔门诊工作量统计

1. **2017 年重点病种工作量统计** 在辽宁省的 90 家医疗机构中，2017 年门诊共治疗 10 个重点病种患者 737 009 人次，按门诊就诊人次排序，排名前 5 位的病种依次为慢性牙周炎、牙列缺损、慢性根尖周炎、急性牙髓炎、下颌阻生第三磨牙（表 2-99，图 2-35）。

表 2-99 2017 年辽宁省口腔门诊 10 个重点病种在不同医疗机构中的年平均就诊人次比较

重点病种	三级公立 （39 家）	三级民营 （2 家）	二级公立 （37 家）	二级民营 （12 家）	平均值 （90 家）
慢性牙周炎	2610.44	506.00	823.54	408.92	1535.52
牙列缺损	2525.97	386.00	601.00	836.50	1461.78
慢性根尖周炎	2289.74	270.50	972.76	425.58	1454.89
急性牙髓炎	1481.13	139.50	956.97	422.08	1094.62
下颌阻生第三磨牙	1581.97	230.50	591.30	572.17	1010.02
错𬌗畸形	1687.69	177.00	293.86	137.92	874.47
牙列缺失	433.13	16.00	301.41	145.33	331.33
颞下颌关节紊乱病	366.00	40.00	40.43	17.17	178.40
口腔扁平苔藓	345.10	23.00	28.68	4.17	162.40
年轻恒牙牙外伤	158.72	26.50	21.95	53.75	85.56
合计	13 479.90	1815.00	4631.89	3023.58	8188.99

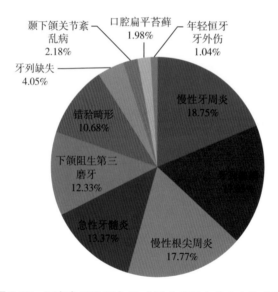

图 2-35 辽宁省口腔门诊 10 个重点病种患者人次构成比

2. 2017 年重点技术工作量统计 在辽宁省的 90 家医疗机构中，2017 年门诊 9 个重点技术患者服务总量 713 254 人次，按照门诊就诊人次排序，排名前 5 位的技术依次为根管治疗术、牙周洁治术、烤瓷冠修复技术、阻生牙拔除术、错𬌗畸形矫治术（表 2-100，图 2-36）。

表 2-100 2017 年辽宁省口腔门诊 9 个重点技术在不同医疗机构中的年平均就诊人次比较

重点技术	三级公立 （39 家）	三级民营 （2 家）	二级公立 （37 家）	二级民营 （12 家）	平均值 （90 家）
根管治疗术	3441.79	749.50	2104.78	3855.33	2887.44
牙周洁治术	1911.64	827.50	652.32	726.42	1211.80
烤瓷冠修复技术	1697.62	221.00	621.27	311.08	1037.43
阻生牙拔除术	1153.10	271.00	632.81	850.08	879.20
错𬌗畸形矫治术	1118.90	118.00	277.68	119.17	617.52

续表

重点技术	三级公立 （39家）	三级民营 （2家）	二级公立 （37家）	二级民营 （12家）	平均值 （90家）
慢性牙周炎系统治疗	823.67	240.00	360.68	270.00	546.53
可摘局部义齿修复技术	722.92	104.00	393.76	179.08	501.33
全口义齿修复技术	219.74	4.00	209.54	59.50	189.39
种植体植入术	97.08	11.00	6.86	69.42	54.39
合计	11 186.46	2546.00	5259.70	6440.08	7925.04

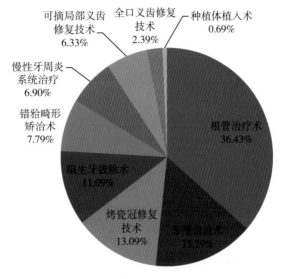

图 2-36　辽宁省口腔门诊 9 个重点技术患者人次构成比

（二）口腔住院医疗质量数据统计

1. **2017 年重点病种数据统计**　在辽宁省的 38 家医疗机构中，2017 年住院共治疗 6 个重点病种患者 2960 例。按照平均出院患者例数排序，排名前 3 位的病种依次为腮腺良性肿瘤、口腔颌面部间隙感染、上颌骨骨折。其中舌癌平均住院日最长，先天性唇裂平均住院日最短。舌癌平均住院费用最高，先天性唇裂平均住院费用最低（表 2-101）。

表 2-101　2017 年辽宁省口腔门诊 6 个重点病种的 3 项质控指标年平均值比较

重点病种	平均出院患者例数	平均住院日/天	平均住院费用/元
腮腺良性肿瘤	43.45	10.09	12 158.46
口腔颌面部间隙感染	11.74	10.04	6858.69
上颌骨骨折	8.76	12.29	24 196.83
牙颌面畸形	8.42	10.52	28 372.29
舌癌	3.18	15.48	29 624.11
先天性唇裂	2.34	7.23	6436.61

2. **2017 年重点手术及操作数据统计**　在辽宁省的 38 家医疗机构中，2017 年住院共治疗 7 个重点手术及操作患者 1951 例。按照平均手术例数排序，排名前 3 位的手术及操作依次为腮腺肿物切除＋面神经解剖术、口腔颌面部肿瘤切除整复术、游离腓骨复合组织瓣移植术。其中放射性粒子组织间植入术平

均住院日最长,唇裂修复术平均住院日最短。游离腓骨复合组织瓣移植术平均住院费用最高,唇裂修复术平均住院费用最低(表 2-102)。

表 2-102 2017 年辽宁省口腔住院 7 个重点手术及操作的 3 项质控指标年平均值比较

重点手术及操作	平均手术例数	平均住院日 / 天	平均住院费用 / 元
腮腺肿物切除 + 面神经解剖术	38.82	10.36	13 057.55
口腔颌面部肿瘤切除整复术	3.16	12.29	39 381.32
游离腓骨复合组织瓣移植术	2.82	21.38	55 249.26
唇裂修复术	2.61	7.53	6570.21
舌癌扩大切除术 + 颈淋巴清扫术	1.97	14.58	33 070.12
牙颌面畸形矫正术:上颌 Le Fort I 型截骨术 + 双侧下颌升支劈开截骨术	1.63	15.22	45 786.13
放射性粒子组织间植入术	0.34	26.77	40 909.27

(三) 2016—2017 年医疗质量数据比较(表 2-103,表 2-104)

表 2-103 辽宁省 4 家医疗机构口腔门诊重点病种、重点技术在不同年份中的年服务量构成比比较

分类	质控指标	2017 年 /%	2016 年 /%	增量 /%	变化趋势
门诊重点病种	颞下颌关节紊乱病	0.74	1.00	−0.26	↓
	下颌阻生第三磨牙	15.79	21.48	−5.69	↓
	急性牙髓炎	6.45	4.33	2.12	↑
	慢性根尖周炎	20.13	21.88	−1.75	↓
	慢性牙周炎	19.31	29.05	−9.74	↓
	年轻恒牙牙外伤	1.02	0.33	0.69	↑
	口腔扁平苔藓	3.19	4.03	−0.84	↓
	牙列缺损	8.23	11.46	−3.23	↓
	牙列缺失	0.66	0.81	−0.15	↓
	错𬌗畸形	24.50	5.63	18.87	↑
门诊重点技术	阻生牙拔除术	14.01	20.99	−6.97	↓
	根管治疗术	23.82	23.82	0.00	—
	牙周洁治术	19.89	28.56	−8.67	↓
	慢性牙周炎系统治疗	11.39	7.95	3.44	↑
	烤瓷冠修复技术	2.60	6.09	−3.48	↓
	可摘局部义齿修复技术	1.31	3.64	−2.33	↓
	全口义齿修复技术	0.29	1.30	−1.01	↓
	错𬌗畸形矫治术	25.28	6.09	19.19	↑
	种植体植入术	1.41	1.58	−0.17	↓

表 2-104　辽宁省 2 家医疗机构口腔住院重点病种、重点手术及操作在不同年份中的年服务量构成比比较

分类	质控指标	2017 年 /%	2016 年 /%	增量 /%	变化趋势
住院重点病种	先天性唇裂	9.18	18.88	−9.70	↓
	腮腺良性肿瘤	42.59	15.15	27.44	↑
	舌癌	5.29	11.41	−6.12	↓
	牙颌面畸形	35.18	39.00	−3.83	↓
	上颌骨骨折	5.29	9.34	−4.04	↓
	口腔颌面部间隙感染	2.47	6.22	−3.75	↓
住院重点手术及操作	唇裂修复术	11.68	9.24	2.44	↑
	腮腺肿物切除 + 面神经解剖术	51.36	52.37	−1.01	↓
	舌癌扩大切除术 + 颈淋巴清扫术	2.31	4.50	−2.19	↓
	口腔颌面部肿瘤切除整复术	12.36	30.33	−17.97	↓
	牙颌面畸形矫正术：上颌 Le Fort I 型截骨术 + 双侧下颌升支劈开截骨术	7.34	2.13	5.20	↑
	放射性粒子组织间植入术	0.68	1.42	−0.74	↓
	游离腓骨复合组织瓣移植术	14.27	0.00	14.27	↑

十九、内蒙古自治区

（一）口腔门诊工作量统计

1. **2017 年重点病种工作量统计**　在内蒙古自治区的 78 家医疗机构中，2017 年门诊共治疗 10 个重点病种患者 350 644 人次，按门诊就诊人次排序，排名前 5 位的病种依次为慢性根尖周炎、慢性牙周炎、急性牙髓炎、下颌阻生第三磨牙、牙列缺损（表 2-105，图 2-37）。

表 2-105　内蒙古自治区口腔门诊 10 个重点病种在不同医疗机构中的年平均就诊人次比较

重点病种	三级公立（20 家）	三级民营（1 家）	二级公立（47 家）	二级民营（10 家）	平均值（78 家）
慢性根尖周炎	2011.45	670.00	480.62	586.70	889.17
慢性牙周炎	1963.15	1340.00	412.23	703.70	859.17
急性牙髓炎	1557.85	2147.00	589.09	569.90	855.00
下颌阻生第三磨牙	2066.15	1000.00	172.51	255.90	679.36
牙列缺损	921.50	4600.00	316.36	429.10	540.90
错𬌗畸形	603.70	1200.00	113.11	278.90	274.09
牙列缺失	366.75	3200.00	80.15	384.40	232.64
年轻恒牙牙外伤	71.95	1000.00	22.13	193.10	69.36
颞下颌关节紊乱病	112.70	100.00	26.45	98.60	58.76
口腔扁平苔藓	98.85	120.00	13.70	14.50	37.00
合计	9774.05	15 377.00	2226.34	3514.80	4495.44

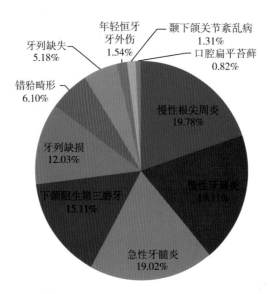

图 2-37　内蒙古自治区口腔门诊 10 个重点病种患者人次构成比

2. 2017 **年重点技术工作量统计**　在内蒙古自治区的 78 家医疗机构中,2017 年门诊 9 个重点技术患者服务总量 281 223 人次,按照门诊就诊人次排序,排名前 5 位的技术依次为根管治疗术、牙周洁治术、阻生牙拔除术、烤瓷冠修复技术、可摘局部义齿修复技术(表 2-106,图 2-38)。

表 2-106　内蒙古自治区口腔门诊 9 个重点技术在不同医疗机构中的年平均就诊人次比较

重点技术	三级公立 (20 家)	三级民营 (1 家)	二级公立 (47 家)	二级民营 (10 家)	平均值 (78 家)
根管治疗术	3194.75	1528.00	716.26	883.10	1383.56
牙周洁治术	1246.65	1100.00	167.28	628.80	515.17
阻生牙拔除术	1193.65	1500.00	194.36	326.80	484.31
烤瓷冠修复技术	792.10	5520.00	155.77	408.30	420.08
可摘局部义齿修复技术	427.05	1152.00	151.96	196.70	241.05
错𬌗畸形矫治术	539.45	—	95.72	235.60	226.21
慢性牙周炎系统治疗	453.75	1100.00	62.21	364.50	214.67
全口义齿修复技术	145.30	1078.00	38.83	96.40	86.83
种植体植入术	42.50	260.00	6.04	122.30	33.55
合计	8035.20	13 238.00	1588.43	3262.50	3605.42

(二)口腔住院医疗质量数据统计

1. 2017 **年重点病种数据统计**　在内蒙古自治区的 21 家医疗机构中,2017 年住院共治疗 6 个重点病种患者 659 例。按照平均出院患者例数排序,排名前 3 位的病种依次为腮腺良性肿瘤、口腔颌面部间隙感染、上颌骨骨折。其中舌癌平均住院日最长,腮腺良性肿瘤平均住院日最短。牙颌面畸形平均住院费用最高,口腔颌面部间隙感染平均住院费用最低(表 2-107)。

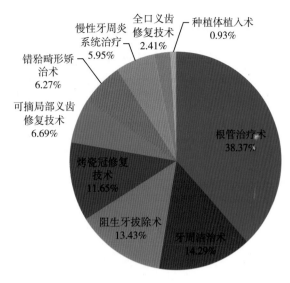

图 2-38　内蒙古自治区口腔门诊 9 个重点技术患者人次构成比

表 2-107　内蒙古自治区口腔住院 6 个重点病种的 3 项质控指标年平均值比较

重点病种	平均出院患者例数	平均住院日 / 天	平均住院费用 / 元
腮腺良性肿瘤	9.19	9.79	10 206.95
口腔颌面部间隙感染	9.19	9.92	9227.00
上颌骨骨折	6.43	15.50	20 349.47
先天性唇裂	3.71	11.15	16 102.01
牙颌面畸形	1.90	19.74	32 141.53
舌癌	0.95	21.50	28 665.37

2. 2017 年重点手术及操作数据统计　在内蒙古自治区的 21 家医疗机构中,2017 年住院共治疗 7 个重点手术及操作患者 289 例。按照平均手术例数排序,排名前 3 位的手术及操作依次为腮腺肿物切除 + 面神经解剖术、唇裂修复术、舌癌扩大切除术 + 颈淋巴清扫术。其中舌癌扩大切除术 + 颈淋巴清扫术平均住院日最长,腮腺肿物切除 + 面神经解剖术平均住院日最短。舌癌扩大切除术 + 颈淋巴清扫术平均住院费用最高,腮腺肿物切除 + 面神经解剖术平均住院费用最低(表 2-108)。

表 2-108　2017 年内蒙古自治区口腔住院 7 个重点手术及操作的 3 项质控指标年平均值比较

重点手术及操作	平均手术例数	平均住院日 / 天	平均住院费用 / 元
腮腺肿物切除 + 面神经解剖术	10.62	10.17	9864.63
唇裂修复术	2.29	10.40	14 036.10
舌癌扩大切除术 + 颈淋巴清扫术	0.62	20.85	27 668.02
口腔颌面部肿瘤切除整复术	0.24	16.80	26 620.60
牙颌面畸形矫正术:上颌 LeFort I 型截骨术 + 双侧下颌升支劈开截骨术	—	—	—
游离腓骨复合组织瓣移植术	—	—	—
放射性粒子组织间植入术	—	—	—

（三）2016—2017 年医疗质量数据比较（表 2-109，表 2-110）

表 2-109　内蒙古自治区 7 家医疗机构口腔门诊重点病种、重点技术在不同年份中的年服务量构成比比较

分类	质控指标	2017 年 /%	2016 年 /%	增量 /%	变化趋势
门诊重点病种	颞下颌关节紊乱病	0.75	1.79	−1.04	↓
	下颌阻生第三磨牙	23.24	21.02	2.22	↑
	急性牙髓炎	12.75	18.26	−5.51	↓
	慢性根尖周炎	20.11	18.04	2.07	↑
	慢性牙周炎	27.47	13.12	14.35	↑
	年轻恒牙牙外伤	0.24	0.83	−0.59	↓
	口腔扁平苔藓	0.21	0.35	−0.14	↓
	牙列缺损	4.65	11.12	−6.47	↓
	牙列缺失	5.60	6.51	−0.90	↓
	错𬌗畸形	4.99	8.96	−3.97	↓
门诊重点技术	阻生牙拔除术	14.74	20.63	−5.89	↓
	根管治疗术	26.77	37.73	−10.96	↓
	牙周洁治术	19.89	13.72	6.18	↑
	慢性牙周炎系统治疗	7.94	3.67	4.27	↑
	烤瓷冠修复技术	9.25	7.28	1.97	↑
	可摘局部义齿修复技术	4.71	6.63	−1.92	↓
	全口义齿修复技术	3.87	1.38	2.49	↑
	错𬌗畸形矫治术	10.86	7.45	3.41	↑
	种植体植入术	1.97	1.52	0.45	↑

表 2-110　内蒙古自治区 3 家医疗机构口腔住院重点病种、重点手术及操作在不同年份中的年服务量构成比比较

分类	质控指标	2017 年 /%	2016 年 /%	增量 /%	变化趋势
住院重点病种	先天性唇裂	46.67	57.14	−10.48	↓
	腮腺良性肿瘤	40.00	0.00	40.00	↑
	舌癌	0.00	14.29	−14.29	↓
	牙颌面畸形	0.00	0.00	0.00	—
	上颌骨骨折	0.00	14.29	−14.29	↓
	口腔颌面部间隙感染	13.33	14.29	−0.95	↓
住院重点手术及操作	唇裂修复术	100.00	80.00	20.00	↑
	腮腺肿物切除 + 面神经解剖术	0.00	0.00	0.00	—
	舌癌扩大切除术 + 颈淋巴清扫术	0.00	20.00	−20.00	↓
	口腔颌面部肿瘤切除整复术	0.00	0.00	0.00	—
	牙颌面畸形矫正术：上颌 Le Fort I 型截骨术 + 双侧下颌升支劈开截骨术	0.00	0.00	0.00	—
	放射性粒子组织间植入术	0.00	0.00	0.00	—
	游离腓骨复合组织瓣移植术	0.00	0.00	0.00	—

二十、青海省

（一）口腔门诊工作量统计

1. 2017年重点病种工作量统计　在青海省的10家医疗机构中,2017年门诊共治疗10个重点病种患者125 687人次,按门诊就诊人次排序,排名前5位的病种依次为错𬌗畸形、急性牙髓炎、慢性根尖周炎、下颌阻生第三磨牙、牙列缺损(表2-111,图2-39)。

表2-111　2017年青海省口腔门诊10个重点病种在不同医疗机构中的年平均就诊人次比较

重点病种	三级公立 (6家)	三级民营 (1家)	二级公立 (3家)	平均值 (10家)
错𬌗畸形	368.50	10.00	10 755.33	3448.70
急性牙髓炎	1390.83	300.00	6821.00	2910.80
慢性根尖周炎	1295.83	320.00	4855.33	2266.10
下颌阻生第三磨牙	444.67	100.00	3702.33	1387.50
牙列缺损	1171.00	100.00	1294.00	1100.80
慢性牙周炎	710.33	210.00	1792.33	984.90
颞下颌关节紊乱病	265.00	18.00	59.00	178.50
牙列缺失	88.17	120.00	220.33	131.00
年轻恒牙牙外伤	134.00	5.00	97.00	110.00
口腔扁平苔藓	77.33	3.00	12.33	50.40
合计	5945.67	1186.00	29 609.00	12 568.70

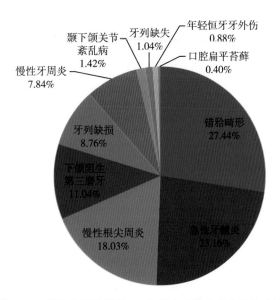

图2-39　青海省口腔门诊10个重点病种患者人次构成比

2. **2017 年重点技术工作量统计** 在青海省的 10 家医疗机构中,2017 年门诊 9 个重点技术患者服务总量 125 033 人次,按照门诊就诊人次排序,排名前 5 位的技术依次为根管治疗术、错殆畸形矫治术、阻生牙拔除术、牙周洁治术、烤瓷冠修复技术(表 2-112,图 2-40)。

表 2-112 2017 年青海省口腔门诊 9 个重点技术在不同医疗机构中的年平均就诊人次比较

重点技术	三级公立(6 家)	三级民营(1 家)	二级公立(3 家)	平均值(10 家)
根管治疗术	2275.83	160.00	12 167.00	5031.60
错殆畸形矫治术	341.33	—	10 244.33	3278.10
阻生牙拔除术	355.83	100.00	3572.67	1295.30
牙周洁治术	708.50	30.00	1603.00	909.00
烤瓷冠修复技术	1026.67	30.00	593.00	796.90
可摘局部义齿修复技术	965.50	50.00	695.00	792.80
慢性牙周炎系统治疗	254.50	10.00	195.67	212.40
种植体植入术	82.17	—	150.67	94.50
全口义齿修复技术	67.83	5.00	171.67	92.70
合计	6078.17	385.00	29 393.00	12 503.30

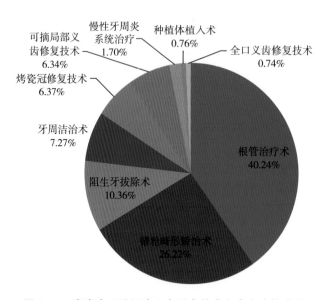

图 2-40 青海省口腔门诊 9 个重点技术患者人次构成比

(二)口腔住院医疗质量数据统计

1. **2017 年重点病种数据统计** 在青海省的 5 家医疗机构中,2017 年住院共治疗 6 个重点病种患者 497 例。按照平均出院患者例数排序,排名前 3 位的病种依次为口腔颌面部间隙感染、上颌骨骨折、腮腺良性肿瘤。其中上颌骨骨折平均住院日最长,先天性唇裂平均住院日最短。上颌骨骨折平均住院费用最高,先天性唇裂平均住院费用最低(表 2-113)。

表 2-113 2017 年青海省口腔住院 6 个重点病种的 3 项质控指标年平均值比较

重点病种	平均出院患者例数	平均住院日 / 天	平均住院费用 / 元
口腔颌面部间隙感染	42.60	12.41	15 176.47
上颌骨骨折	31.20	14.19	43 926.07
腮腺良性肿瘤	14.80	12.51	13 916.33
先天性唇裂	6.40	10.22	6754.41
牙颌面畸形	2.60	12.61	13 730.99
舌癌	1.80	13.66	13 745.03

2. **2017 年重点手术及操作数据统计** 在青海省的 5 家医疗机构中,2017 年住院共治疗 7 个重点手术及操作患者 187 例。按照平均手术例数排序,排名前 3 位的手术及操作依次为腮腺肿物切除 + 面神经解剖术、口腔颌面部肿瘤切除整复术、唇裂修复术。其中游离腓骨复合组织瓣移植术平均住院日最长,唇裂修复术平均住院日最短。游离腓骨复合组织瓣移植术平均住院费用最高,唇裂修复术平均住院费用最低(表 2-114)。

表 2-114 2017 年青海省口腔住院 7 个重点手术及操作的 3 项质控指标年平均值比较

重点手术及操作	平均手术例数	平均住院日 / 天	平均住院费用 / 元
腮腺肿物切除 + 面神经解剖术	22.00	11.41	14 473.88
口腔颌面部肿瘤切除整复术	7.80	14.82	19 640.38
唇裂修复术	6.80	11.24	6827.82
舌癌扩大切除术 + 颈淋巴清扫术	0.60	17.33	18 542.79
游离腓骨复合组织瓣移植术	0.20	21.00	42 000.00
牙颌面畸形矫正术:上颌 Le Fort I 型截骨术 + 双侧下颌升支劈开截骨术	—	—	—
放射性粒子组织间植入术	—	—	—

(三)2016—2017 年医疗质量数据比较(表 2-115)

表 2-115 青海省 1 家医疗机构口腔门诊重点病种、重点技术在不同年份中的年服务量构成比比较

分类	质控指标	2017 年 /%	2016 年 /%	增量 /%	变化趋势
门诊重点病种	颞下颌关节紊乱病	0.16	0.05	0.11	↑
	下颌阻生第三磨牙	13.16	4.71	8.45	↑
	急性牙髓炎	21.17	35.98	−14.81	↓
	慢性根尖周炎	13.61	34.82	−21.21	↓
	慢性牙周炎	5.98	7.81	−1.83	↓
	年轻恒牙牙外伤	0.31	0.71	−0.40	↓
	口腔扁平苔藓	0.01	0.09	−0.09	↓
	牙列缺损	4.33	9.25	−4.92	↓
	牙列缺失	0.61	1.27	−0.67	↓
	错𬌗畸形	40.68	5.30	35.38	↑

续表

分类	质控指标	2017 年 /%	2016 年 /%	增量 /%	变化趋势
门诊重点技术	阻生牙拔除术	12.68	4.65	8.04	↑
	根管治疗术	37.70	67.26	−29.56	↓
	牙周洁治术	5.20	12.13	−6.93	↓
	慢性牙周炎系统治疗	0.73	0.51	0.22	↑
	烤瓷冠修复技术	1.67	5.48	−3.81	↓
	可摘局部义齿修复技术	2.44	3.16	−0.72	↓
	全口义齿修复技术	0.59	1.21	−0.62	↓
	错𬌗畸形矫治术	38.41	5.04	33.38	↑
	种植体植入术	0.56	0.56	0.01	↑

二十一、宁夏回族自治区

(一) 口腔门诊工作量统计

1. **2017 年重点病种工作量统计**　在宁夏回族自治区的 15 家医疗机构中,2017 年门诊共治疗 10 个重点病种患者 123 092 人次,按门诊就诊人次排序,排名前 5 位的病种依次为错𬌗畸形、慢性牙周炎、慢性根尖周炎、牙列缺损、急性牙髓炎(表 2-116,图 2-41)。

表 2-116　2017 年宁夏回族自治区口腔门诊 10 个重点病种在不同医疗机构中的年平均就诊人次比较

重点病种	三级公立 (5 家)	二级公立 (7 家)	二级民营 (3 家)	平均值 (15 家)
错𬌗畸形	388.60	3834.57	160.67	1951.13
慢性牙周炎	1602.40	1996.14	535.33	1572.73
慢性根尖周炎	1059.60	1279.29	771.33	1104.47
牙列缺损	1129.20	1084.29	1077.00	1097.80
急性牙髓炎	1046.00	1046.71	810.67	999.27
下颌阻生第三磨牙	1132.20	830.00	378.33	840.40
牙列缺失	213.60	650.29	72.67	389.20
年轻恒牙牙外伤	275.80	62.71	17.00	124.60
颞下颌关节紊乱病	133.60	62.00	3.00	74.07
口腔扁平苔藓	98.60	41.43	1.33	52.47
合计	7079.60	10 887.43	3827.33	8206.13

2. **2017 年重点技术工作量统计**　在宁夏回族自治区的 15 家医疗机构中,2017 年门诊 9 个重点技术患者服务总量 124 058 人次,按照门诊就诊人次排序,排名前 5 位的技术依次为错𬌗畸形矫治术、根管治疗术、牙周洁治术、慢性牙周炎系统治疗、阻生牙拔除术(表 2-117,图 2-42)。

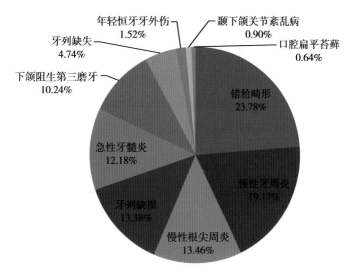

图 2-41 宁夏回族自治区口腔门诊 10 个重点病种患者人次构成比

表 2-117 2017 年宁夏回族自治区口腔门诊 9 个重点技术在不同医疗机构中的年平均就诊人次比较

重点技术	三级公立 （5 家）	二级公立 （7 家）	二级民营 （3 家）	平均值 （15 家）
错𬌗畸形矫治术	356.60	3811.29	51.00	1907.67
根管治疗术	2139.00	1757.86	1381.33	1809.60
牙周洁治术	2099.40	2092.71	372.67	1750.93
慢性牙周炎系统治疗	515.80	1507.43	41.67	883.73
阻生牙拔除术	934.40	781.57	168.33	709.87
烤瓷冠修复技术	693.20	262.14	1130.00	579.40
可摘局部义齿修复技术	523.20	401.00	226.00	406.73
全口义齿修复技术	81.60	191.29	87.33	133.93
种植体植入术	52.20	143.86	20.67	88.67
合计	7395.40	10 949.14	3479.00	8270.53

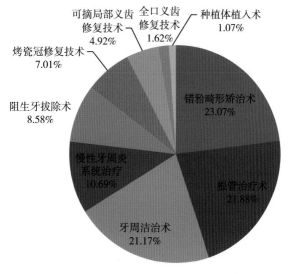

图 2-42 宁夏回族自治区口腔门诊 9 个重点技术患者人次构成比

（二）口腔住院医疗质量数据统计

1. **2017 年重点病种数据统计**　在宁夏回族自治区的 4 家医疗机构中,2017 年住院共治疗 6 个重点病种患者 536 例。按照平均出院患者例数排序,排名前 3 位的病种依次为口腔颌面部间隙感染、上颌骨骨折、腮腺良性肿瘤。其中舌癌平均住院日最长,先天性唇裂平均住院日最短。上颌骨骨折平均住院费用最高,牙颌面畸形平均住院费用最低(表 2-118)。

表 2-118　2017 年宁夏回族自治区口腔住院 6 个重点病种的 3 项质控指标年平均值比较

重点病种	平均出院患者例数	平均住院日 / 天	平均住院费用 / 元
口腔颌面部间隙感染	71.75	11.38	5547.30
上颌骨骨折	39.00	11.98	19 682.51
腮腺良性肿瘤	11.50	11.29	8777.32
先天性唇裂	8.50	8.71	5639.81
舌癌	2.50	15.00	10 000.00
牙颌面畸形	0.75	12.67	3388.64

2. **2017 年重点手术及操作数据统计**　在宁夏回族自治区的 4 家医疗机构中,2017 年住院共治疗 7 个重点手术及操作患者 180 例。按照平均手术例数排序,排名前 3 位的手术及操作依次为腮腺肿物切除 + 面神经解剖术、唇裂修复术、口腔颌面部肿瘤切除整复术。其中口腔颌面部肿瘤切除整复术平均住院日最长,牙颌面畸形矫正术:上颌 Le Fort Ⅰ型截骨术 + 双侧下颌升支劈开截骨术平均住院日最短。口腔颌面部肿瘤切除整复术平均住院费用最高,牙颌面畸形矫正术:上颌 Le Fort Ⅰ型截骨术 + 双侧下颌升支劈开截骨术平均住院费用最低(表 2-119)。

表 2-119　2017 年宁夏回族自治区口腔住院 7 个重点手术及操作的 3 项质控指标年平均值比较

重点手术及操作	平均手术例数	平均住院日 / 天	平均住院费用 / 元
腮腺肿物切除 + 面神经解剖术	30.00	10.55	6870.45
唇裂修复术	9.50	8.87	5395.17
口腔颌面部肿瘤切除整复术	5.00	17.00	24 500.00
牙颌面畸形矫正术:上颌 LeFort Ⅰ型截骨术 + 双侧下颌升支劈开截骨术	0.50	6.50	2530.98
舌癌扩大切除术 + 颈淋巴清扫术	—	—	—
游离腓骨复合组织瓣移植术	—	—	—
放射性粒子组织间植入术	—	—	—

二十二、山　东　省

（一）口腔门诊工作量统计

1. **2017 年重点病种工作量统计**　在山东省的 190 家医疗机构中,2017 年门诊共治疗 10 个重点病种患者 1 638 522 人次,按门诊就诊人次排序,排名前 5 位的病种依次为慢性根尖周炎、慢性牙周炎、急性牙髓炎、错𬌗畸形、下颌阻生第三磨牙(表 2-120,图 2-43)。

表 2-120　2017 年山东省口腔门诊 10 个重点病种在不同医疗机构中的年平均就诊人次比较　　　　单位：人次

重点病种	三级公立 (64 家)	三级民营 (5 家)	二级公立 (95 家)	二级民营 (26 家)	平均值 (190 家)
慢性根尖周炎	2581.97	557.00	1172.71	619.85	1555.55
慢性牙周炎	2615.19	282.00	845.85	425.04	1369.42
急性牙髓炎	2055.22	806.60	1142.21	505.54	1353.79
错𬌗畸形	3494.14	125.40	214.29	232.81	1319.28
下颌阻生第三磨牙	2316.14	573.20	769.94	360.58	1229.57
牙列缺损	1866.75	327.80	833.64	418.62	1111.53
牙列缺失	441.56	48.80	143.29	108.38	236.50
颞下颌关节紊乱病	396.81	80.80	99.17	28.81	189.32
年轻恒牙牙外伤	250.77	105.20	79.88	28.27	131.05
口腔扁平苔藓	298.86	24.40	49.29	13.46	127.80
合计	16 317.41	2931.20	5350.28	2741.35	8623.80

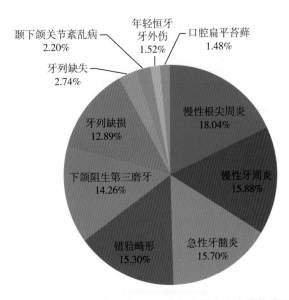

图 2-43　山东省口腔门诊 10 个重点病种患者人次构成比

2. **2017 年重点技术工作量统计**　在山东省的 190 家医疗机构中，2017 年门诊 9 个重点技术患者服务总量 1 506 007 人次，按照门诊就诊人次排序，排名前 5 位的技术依次为根管治疗术、牙周洁治术、阻生牙拔除术、错𬌗畸形矫治术、烤瓷冠修复技术（表 2-121，图 2-44）。

表 2-121　2017 年山东省口腔门诊 9 个重点技术在不同医疗机构中的年平均就诊人次比较

重点技术	三级公立 (64 家)	三级民营 (5 家)	二级公立 (95 家)	二级民营 (26 家)	平均值 (190 家)
根管治疗术	4893.08	1450.00	1829.58	1098.42	2751.45
牙周洁治术	2816.89	353.60	565.28	670.27	1332.52
阻生牙拔除术	2281.44	556.60	645.78	422.08	1163.78
错𬌗畸形矫治术	2129.64	91.40	137.79	107.08	803.31

续表

重点技术	三级公立 （64 家）	三级民营 （5 家）	二级公立 （95 家）	二级民营 （26 家）	平均值 （190 家）
烤瓷冠修复技术	1410.58	205.80	495.89	376.54	780.03
慢性牙周炎系统治疗	954.44	94.20	228.82	172.19	461.95
可摘局部义齿修复技术	678.45	89.80	276.16	128.23	386.52
种植体植入术	275.47	62.60	40.02	103.23	128.57
全口义齿修复技术	185.48	17.60	96.83	50.19	118.23
合计	15 625.47	2921.60	4316.16	3128.23	7926.35

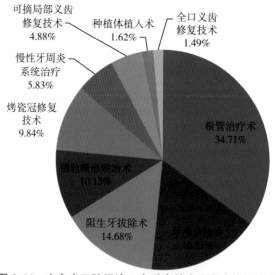

图 2-44　山东省口腔门诊 9 个重点技术患者人次构成比

（二）口腔住院医疗质量数据统计

1. 2017 **年重点病种数据统计**　在山东省的 105 家医疗机构中，2017 年住院共治疗 6 个重点病种患者 6851 例。按照平均出院患者例数排序，排名前 3 位的病种依次为腮腺良性肿瘤、口腔颌面部间隙感染、上颌骨骨折。其中舌癌平均住院日最长，先天性唇裂平均住院日最短。舌癌平均住院费用最高，口腔颌面部间隙感染平均住院费用最低（表 2-122）。

表 2-122　2017 年山东省口腔住院 6 个重点病种的 3 项质控指标年平均值比较

重点病种	平均出院患者例数	平均住院日/天	平均住院费用/元
腮腺良性肿瘤	26.63	8.77	14 376.90
口腔颌面部间隙感染	17.60	8.89	7049.72
上颌骨骨折	9.47	10.78	17 549.73
舌癌	4.73	13.90	27 669.33
牙颌面畸形	3.68	8.65	26 071.45
先天性唇裂	3.14	6.43	7488.28

2. 2017 **年重点手术及操作数据统计**　在山东省的 105 家医疗机构中，2017 年住院共治疗 7 个重点手术及操作患者 4751 例。按照平均手术例数排序，排名前 3 位的手术及操作依次为腮腺肿物切除＋面

神经解剖术、口腔颌面部肿瘤切除整复术、舌癌扩大切除术 + 颈淋巴清扫术。其中游离腓骨复合组织瓣移植术平均住院日最长,放射性粒子组织间植入术平均住院日最短。游离腓骨复合组织瓣移植术平均住院费用最高,唇裂修复术平均住院费用最低(表 2-123)。

表 2-123 2017 年山东省口腔住院 7 个重点手术及操作的 3 项质控指标年平均值比较

重点手术及操作	平均手术例数	平均住院日 / 天	平均住院费用 / 元
腮腺肿物切除 + 面神经解剖术	26.66	9.02	15 056.83
口腔颌面部肿瘤切除整复术	9.44	10.46	30 033.24
舌癌扩大切除术 + 颈淋巴清扫术	3.18	14.90	33 737.32
唇裂修复术	2.60	7.20	7850.04
放射性粒子组织间植入术	1.45	5.72	29 216.56
游离腓骨复合组织瓣移植术	1.08	16.38	63 464.42
牙颌面畸形矫正术:上颌 Le Fort I 型截骨术 + 双侧下颌升支劈开截骨术	0.85	10.87	56 244.21

(三)2016—2017 年医疗质量数据比较(表 2-124,表 2-125)

表 2-124 山东省 10 家医疗机构口腔门诊重点病种、重点技术在不同年份中的年服务量构成比比较

分类	质控指标	2017 年 /%	2016 年 /%	增量 /%	变化趋势
门诊重点病种	颞下颌关节紊乱病	0.38	0.87	−0.49	↓
	下颌阻生第三磨牙	9.58	11.13	−1.55	↓
	急性牙髓炎	9.53	9.19	0.34	↑
	慢性根尖周炎	15.40	15.33	0.07	↑
	慢性牙周炎	16.17	12.21	3.96	↑
	年轻恒牙牙外伤	0.75	0.88	−0.13	↓
	口腔扁平苔藓	1.60	1.64	−0.03	↓
	牙列缺损	11.78	12.62	−0.83	↓
	牙列缺失	1.05	1.31	−0.25	↓
	错𬌗畸形	33.74	34.82	−1.08	↓
门诊重点技术	阻生牙拔除术	14.10	11.26	2.84	↑
	根管治疗术	26.33	35.61	−9.28	↓
	牙周洁治术	15.02	12.41	2.61	↑
	慢性牙周炎系统治疗	5.71	12.19	−6.48	↓
	烤瓷冠修复技术	7.58	6.91	0.67	↑
	可摘局部义齿修复技术	3.15	2.17	0.98	↑
	全口义齿修复技术	0.68	0.60	0.07	↑
	错𬌗畸形矫治术	25.53	16.97	8.55	↑
	种植体植入术	1.91	1.88	0.03	↑

表 2-125　山东省 3 家医疗机构口腔住院重点病种、重点手术及操作在不同年份中的年服务量构成比比较

分类	质控指标	2017 年 /%	2016 年 /%	增量 /%	变化趋势
住院重点病种	先天性唇裂	16.67	20.39	-3.72	↓
	腮腺良性肿瘤	13.49	14.56	-1.07	↓
	舌癌	13.49	22.33	-8.84	↓
	牙颌面畸形	50.00	29.13	20.87	↑
	上颌骨骨折	3.97	5.83	-1.86	↓
	口腔颌面部间隙感染	2.38	7.77	-5.39	↓
住院重点手术及操作	唇裂修复术	24.77	25.64	-0.87	↓
	腮腺肿物切除 + 面神经解剖术	16.51	20.51	-4.00	↓
	舌癌扩大切除术 + 颈淋巴清扫术	12.84	24.36	-11.51	↓
	口腔颌面部肿瘤切除整复术	1.83	7.69	-5.86	↓
	牙颌面畸形矫正术：上颌 Le Fort I 型截骨术 + 双侧下颌升支劈开截骨术	44.04	21.79	22.24	↑
	放射性粒子组织间植入术	0.00	0.00	0.00	—
	游离腓骨复合组织瓣移植术	0.00	0.00	0.00	—

二十三、山　西　省

（一）口腔门诊工作量统计

1. 2017 年重点病种工作量统计　在山西省的 78 家医疗机构中，2017 年门诊共治疗 10 个重点病种患者 312 682 人次，按门诊就诊人次排序，排名前 5 位的病种依次为错𬌗畸形、慢性根尖周炎、急性牙髓炎、牙列缺失、慢性牙周炎（表 2-126，图 2-45）。

表 2-126　2017 年山西省口腔门诊 10 个重点病种在不同医疗机构中的年平均就诊人次比较

重点病种	三级公立（22 家）	二级公立（52 家）	二级民营（4 家）	平均值（78 家）
错𬌗畸形	1154.09	63.88	7592.25	757.45
慢性根尖周炎	1085.36	547.71	311.50	687.24
急性牙髓炎	1161.59	459.08	342.00	651.22
牙列缺损	1012.91	285.06	2149.25	585.95
慢性牙周炎	973.73	327.06	1763.25	583.10
下颌阻生第三磨牙	762.64	242.60	824.00	419.09
牙列缺失	360.32	67.38	389.50	166.53
颞下颌关节紊乱病	141.45	37.00	37.75	66.50
年轻恒牙牙外伤	93.23	28.21	34.75	46.88
口腔扁平苔藓	125.82	13.37	7.50	44.78
合计	6871.14	2071.35	13 451.75	4008.74

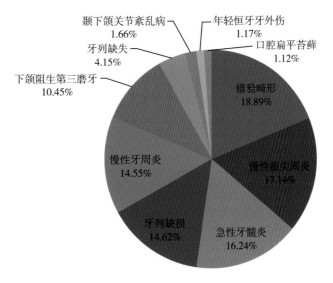

图 2-45 山西省口腔门诊 10 个重点病种患者人次构成比

2. **2017 年重点技术工作量统计** 在山西省的 78 家医疗机构中,2017 年门诊 9 个重点技术患者服务总量 288 876 人次,按照门诊就诊人次排序,排名前 5 位的技术依次为根管治疗术、牙周洁治术、烤瓷冠修复技术、阻生牙拔除术、错𬌗畸形矫治术(表 2-127,图 2-46)。

表 2-127 2017 年山西省口腔门诊 9 个重点技术在不同医疗机构中的年平均就诊人次比较

重点技术	三级公立 (22 家)	二级公立 (52 家)	二级民营 (4 家)	平均值 (78 家)
根管治疗术	2237.36	740.73	2287.00	1242.15
牙周洁治术	1010.23	301.40	3024.75	640.99
烤瓷冠修复技术	671.00	222.71	2661.25	474.21
阻生牙拔除术	682.41	193.21	924.50	368.69
错𬌗畸形矫治术	975.77	39.04	526.50	328.24
可摘局部义齿修复技术	534.41	120.37	1265.00	295.85
慢性牙周炎系统治疗	452.73	119.19	830.75	249.76
全口义齿修复技术	100.36	33.00	230.75	62.14
种植体植入术	82.77	9.92	225.25	41.51
合计	6747.05	1779.58	11 975.75	3703.54

(二)口腔住院医疗质量数据统计

1. **2017 年重点病种数据统计** 在山西省的 22 家医疗机构中,2017 年住院共治疗 6 个重点病种患者 1137 例。按照平均出院患者例数排序,排名前 3 位的病种依次为口腔颌面部间隙感染、腮腺良性肿瘤、上颌骨骨折。其中舌癌平均住院日最长,先天性唇裂平均住院日最短。舌癌平均住院费用最高,先天性唇裂平均住院费用最低(表 2-128)。

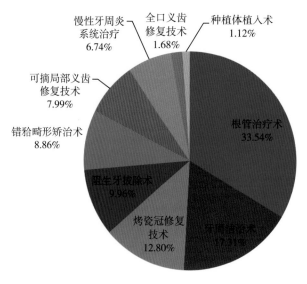

图 2-46　山西省口腔门诊 9 个重点技术患者人次构成比

表 2-128　2017 年山西省口腔住院 6 个重点病种的 3 项质控指标年平均值比较

重点病种	平均出院患者例数	平均住院日 / 天	平均住院费用 / 元
口腔颌面部间隙感染	23.00	11.80	9169.98
腮腺良性肿瘤	14.55	9.70	10 081.38
上颌骨骨折	7.23	12.97	24 085.06
牙颌面畸形	3.68	11.03	10 086.63
舌癌	1.82	23.75	28 761.36
先天性唇裂	1.41	7.37	5195.36

2. **2017 年重点手术及操作数据统计**　在山西省的 22 家医疗机构中,2017 年住院共治疗 7 个重点手术及操作患者 627 例。按照平均手术例数排序,排名前 3 位的手术及操作依次为腮腺肿物切除 + 面神经解剖术、口腔颌面部肿瘤切除整复术、唇裂修复术。其中游离腓骨复合组织瓣移植术平均住院日最长,唇裂修复术平均住院日最短。舌癌扩大切除术 + 颈淋巴清扫术平均住院费用最高,唇裂修复术平均住院费用最低(表 2-129)。

表 2-129　2017 年山西省口腔住院 7 个重点手术及操作的 3 项质控指标年平均值比较

重点手术及操作	平均手术例数	平均住院日 / 天	平均住院费用 / 元
腮腺肿物切除 + 面神经解剖术	19.14	10.10	11 424.63
口腔颌面部肿瘤切除整复术	4.00	13.02	16 431.36
唇裂修复术	3.32	9.11	8206.05
舌癌扩大切除术 + 颈淋巴清扫术	1.41	26.50	49 308.41
游离腓骨复合组织瓣移植术	0.55	29.00	36 097.58
牙颌面畸形矫正术:上颌 Le Fort I 型截骨术 + 双侧下颌升支劈开截骨术	0.05	—	—
放射性粒子组织间植入术	0.05	26.00	27 254.00

（三）2016—2017年医疗质量数据比较（表2-130）

表2-130 山西省4家医疗机构口腔门诊重点病种、重点技术在不同年份中的年服务量构成比比较

分类	质控指标	2017年/%	2016年/%	增量/%	变化趋势
门诊重点病种	颞下颌关节紊乱病	0.18	0.16	0.02	↑
	下颌阻生第三磨牙	7.21	5.94	1.27	↑
	急性牙髓炎	9.79	19.60	−9.81	↓
	慢性根尖周炎	8.15	11.63	−3.48	↓
	慢性牙周炎	12.04	11.09	0.96	↑
	年轻恒牙牙外伤	0.34	0.31	0.02	↑
	口腔扁平苔藓	0.44	0.15	0.29	↑
	牙列缺损	17.39	8.89	8.49	↑
	牙列缺失	2.48	13.05	−10.57	↓
	错𬌗畸形	41.98	29.18	12.81	↑
门诊重点技术	阻生牙拔除术	7.77	7.27	0.49	↑
	根管治疗术	26.93	22.16	4.77	↑
	牙周洁治术	22.04	20.03	2.01	↑
	慢性牙周炎系统治疗	5.86	8.31	−2.45	↓
	烤瓷冠修复技术	17.77	8.18	9.59	↑
	可摘局部义齿修复技术	10.96	9.16	1.80	↑
	全口义齿修复技术	1.39	1.74	−0.35	↓
	错𬌗畸形矫治术	5.29	21.10	−15.81	↓
	种植体植入术	1.99	2.04	−0.05	↓

二十四、陕 西 省

（一）口腔门诊工作量统计

1. 2017年重点病种工作量统计 在陕西省的90家医疗机构中，2017年门诊共治疗10个重点病种患者722 935人次，按门诊就诊人次排序，排名前5位的病种依次为慢性根尖周炎、牙列缺损、急性牙髓炎、慢性牙周炎、错𬌗畸形（表2-131，图2-47）。

表2-131 2017年陕西省口腔门诊10个重点病种在不同医疗机构中的年平均就诊人次比较

重点病种	三级公立（19家）	三级民营（2家）	二级公立（63家）	二级民营（6家）	平均值（90家）
慢性根尖周炎	3303.47	4608.00	971.87	868.67	1538.02
牙列缺损	4558.47	563.50	574.25	604.33	1417.13
急性牙髓炎	2606.16	3780.00	1000.70	946.00	1397.74
慢性牙周炎	3162.79	1956.50	601.84	379.50	1157.77

续表

重点病种	三级公立 (19家)	三级民营 (2家)	二级公立 (63家)	二级民营 (6家)	平均值 (90家)
错殆畸形	4171.47	144.50	245.60	49.00	1059.04
下颌阻生第三磨牙	2373.21	1548.50	432.16	352.67	861.44
牙列缺失	409.84	205.00	267.57	423.00	306.58
颞下颌关节紊乱病	358.79	72.50	53.44	13.17	115.64
年轻恒牙牙外伤	236.21	65.50	64.03	107.50	103.31
口腔扁平苔藓	262.74	—	28.24	10.33	75.92
合计	21 443.16	12 944.00	4239.71	3754.17	8032.61

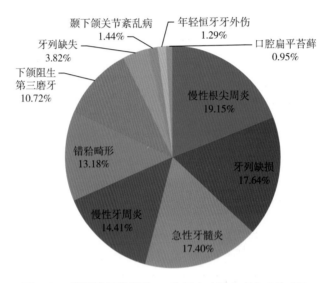

图 2-47 陕西省口腔门诊 10 个重点病种患者人次构成比

2. **2017 年重点技术工作量统计** 在陕西省的 90 家医疗机构中,2017 年门诊 9 个重点技术患者服务总量 645 295 人次,按照门诊就诊人次排序,排名前 5 位的技术依次为根管治疗术、牙周洁治术、阻生牙拔除术、错殆畸形矫治术、可摘局部义齿修复技术(表 2-132,图 2-48)。

表 2-132 2017 年陕西省口腔门诊 9 个重点技术在不同医疗机构中的年平均就诊人次比较

重点技术	三级公立 (19家)	三级民营 (2家)	二级公立 (63家)	二级民营 (6家)	平均值 (90家)
根管治疗术	5515.00	7611.50	1700.86	1000.67	2590.73
牙周洁治术	2495.58	1894.00	478.06	217.50	918.08
阻生牙拔除术	2460.42	1506.00	466.03	164.17	890.06
错殆畸形矫治术	3538.53	74.50	115.35	40.00	832.09
可摘局部义齿修复技术	2386.47	375.50	287.32	282.50	732.11
烤瓷冠修复技术	1924.95	973.00	337.35	307.50	684.64
慢性牙周炎系统治疗	1002.53	460.00	138.08	101.50	325.29
全口义齿修复技术	236.79	18.50	145.92	109.50	159.84
种植体植入术	112.26	66.00	14.67	25.00	37.10
合计	19 672.53	12 979.00	3683.63	2248.33	7169.94

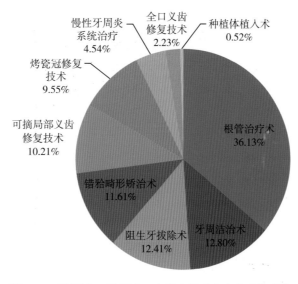

图 2-48　陕西省口腔门诊 9 个重点技术患者人次构成比

（二）口腔住院医疗质量数据统计

1. **2017 年重点病种数据统计**　在陕西省的 16 家医疗机构中，2017 年住院共治疗 6 个重点病种患者 1442 例。按照平均出院患者例数排序，排名前 3 位的病种依次为腮腺良性肿瘤、口腔颌面部间隙感染、上颌骨骨折。其中舌癌平均住院日最长，先天性唇裂平均住院日最短。牙颌面畸形平均住院费用最高，口腔颌面部间隙感染平均住院费用最低（表 2-133）。

表 2-133　2017 年陕西省口腔住院 6 个重点病种的 3 项质控指标年平均值比较

重点病种	平均出院患者例数	平均住院日 / 天	平均住院费用 / 元
腮腺良性肿瘤	28.50	10.33	9797.54
口腔颌面部间隙感染	23.81	11.20	8024.84
上颌骨骨折	21.75	14.67	20 884.81
先天性唇裂	11.19	9.68	9099.72
舌癌	3.56	22.36	23 333.94
牙颌面畸形	1.31	12.53	30 389.27

2. **2017 年重点手术及操作数据统计**　在陕西省的 16 家医疗机构中，2017 年住院共治疗 7 个重点手术及操作患者 857 例。按照平均手术例数排序，排名前 3 位的手术及操作依次为腮腺肿物切除 + 面神经解剖术、唇裂修复术、口腔颌面部肿瘤切除整复术。其中游离腓骨复合组织瓣移植术平均住院日最长，唇裂修复术平均住院日最短。游离腓骨复合组织瓣移植术平均住院费用最高，唇裂修复术平均住院费用最低（表 2-134）。

表 2-134　2017 年陕西省口腔住院 7 个重点手术及操作的 3 项质控指标年平均值比较

重点手术及操作	平均手术例数	平均住院日 / 天	平均住院费用 / 元
腮腺肿物切除 + 面神经解剖术	34.81	11.06	11 728.99
唇裂修复术	11.50	9.81	9529.33
口腔颌面部肿瘤切除整复术	4.50	13.63	31 644.92
舌癌扩大切除术 + 颈淋巴清扫术	1.88	22.04	29 820.43

续表

重点手术及操作	平均手术例数	平均住院日/天	平均住院费用/元
牙颌面畸形矫正术:上颌 Le Fort I 型截骨术+双侧下颌升支劈开截骨术	0.75	17.00	47 789.18
游离腓骨复合组织瓣移植术	0.13	28.00	67 610.00
放射性粒子组织间植入术	—	—	—

（三）2016—2017 年医疗质量数据比较（表 2-135，表 2-136）

表 2-135　陕西省 3 家医疗机构口腔门诊重点病种、重点技术在不同年份中的年服务量构成比比较

分类	质控指标	2017 年/%	2016 年/%	增量/%	变化趋势
门诊重点病种	颞下颌关节紊乱病	1.33	2.30	-0.97	↓
	下颌阻生第三磨牙	10.24	7.81	2.43	↑
	急性牙髓炎	6.31	3.71	2.61	↑
	慢性根尖周炎	11.78	13.52	-1.74	↓
	慢性牙周炎	12.95	20.15	-7.21	↓
	年轻恒牙牙外伤	0.38	0.53	-0.15	↓
	口腔扁平苔藓	0.48	0.67	-0.19	↓
	牙列缺损	26.05	7.88	18.17	↑
	牙列缺失	0.91	1.55	-0.64	↓
	错𬌗畸形	29.58	41.90	-12.32	↓
门诊重点技术	阻生牙拔除术	10.42	8.37	2.05	↑
	根管治疗术	17.91	9.90	8.01	↑
	牙周洁治术	15.03	22.35	-7.32	↓
	慢性牙周炎系统治疗	7.06	8.65	-1.60	↓
	烤瓷冠修复技术	8.97	2.83	6.13	↑
	可摘局部义齿修复技术	15.77	2.87	12.89	↑
	全口义齿修复技术	0.58	0.88	-0.30	↓
	错𬌗畸形矫治术	23.61	43.11	-19.50	↓
	种植体植入术	0.66	1.02	-0.37	↓

表 2-136　陕西省 2 家医疗机构口腔住院重点病种、重点手术及操作在不同年份中的年服务量构成比比较

分类	质控指标	2017 年/%	2016 年/%	增量/%	变化趋势
住院重点病种	先天性唇裂	39.45	40.47	-1.02	↓
	腮腺良性肿瘤	29.36	24.75	4.61	↑
	舌癌	6.73	6.35	0.37	↑
	牙颌面畸形	4.89	7.36	-2.46	↓
	上颌骨骨折	7.34	8.70	-1.36	↓
	口腔颌面部间隙感染	12.23	12.37	-0.14	↓

续表

分类	质控指标	2017 年 /%	2016 年 /%	增量 /%	变化趋势
住院重点手术及操作	唇裂修复术	43.06	82.88	−39.82	↓
	腮腺肿物切除 + 面神经解剖术	44.44	2.05	42.39	↑
	舌癌扩大切除术 + 颈淋巴清扫术	4.86	5.48	−0.62	↓
	口腔颌面部肿瘤切除整复术	3.47	2.74	0.73	↑
	牙颌面畸形矫正术：上颌 Le Fort I 型截骨术 + 双侧下颌升支劈开截骨术	4.17	6.85	−2.68	↓
	放射性粒子组织间植入术	0.00	0.00	0.00	—
	游离腓骨复合组织瓣移植术	0.00	0.00	0.00	—

二十五、上 海 市

（一）口腔门诊工作量统计

1. **2017 年重点病种工作量统计** 在上海市的 59 家医疗机构中，2017 年门诊共治疗 10 个重点病种患者 1 722 688 人次，按门诊就诊人次排序，排名前 5 位的病种依次为慢性牙周炎、慢性根尖周炎、急性牙髓炎、牙列缺损、下颌阻生第三磨牙（表 2-137，图 2-49）。

表 2-137　2017 年上海市口腔门诊 10 个重点病种在不同医疗机构中的年平均就诊人次比较

重点病种	三级公立（18 家）	二级公立（40 家）	二级民营（1 家）	平均值（59 家）
慢性牙周炎	14 274.83	3399.05	5.00	6659.56
慢性根尖周炎	9820.72	2837.95	6.00	4920.29
急性牙髓炎	7548.89	3306.50	5.00	4544.83
牙列缺损	9133.06	2039.80	15.00	4169.53
下颌阻生第三磨牙	10 330.11	1486.25	312.00	4164.47
错𬌗畸形	7533.33	244.28	20.00	2464.25
颞下颌关节紊乱病	2220.67	158.50	—	784.95
口腔扁平苔藓	2305.67	33.93	—	726.42
牙列缺失	1190.28	311.23	10.00	574.31
年轻恒牙牙外伤	401.00	99.05	—	189.49
合计	64 758.56	13 916.53	373.00	29 198.10

2. **2017 年重点技术工作量统计** 在上海市的 59 家医疗机构中，2017 年门诊 9 个重点技术患者服务总量 1 407 592 人次，按照门诊就诊人次排序，排名前 5 位的技术依次为根管治疗术、牙周洁治术、阻生牙拔除术、烤瓷冠修复技术、错𬌗畸形矫治术（表 2-138，图 2-50）。

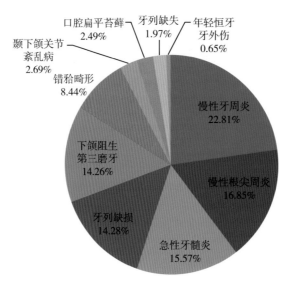

图 2-49 上海市口腔门诊 10 个重点病种患者人次构成比

表 2-138 2017 年上海市口腔门诊 9 个重点技术在不同医疗机构中的年平均就诊人次比较

重点技术	三级公立 （18 家）	二级公立 （40 家）	二级民营 （1 家）	平均值 （59 家）
根管治疗术	19 650.28	5187.33	20.00	9512.17
牙周洁治术	8517.72	1665.15	808.00	3741.24
阻生牙拔除术	7173.89	1646.63	8.00	3305.14
烤瓷冠修复技术	3671.89	1078.55	6.00	1851.56
错𬌗畸形矫治术	5281.06	151.68	15.00	1714.25
可摘局部义齿修复技术	3327.44	854.48	10.00	1594.63
慢性牙周炎系统治疗	3216.50	814.33	5.00	1533.47
全口义齿修复技术	624.22	200.08	8.00	326.22
种植体植入术	733.72	81.08	—	278.81
合计	52 196.72	11 679.28	880.00	23 857.49

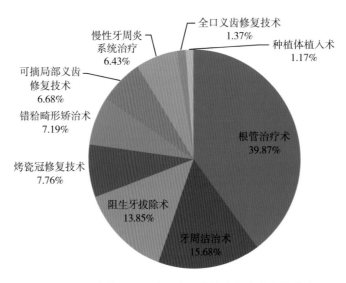

图 2-50 上海市口腔门诊 9 个重点技术患者人次构成比

（二）口腔住院医疗质量数据统计

1. **2017 年重点病种数据统计** 在上海市的 11 家医疗机构中,2017 年住院共治疗 6 个重点病种患者 4070 例。按照平均出院患者例数排序,排名前 3 位的病种依次为牙颌面畸形、腮腺良性肿瘤、舌癌。其中 舌癌平均住院日最长,牙颌面畸形平均住院日最短。舌癌平均住院费用最高,口腔颌面部间隙感染平均 住院费用最低(表 2-139)。

表 2-139 2017 年上海市口腔住院 6 个重点病种的 3 项质控指标年平均值比较

重点病种	平均出院患者例数	平均住院日 / 天	平均住院费用 / 元
牙颌面畸形	195.73	6.25	41 310.87
腮腺良性肿瘤	69.64	7.34	19 847.95
舌癌	39.91	13.19	71 749.71
先天性唇裂	31.00	7.11	14 826.42
上颌骨骨折	28.27	6.63	28 573.98
口腔颌面部间隙感染	5.45	7.70	13 946.74

2. **2017 年重点手术及操作数据统计** 在上海市的 11 家医疗机构中,2017 年住院共治疗 7 个重点手术及操作患者 3986 例。按照平均手术例数排序,排名前 3 位的手术及操作依次为腮腺肿物切除 + 面神经解剖术、牙颌面畸形矫正术:上颌 Le Fort I 型截骨术 + 双侧下颌升支劈开截骨术、口腔颌面部肿瘤切除整复术。其中游离腓骨复合组织瓣移植术平均住院日最长,牙颌面畸形矫正术:上颌 Le Fort I 型截骨术 + 双侧下颌升支劈开截骨术平均住院日最短。游离腓骨复合组织瓣移植术平均住院费用最高,唇裂修复术平均住院费用最低(表 2-140)。

表 2-140 2017 年上海市口腔住院 7 个重点手术及操作的 3 项质控指标年平均值比较

重点手术及操作	平均手术例数	平均住院日 / 天	平均住院费用 / 元
腮腺肿物切除 + 面神经解剖术	121.09	7.76	25 324.85
牙颌面畸形矫正术:上颌 Le Fort I 型截骨术 + 双侧下颌升支劈开截骨术	69.00	7.32	64 432.75
口腔颌面部肿瘤切除整复术	66.82	13.65	75 133.07
游离腓骨复合组织瓣移植术	57.00	17.83	110 880.82
唇裂修复术	25.64	8.04	16 223.83
舌癌扩大切除术 + 颈淋巴清扫术	22.82	15.09	88 345.06
放射性粒子组织间植入术	—	—	—

（三）2016—2017 年医疗质量数据比较(表 2-141,表 2-142)

表 2-141 上海市 5 家医疗机构口腔门诊重点病种、重点技术在不同年份中的年服务量构成比比较

分类	质控指标	2017 年 /%	2016 年 /%	增量 /%	变化趋势
门诊重点病种	颞下颌关节紊乱病	0.19	0.13	0.07	↑
	下颌阻生第三磨牙	11.67	8.06	3.61	↑
	急性牙髓炎	7.01	10.68	−3.67	↓
	慢性根尖周炎	12.69	15.41	−2.73	↓

分类	质控指标	2017 年 /%	2016 年 /%	增量 /%	变化趋势
门诊重点技术	慢性牙周炎	36.81	33.58	3.23	↑
	年轻恒牙牙外伤	0.03	0.17	−0.15	↓
	口腔扁平苔藓	0.13	0.19	−0.06	↓
	牙列缺损	21.26	26.76	−5.50	↓
	牙列缺失	2.92	3.29	−0.36	↓
	错殆畸形	7.28	1.72	5.56	↑
	阻生牙拔除术	16.22	17.73	−1.51	↓
	根管治疗术	33.91	35.05	−1.14	↓
	牙周洁治术	23.61	21.90	1.72	↑
	慢性牙周炎系统治疗	13.45	11.10	2.35	↑
	烤瓷冠修复技术	4.83	5.77	−0.94	↓
	可摘局部义齿修复技术	5.46	6.66	−1.20	↓
	全口义齿修复技术	0.86	0.70	0.17	↑
	错殆畸形矫治术	1.07	0.57	0.50	↑
	种植体植入术	0.59	0.52	0.07	↑

表 2-142 上海市 1 家医疗机构口腔住院重点病种、重点手术及操作在不同年份中的年服务量构成比比较

分类	质控指标	2017 年 /%	2016 年 /%	增量 /%	变化趋势
住院重点病种	先天性唇裂	0.00	1.79	−1.79	↓
	腮腺良性肿瘤	33.33	0.00	33.33	↑
	舌癌	5.56	10.71	−5.16	↓
	牙颌面畸形	51.39	82.14	−30.75	↓
	上颌骨骨折	4.17	0.00	4.17	↑
	口腔颌面部间隙感染	5.56	5.36	0.20	↑
住院重点手术及操作	唇裂修复术	0.00	4.76	−4.76	↓
	腮腺肿物切除 + 面神经解剖术	17.86	64.29	−46.43	↓
	舌癌扩大切除术 + 颈淋巴清扫术	0.00	1.19	−1.19	↓
	口腔颌面部肿瘤切除整复术	25.00	5.95	19.05	↑
	牙颌面畸形矫正术:上颌 Le FortⅠ型截骨术 + 双侧下颌升支劈开截骨术	46.43	22.62	23.81	↑
	放射性粒子组织间植入术	0.00	0.00	0.00	——
	游离腓骨复合组织瓣移植术	10.71	1.19	9.52	↑

二十六、四 川 省

(一)口腔门诊工作量统计

1. 2017 年重点病种工作量统计 在四川省的 160 家医疗机构中,2017 年门诊共治疗 10 个重点病种

患者 2 342 713 人次,按门诊就诊人次排序,排名前 5 位的病种依次为慢性根尖周炎、急性牙髓炎、下颌阻生第三磨牙、慢性牙周炎、牙列缺损(表 2-143,图 2-51)。

表 2-143　2017 年四川省口腔门诊 10 个重点病种在不同医疗机构中的年平均就诊人次比较

重点病种	三级公立 (70 家)	三级民营 (1 家)	二级公立 (78 家)	二级民营 (11 家)	平均值 (160 家)
慢性根尖周炎	7413.39	198.00	885.47	849.64	3734.68
急性牙髓炎	6471.97	287.00	893.55	1182.55	3350.19
下颌阻生第三磨牙	5312.97	918.00	388.10	246.91	2536.34
慢性牙周炎	2504.31	235.00	740.14	779.82	1511.54
牙列缺损	2533.89	400.00	709.86	467.00	1489.24
错𬌗畸形	2149.10	265.00	206.92	2526.09	1216.43
牙列缺失	400.69	300.00	192.56	156.27	281.79
口腔扁平苔藓	508.74	—	39.15	22.18	243.19
颞下颌关节紊乱病	393.50	—	46.41	13.55	195.71
年轻恒牙牙外伤	117.06	—	55.31	68.09	82.86
合计	27 805.61	2603.00	4157.49	6312.09	14 641.96

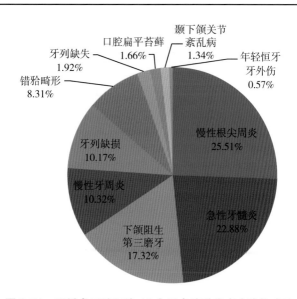

图 2-51　四川省口腔门诊 10 个重点病种患者人次构成比

2. **2017 年重点技术工作量统计**　在四川省的 160 家医疗机构中,2017 年门诊 9 个重点技术患者服务总量 1 673 946 人次,按照门诊就诊人次排序,排名前 5 位的技术依次为根管治疗术、阻生牙拔除术、牙周洁治术、烤瓷冠修复技术、错𬌗畸形矫治术(表 2-144,图 2-52)。

表 2-144　四川省口腔门诊 9 个重点技术在不同医疗机构中的年平均就诊人次比较

重点技术	三级公立 (70 家)	三级民营 (1 家)	二级公立 (78 家)	二级民营 (11 家)	平均值 (160 家)
根管治疗术	9249.43	865.00	1375.33	1608.00	4833.06
阻生牙拔除术	3612.34	788.00	509.29	482.55	1866.78
牙周洁治术	1599.40	681.00	388.35	667.91	939.23

续表

重点技术	三级公立 （70 家）	三级民营 （1 家）	二级公立 （78 家）	二级民营 （11 家）	平均值 （160 家）
烤瓷冠修复技术	1434.09	200.00	366.90	542.36	844.81
错𬌗畸形矫治术	1287.30	50.00	163.77	2260.91	798.78
可摘局部义齿修复技术	780.93	300.00	301.60	212.45	505.17
慢性牙周炎系统治疗	919.53	100.00	149.14	418.64	504.41
全口义齿修复技术	104.37	100.00	85.00	105.45	94.98
种植体植入术	146.26	300.00	9.27	66.45	74.95
合计	19 133.64	3384.00	3348.65	6364.73	10 462.16

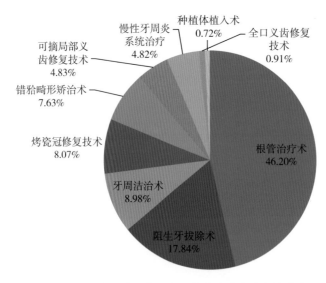

图 2-52　四川省口腔门诊 9 个重点技术患者人次构成比

（二）口腔住院医疗质量数据统计

1. 2017 年重点病种数据统计　在四川省的 27 家医疗机构中,2017 年住院共治疗 6 个重点病种患者 3950 例。按照平均出院患者例数排序,排名前 3 位的病种依次为口腔颌面部间隙感染、腮腺良性肿瘤、先天性唇裂。其中舌癌平均住院日最长,先天性唇裂平均住院日最短。牙颌面畸形平均住院费用最高,先天性唇裂平均住院费用最低(表 2-145)。

表 2-145　2017 年四川省口腔住院 6 个重点病种的 3 项质控指标年平均值比较

重点病种	平均出院患者例数	平均住院日 / 天	平均住院费用 / 元
口腔颌面部间隙感染	46.74	8.91	8847.63
腮腺良性肿瘤	30.56	8.95	14 650.40
先天性唇裂	24.04	7.20	7725.07
上颌骨骨折	17.74	11.94	32 654.03
舌癌	13.63	14.78	36 669.39
牙颌面畸形	13.59	10.58	43 475.11

2. **2017 年重点手术及操作数据统计**　在四川省的 27 家医疗机构中,2017 年住院共治疗 7 个重点手术及操作患者 2599 例。按照平均手术例数排序,排名前 3 位的手术及操作依次为腮腺肿物切除 + 面神经解剖术、口腔颌面部肿瘤切除整复术、唇裂修复术。其中舌癌扩大切除术 + 颈淋巴清扫术平均住院日最长,唇裂修复术平均住院日最短。牙颌面畸形矫正术:上颌 Le Fort I 型截骨术 + 双侧下颌升支劈开截骨术平均住院费用最高,唇裂修复术平均住院费用最低(表 2-146)。

表 2-146　2017 年四川省口腔住院 7 个重点手术及操作的 3 项质控指标年平均值比较

重点手术及操作	平均手术例数	平均住院日 / 天	平均住院费用 / 元
腮腺肿物切除 + 面神经解剖术	37.15	9.76	13 910.44
口腔颌面部肿瘤切除整复术	22.26	13.40	35 503.75
唇裂修复术	16.74	7.68	8700.75
游离腓骨复合组织瓣移植术	7.85	14.21	42 969.14
舌癌扩大切除术 + 颈淋巴清扫术	7.70	17.81	53 530.04
牙颌面畸形矫正术:上颌 Le Fort I 型截骨术 + 双侧下颌升支劈开截骨术	4.37	10.34	59 998.60
放射性粒子组织间植入术	0.19	11.80	28 675.30

(三) 2016—2017 年医疗质量数据比较(表 2-147,表 2-148)

表 2-147　四川省 4 家医疗机构口腔门诊重点病种、重点技术在不同年份中的年服务量构成比比较

分类	质控指标	2017 年 /%	2016 年 /%	增量 /%	变化趋势
门诊重点病种	颞下颌关节紊乱病	2.75	1.07	1.68	↑
	下颌阻生第三磨牙	10.74	12.13	−1.39	↓
	急性牙髓炎	4.60	2.66	1.95	↑
	慢性根尖周炎	12.96	5.95	7.01	↑
	慢性牙周炎	15.75	7.57	8.19	↑
	年轻恒牙牙外伤	0.53	0.35	0.18	↑
	口腔扁平苔藓	4.44	5.23	−0.80	↓
	牙列缺损	10.41	22.55	−12.15	↓
	牙列缺失	0.60	4.09	−3.48	↓
	错𬌗畸形	37.21	38.40	−1.19	↓
门诊重点技术	阻生牙拔除术	14.02	8.57	5.45	↑
	根管治疗术	18.51	10.94	7.57	↑
	牙周洁治术	15.56	9.05	6.51	↑
	慢性牙周炎系统治疗	13.00	4.55	8.45	↑
	烤瓷冠修复技术	7.76	7.30	0.46	↑
	可摘局部义齿修复技术	4.63	5.49	−0.86	↓
	全口义齿修复技术	0.36	1.34	−0.99	↓
	错𬌗畸形矫治术	23.60	50.91	−27.31	↓
	种植体植入术	2.56	1.85	0.71	↑

表 2-148 四川省 2 家医疗机构口腔住院重点病种、重点手术及操作在不同年份中的年服务量构成比比较

分类	质控指标	2017 年 /%	2016 年 /%	增量 /%	变化趋势
住院重点病种	先天性唇裂	36.24	36.57	−0.33	↓
	腮腺良性肿瘤	14.85	18.61	−3.76	↓
	舌癌	12.75	12.06	0.70	↑
	牙颌面畸形	23.81	21.12	2.69	↑
	上颌骨骨折	0.40	0.57	−0.16	↓
	口腔颌面部间隙感染	11.95	11.08	0.86	↑
住院重点手术及操作	唇裂修复术	41.61	64.74	−23.13	↓
	腮腺肿物切除 + 面神经解剖术	22.52	20.09	2.43	↑
	舌癌扩大切除术 + 颈淋巴清扫术	7.95	4.22	3.72	↑
	口腔颌面部肿瘤切除整复术	9.82	3.53	6.29	↑
	牙颌面畸形矫正术:上颌 Le Fort I 型截骨术 + 双侧下颌升支劈开截骨术	10.71	5.86	4.84	↑
	放射性粒子组织间植入术	0.00	0.00	0.00	—
	游离腓骨复合组织瓣移植术	7.40	1.55	5.84	↑

二十七、天 津 市

(一)口腔门诊工作量统计

1. 2017 年重点病种工作量统计　在天津市的 35 家医疗机构中,2017 年门诊共治疗 10 个重点病种患者 630 138 人次,按门诊就诊人次排序,排名前 5 位的病种依次为慢性牙周炎、慢性根尖周炎、下颌阻生第三磨牙、急性牙髓炎、牙列缺损(表 2-149,图 2-53)。

表 2-149 2017 年天津市口腔门诊 10 个重点病种在不同医疗机构中的年平均就诊人次比较

重点病种	三级公立(21 家)	二级公立(9 家)	二级民营(5 家)	平均值(35 家)
慢性牙周炎	6951.81	5423.00	688.80	5663.97
慢性根尖周炎	4029.14	3522.22	372.80	3376.46
下颌阻生第三磨牙	3497.57	1038.11	175.60	2390.57
急性牙髓炎	2451.24	3185.44	226.00	2322.14
牙列缺损	1384.24	2832.33	214.80	1589.54
错𬌗畸形	1344.19	1726.22	76.00	1261.26
牙列缺失	357.81	1273.78	77.60	553.31
口腔扁平苔藓	570.14	52.89	0.60	355.77
颞下颌关节紊乱病	379.90	113.00	0.60	257.09
年轻恒牙牙外伤	368.71	39.56	17.00	233.83
合计	21 334.76	19 206.56	1849.80	18 003.94

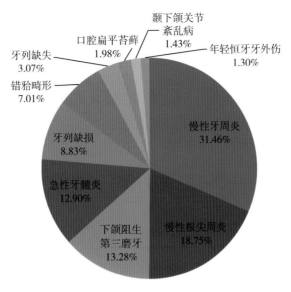

图 2-53　天津市口腔门诊 10 个重点病种患者人次构成比

2. **2017 年重点技术工作量统计**　在天津市的 35 家医疗机构中,2017 年门诊 9 个重点技术患者服务总量 548 129 人次,按照门诊就诊人次排序,排名前 5 位的技术依次为根管治疗术、牙周洁治术、慢性牙周炎系统治疗、阻生牙拔除术、错𬌗畸形矫治术(表 2-150,图 2-54)。

表 2-150　2017 年天津市口腔门诊 9 个重点技术在不同医疗机构中的年平均就诊人次比较

重点技术	三级公立 (21 家)	二级公立 (9 家)	二级民营 (5 家)	平均值 (35 家)
根管治疗术	7096.62	4758.44	607.00	5568.29
牙周洁治术	4789.14	2118.67	815.00	3534.71
慢性牙周炎系统治疗	2857.00	776.33	89.00	1926.54
阻生牙拔除术	1995.00	877.89	270.40	1461.37
错𬌗畸形矫治术	1049.14	1520.67	68.20	1030.26
烤瓷冠修复技术	959.62	981.67	135.00	847.49
可摘局部义齿修复技术	676.90	1167.89	105.80	721.57
全口义齿修复技术	185.19	1195.00	13.00	420.26
种植体植入术	203.52	44.22	118.00	150.34
合计	19 812.14	13 440.78	2221.40	15 660.83

(二)口腔住院医疗质量数据统计

1. **2017 年重点病种数据统计**　在天津市的 10 家医疗机构中,2017 年住院共治疗 6 个重点病种患者 897 例。按照平均出院患者例数排序,排名前 3 位的病种依次为腮腺良性肿瘤、牙颌面畸形、口腔颌面部间隙感染。其中舌癌平均住院日最长,先天性唇裂平均住院日最短。上颌骨骨折平均住院费用最高,口腔颌面部间隙感染平均住院费用最低(表 2-151)。

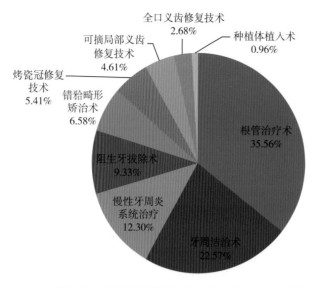

图 2-54　天津市口腔门诊 9 个重点技术患者人次构成比

表 2-151　2017 年天津市口腔住院 6 个重点病种的 3 项质控指标年平均值比较

重点病种	平均出院患者例数	平均住院日/天	平均住院费用/元
腮腺良性肿瘤	33.90	9.51	16 931.03
牙颌面畸形	16.50	12.00	32 357.67
口腔颌面部间隙感染	14.30	8.55	7648.49
上颌骨骨折	10.10	12.38	35 053.78
先天性唇裂	7.60	7.00	8743.39
舌癌	7.30	13.72	20 442.83

2. 2017 年重点手术及操作数据统计　在天津市的 10 家医疗机构中,2017 年住院共治疗 7 个重点手术及操作患者 515 例。按照平均手术例数排序,排名前 3 位的手术及操作依次为腮腺肿物切除 + 面神经解剖术、唇裂修复术、口腔颌面部肿瘤切除整复术。其中口腔颌面部肿瘤切除整复术平均住院日最长,放射性粒子组织间植入术平均住院日最短。舌癌扩大切除术 + 颈淋巴清扫术平均住院费用最高,唇裂修复术平均住院费用最低(表 2-152)。

表 2-152　2017 年天津市口腔住院 7 个重点手术及操作的 3 项质控指标年平均值比较

重点手术及操作	平均手术例数	平均住院日/天	平均住院费用/元
腮腺肿物切除 + 面神经解剖术	37.10	9.56	14 133.05
唇裂修复术	7.10	9.00	12 356.38
口腔颌面部肿瘤切除整复术	5.30	20.94	36 271.52
舌癌扩大切除术 + 颈淋巴清扫术	1.70	20.29	39 819.07
放射性粒子组织间植入术	0.30	8.70	33 630.00
牙颌面畸形矫正术:上颌 Le Fort I 型截骨术 + 双侧下颌升支劈开截骨术	—	—	—
游离腓骨复合组织瓣移植术	—	—	—

（三）2016—2017 年医疗质量数据比较（表 2-153，表 2-154）

表 2-153　天津市 1 家医疗机构口腔门诊重点病种、重点技术在不同年份中的年服务量构成比比较

分类	质控指标	2017 年 /%	2016 年 /%	增量 /%	变化趋势
门诊重点病种	颞下颌关节紊乱病	0.79	0.79	0.00	—
	下颌阻生第三磨牙	24.92	25.27	−0.35	↓
	急性牙髓炎	3.70	3.64	0.06	↑
	慢性根尖周炎	13.45	13.41	0.04	↑
	慢性牙周炎	43.55	42.86	0.69	↑
	年轻恒牙牙外伤	3.25	3.53	−0.28	↓
	口腔扁平苔藓	5.47	5.69	−0.21	↓
	牙列缺损	2.82	2.74	0.08	↑
	牙列缺失	0.72	0.82	−0.11	↓
	错𬌗畸形	1.34	1.26	0.08	↑
门诊重点技术	阻生牙拔除术	8.62	7.47	1.16	↑
	根管治疗术	24.83	20.09	4.73	↑
	牙周洁治术	40.28	35.93	4.36	↑
	慢性牙周炎系统治疗	18.52	17.63	0.89	↑
	烤瓷冠修复技术	2.19	2.07	0.12	↑
	可摘局部义齿修复技术	1.09	0.94	0.16	↑
	全口义齿修复技术	0.72	0.53	0.19	↑
	错𬌗畸形矫治术	1.97	13.00	−11.03	↓
	种植体植入术	1.78	2.36	−0.58	↓

表 2-154　天津市 1 家医疗机构口腔住院重点病种、重点手术及操作在不同年份中的年服务量构成比比较

分类	质控指标	2017 年 /%	2016 年 /%	增量 /%	变化趋势
住院重点病种	先天性唇裂	16.20	28.54	−12.34	↓
	腮腺良性肿瘤	28.57	24.10	4.47	↑
	舌癌	10.45	11.42	−0.97	↓
	牙颌面畸形	35.18	26.64	8.54	↑
	上颌骨骨折	4.90	4.02	0.89	↑
	口腔颌面部间隙感染	4.69	5.29	−0.59	↓
住院重点手术及操作	唇裂修复术	24.07	10.92	13.15	↑
	腮腺肿物切除 + 面神经解剖术	54.58	42.82	11.76	↑
	舌癌扩大切除术 + 颈淋巴清扫术	5.08	23.28	−18.19	↓
	口腔颌面部肿瘤切除整复术	16.27	8.05	8.23	↑
	牙颌面畸形矫正术：上颌 Le Fort I 型截骨术 + 双侧下颌升支劈开截骨术	0.00	8.33	−8.33	↓
	放射性粒子组织间植入术	0.00	0.00	0.00	—
	游离腓骨复合组织瓣移植术	0.00	6.61	−6.61	↓

二十八、新疆维吾尔自治区

（一）口腔门诊工作量统计

1. **2017 年重点病种工作量统计**　在新疆维吾尔自治区的 66 家医疗机构中，2017 年门诊共治疗 10 个重点病种患者 334 747 人次，按门诊就诊人次排序，排名前 5 位的病种依次为慢性根尖周炎、急性牙髓炎、慢性牙周炎、牙列缺损、下颌阻生第三磨牙（表 2-155，图 2-55）。

表 2-155　2017 年新疆维吾尔自治区口腔门诊 10 个重点病种在不同医疗机构中的年平均就诊人次比较

重点病种	三级公立（17 家）	二级公立（46 家）	二级民营（3 家）	平均值（66 家）
慢性根尖周炎	2188.35	853.89	191.67	1167.52
急性牙髓炎	1638.65	1003.39	54.00	1123.86
慢性牙周炎	1807.88	441.02	455.00	793.73
牙列缺损	1467.82	526.72	212.67	754.85
下颌阻生第三磨牙	880.24	320.28	131.33	455.92
错𬌗畸形	1467.94	43.67	76.00	412.00
牙列缺失	279.12	195.09	113.33	213.02
颞下颌关节紊乱病	168.88	28.98	1.67	63.77
口腔扁平苔藓	119.47	24.07	—	47.55
年轻恒牙牙外伤	66.71	32.11	3.33	39.71
合计	10 085.06	3469.22	1239.00	5071.92

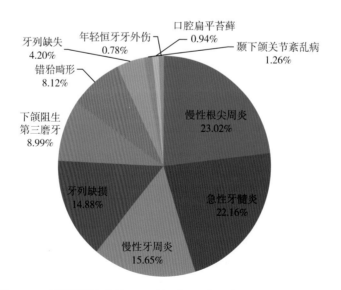

图 2-55　新疆维吾尔自治区口腔门诊 10 个重点病种患者人次构成比

2. **2017 年重点技术工作量统计** 在新疆维吾尔自治区的 66 家医疗机构中,2017 年门诊 9 个重点技术患者服务总量 304 129 人次,按照门诊就诊人次排序,排名前 5 位的技术依次为根管治疗术、牙周洁治术、烤瓷冠修复技术、阻生牙拔除术、错𬌗畸形矫治术(表 2-156,图 2-56)。

表 2-156 2017 年新疆维吾尔自治区口腔门诊 9 个重点技术在不同医疗机构中的年平均就诊人次比较

重点技术	三级公立 (17 家)	二级公立 (46 家)	二级民营 (3 家)	平均值 (66 家)
根管治疗术	3982.35	1342.50	502.33	1984.27
牙周洁治术	1564.71	316.15	548.67	648.32
烤瓷冠修复技术	1128.65	301.11	298.33	514.14
阻生牙拔除术	738.12	305.93	208.33	412.82
错𬌗畸形矫治术	1228.41	18.76	61.00	332.26
慢性牙周炎系统治疗	801.88	145.17	158.33	314.92
可摘局部义齿修复技术	534.35	208.78	83.67	286.95
全口义齿修复技术	147.35	74.74	65.00	93.00
种植体植入术	69.12	3.87	18.33	21.33
合计	10 194.94	2717.02	1944.00	4608.02

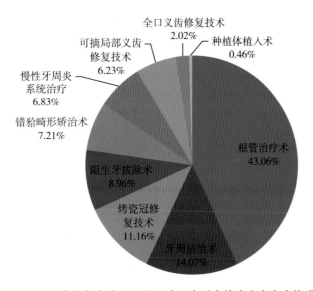

图 2-56 新疆维吾尔自治区口腔门诊 9 个重点技术患者人次构成比

(二)口腔住院医疗质量数据统计

1. **2017 年重点病种数据统计** 在新疆维吾尔自治区的 19 家医疗机构中,2017 年住院共治疗 6 个重点病种患者 2045 例。按照平均出院患者例数排序,排名前 3 位的病种依次为口腔颌面部间隙感染、上颌骨骨折、腮腺良性肿瘤。其中舌癌平均住院日最长,先天性唇裂平均住院日最短。舌癌平均住院费用最高,先天性唇裂平均住院费用最低(表 2-157)。

表 2-157 2017 年新疆维吾尔自治区口腔住院 6 个重点病种的 3 项质控指标年平均值比较

重点病种	平均出院患者例数	平均住院日 / 天	平均住院费用 / 元
口腔颌面部间隙感染	42.11	8.04	7314.34
上颌骨骨折	26.53	11.56	26 799.13
腮腺良性肿瘤	18.79	9.85	13 193.77
先天性唇裂	12.26	6.26	5412.92
牙颌面畸形	4.00	8.94	15 752.21
舌癌	3.95	20.08	38 766.12

2. **2017 年重点手术及操作数据统计** 在新疆维吾尔自治区的 19 家医疗机构中,2017 年住院共治疗 7 个重点手术及操作患者 598 例。按照平均手术例数排序,排名前 3 位的手术及操作依次为腮腺肿物切除 + 面神经解剖术、唇裂修复术、口腔颌面部肿瘤切除整复术。其中舌癌扩大切除术 + 颈淋巴清扫术平均住院日最长,唇裂修复术平均住院日最短。舌癌扩大切除术 + 颈淋巴清扫术平均住院费用最高,唇裂修复术平均住院费用最低(表 2-158)。

表 2-158 2017 年新疆维吾尔自治区口腔住院 7 个重点手术及操作的 3 项质控指标年平均值比较

重点手术及操作	平均手术例数	平均住院日 / 天	平均住院费用 / 元
腮腺肿物切除 + 面神经解剖术	16.68	10.06	12 390.92
唇裂修复术	7.58	7.02	6246.72
口腔颌面部肿瘤切除整复术	5.21	20.63	34 616.56
舌癌扩大切除术 + 颈淋巴清扫术	1.05	35.55	63 764.11
游离腓骨复合组织瓣移植术	0.79	13.45	22 903.59
牙颌面畸形矫正术:上颌 Le Fort I 型截骨术 + 双侧下颌升支劈开截骨术	0.11	19.00	62 987.68
放射性粒子组织间植入术	0.05	10.00	29 553.23

二十九、新疆生产建设兵团

(一)口腔门诊工作量统计

1. **2017 年重点病种工作量统计** 在新疆生产建设兵团的 9 家医疗机构中,2017 年门诊共治疗 10 个重点病种患者 58 219 人次,按门诊就诊人次排序,排名前 5 位的病种依次为慢性根尖周炎、急性牙髓炎、错𬌗畸形、慢性牙周炎、牙列缺损(表 2-159,图 2-57)。

表 2-159 2017 年新疆生产建设兵团口腔门诊 10 个重点病种在不同医疗机构中的年平均就诊人次比较

重点病种	三级公立(6 家)	二级公立(3 家)	平均值(9 家)
慢性根尖周炎	1718.00	397.67	1277.89
急性牙髓炎	1075.67	703.67	951.67
错𬌗畸形	1303.17	60.33	888.89
慢性牙周炎	1096.00	408.67	866.89
牙列缺损	913.50	540.00	789.00

续表

重点病种	三级公立(6家)	二级公立(3家)	平均值(9家)
下颌阻生第三磨牙	1044.33	217.00	768.56
牙列缺失	744.17	333.33	607.22
颞下颌关节紊乱病	140.67	91.33	124.22
年轻恒牙牙外伤	131.83	76.33	113.33
口腔扁平苔藓	100.50	42.33	81.11
合计	8267.83	2870.67	6468.78

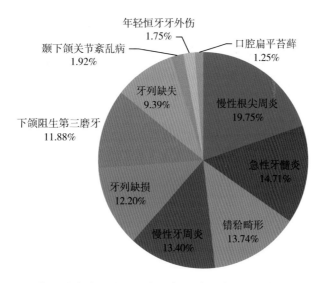

图 2-57　新疆生产建设兵团口腔门诊 10 个重点病种患者人次构成比

2. 2017 **年重点技术工作量统计**　在新疆生产建设兵团的 9 家医疗机构中,2017 年门诊 9 个重点技术患者服务总量 70 446 人次,按照门诊就诊人次排序,排名前 5 位的技术依次为根管治疗术、牙周洁治术、阻生牙拔除术、错𬌗畸形矫治术、烤瓷冠修复技术(表 2-160,图 2-58)。

表 2-160　2017 年新疆生产建设兵团口腔门诊 9 个重点技术在不同医疗机构中的年平均就诊人次比较

重点技术	三级公立(6家)	二级公立(3家)	平均值(9家)
根管治疗术	3128.00	930.00	2395.33
牙周洁治术	2494.00	419.00	1802.33
阻生牙拔除术	1651.83	214.33	1172.67
错𬌗畸形矫治术	1165.83	52.33	794.67
烤瓷冠修复技术	787.83	253.33	609.67
可摘局部义齿修复技术	705.17	203.33	537.89
慢性牙周炎系统治疗	285.00	349.67	306.56
全口义齿修复技术	126.00	68.67	106.89
种植体植入术	150.50	3.00	101.33
合计	10 494.17	2493.67	7827.33

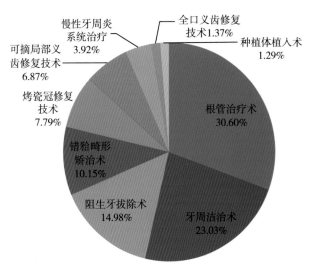

图 2-58 新疆生产建设兵团口腔门诊 9 个重点技术患者人次构成比

（二）口腔住院医疗质量数据统计

1. **2017 年重点病种数据统计** 在新疆生产建设兵团的 5 家医疗机构中，2017 年住院共治疗 6 个重点病种患者 180 例。按照平均出院患者例数排序，排名前 3 位的病种依次为口腔颌面部间隙感染、腮腺良性肿瘤、上颌骨骨折。其中舌癌平均住院日最长，牙颌面畸形平均住院日最短。舌癌平均住院费用最高，牙颌面畸形平均住院费用最低（表 2-161）。

表 2-161　2017 年新疆生产建设兵团口腔住院 6 个重点病种的 3 项质控指标年平均值比较

重点病种	平均出院患者例数	平均住院日 / 天	平均住院费用 / 元
口腔颌面部间隙感染	13.40	9.46	7906.97
腮腺良性肿瘤	11.40	9.14	12 781.55
上颌骨骨折	8.80	7.59	17 571.52
舌癌	2.00	18.10	36 343.60
牙颌面畸形	0.40	4.00	7171.97
先天性唇裂	—	—	—

2. **2017 年重点手术及操作数据统计** 在新疆生产建设兵团的 5 家医疗机构中，2017 年住院共治疗 7 个重点手术及操作患者 114 例。按照平均手术例数排序，排名前 3 位的手术及操作依次为腮腺肿物切除＋面神经解剖术、口腔颌面部肿瘤切除整复术、舌癌扩大切除术＋颈淋巴清扫术。其中游离腓骨复合组织瓣移植术平均住院日最长，腮腺肿物切除＋面神经解剖术平均住院日最短。唇裂修复术平均住院费用最高，舌癌扩大切除术＋颈淋巴清扫术平均住院费用最低（表 2-162）。

表 2-162　2017 年新疆生产建设兵团口腔住院 7 个重点手术及操作的 3 项质控指标年平均值比较

重点手术及操作	平均手术例数	平均住院日 / 天	平均住院费用 / 元
腮腺肿物切除＋面神经解剖术	16.60	10.16	18 886.79
口腔颌面部肿瘤切除整复术	3.80	17.21	28 137.42
舌癌扩大切除术＋颈淋巴清扫术	1.00	13.20	12 928.27
游离腓骨复合组织瓣移植术	0.80	30.75	46 232.21

续表

重点手术及操作	平均手术例数	平均住院日 / 天	平均住院费用 / 元
唇裂修复术	0.60	17.30	50 606.89
牙颌面畸形矫正术:上颌 Le Fort Ⅰ 型截骨术 + 双侧下颌升支劈开截骨术	—	—	—
放射性粒子组织间植入术	—	—	—

三十、云 南 省

(一) 口腔门诊工作量统计

1. 2017 年重点病种工作量统计　在云南省的 98 家医疗机构中,2017 年门诊共治疗 10 个重点病种患者 658 683 人次,按门诊就诊人次排序,排名前 5 位的病种依次为慢性根尖周炎、急性牙髓炎、下颌阻生第三磨牙、牙列缺损、慢性牙周炎(表 2-163,图 2-59)。

表 2-163　2017 年云南省口腔门诊 10 个重点病种在不同医疗机构中的年平均就诊人次比较

重点病种	三级公立(22 家)	三级民营(1 家)	二级公立(63 家)	二级民营(12 家)	平均值(98 家)
慢性根尖周炎	2981.91	420.00	1107.67	669.58	1467.76
急性牙髓炎	2503.50	750.00	1049.44	840.25	1347.19
下颌阻生第三磨牙	2126.86	500.00	523.48	698.25	904.58
牙列缺损	1872.68	600.00	608.19	533.08	882.78
慢性牙周炎	1972.50	1000.00	500.25	743.92	865.69
错𬌗畸形	2534.14	120.00	145.68	227.08	691.57
牙列缺失	461.59	78.00	190.32	321.75	266.16
颞下颌关节紊乱病	339.05	75.00	53.52	32.92	115.32
年轻恒牙牙外伤	304.14	55.00	44.86	29.50	101.29
口腔扁平苔藓	297.14	30.00	16.57	10.25	78.92
合计	15 393.50	3628.00	4239.98	4106.58	6721.26

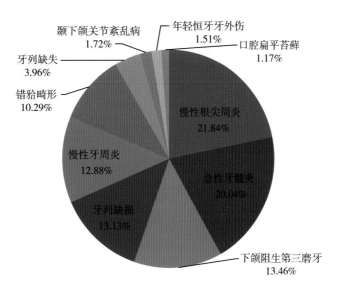

图 2-59　云南省口腔门诊 10 个重点病种患者人次构成比

2. **2017 年重点技术工作量统计** 在云南省的 98 家医疗机构中，2017 年门诊 9 个重点技术患者服务总量 621 495 人次，按照门诊就诊人次排序，排名前 5 位的技术依次为根管治疗术、牙周洁治术、阻生牙拔除术、烤瓷冠修复技术、错殆畸形矫治术（表 2-164，图 2-60）。

表 2-164 2017 年云南省口腔门诊 9 个重点技术在不同医疗机构中的年平均就诊人次比较

重点技术	三级公立 （22 家）	三级民营 （1 家）	二级公立 （63 ）	二级民营 （12 家）	平均值 （98 家）
根管治疗术	4964.59	900.00	2031.92	684.50	2513.73
牙周洁治术	2064.27	1500.00	471.10	897.00	891.40
阻生牙拔除术	2139.36	420.00	418.06	443.75	807.64
烤瓷冠修复技术	1581.45	450.00	440.63	473.25	700.83
错殆畸形矫治术	2199.73	15.00	129.65	46.75	583.04
可摘局部义齿修复技术	956.59	320.00	308.21	298.92	452.74
慢性牙周炎系统治疗	601.41	10.00	99.95	118.42	213.87
全口义齿修复技术	297.00	35.00	95.14	105.92	141.16
种植体植入术	128.50	80.00	5.87	32.08	37.37
合计	14 932.91	3730.00	4000.54	3100.58	6341.79

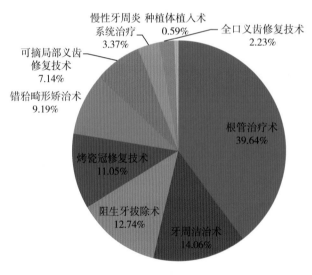

图 2-60 云南省口腔门诊 9 个重点技术患者人次构成比

（二）口腔住院医疗质量数据统计

1. **2017 年重点病种数据统计** 在云南省的 18 家医疗机构中，2017 年住院共治疗 6 个重点病种患者 2920 例。按照平均出院患者例数排序，排名前 3 位的病种依次为口腔颌面部间隙感染、腮腺良性肿瘤、上颌骨骨折。其中腮腺良性肿瘤平均住院日最长，先天性唇裂平均住院日最短。上颌骨骨折平均住院费用最高，先天性唇裂平均住院费用最低（表 2-165）。

表 2-165 2017 年云南省口腔住院 6 个重点病种的 3 项质控指标年平均值比较

重点病种	平均出院患者例数	平均住院日 / 天	平均住院费用 / 元
口腔颌面部间隙感染	51.94	8.89	7215.81
腮腺良性肿瘤	42.00	15.41	8229.17
上颌骨骨折	35.83	10.65	16 486.75

重点病种	平均出院患者例数	平均住院日 / 天	平均住院费用 / 元
先天性唇裂	25.00	6.84	6538.87
舌癌	3.83	11.73	14 925.78
牙颌面畸形	3.61	9.13	14 142.59

2. **2017 年重点手术及操作数据统计**　在云南省的 18 家医疗机构中,2017 年住院共治疗 7 个重点手术及操作患者 1647 例。按照平均手术例数排序,排名前 3 位的手术及操作依次为腮腺肿物切除 + 面神经解剖术、唇裂修复术、口腔颌面部肿瘤切除整复术。其中游离腓骨复合组织瓣移植术平均住院日最长,唇裂修复术平均住院日最短。舌癌扩大切除术 + 颈淋巴清扫术平均住院费用最高,唇裂修复术平均住院费用最低(表 2-166)。

表 2-166　2017 年云南省口腔住院 7 个重点手术及操作的 3 项质控指标年平均值比较

重点手术及操作	平均手术例数	平均住院日 / 天	平均住院费用 / 元
腮腺肿物切除 + 面神经解剖术	44.89	8.35	8398.39
唇裂修复术	25.17	6.90	6659.90
口腔颌面部肿瘤切除整复术	15.56	10.79	14 584.23
游离腓骨复合组织瓣移植术	2.61	15.03	19 158.71
舌癌扩大切除术 + 颈淋巴清扫术	2.56	12.76	19 904.02
牙颌面畸形矫正术:上颌 Le Fort I 型截骨术 + 双侧下颌升支劈开截骨术	0.72	10.45	16 235.69
放射性粒子组织间植入术	—	—	—

(三) 2016—2017 年医疗质量数据比较(表 2-167,表 2-168)

表 2-167　云南省 4 家医疗机构口腔门诊重点病种、重点技术在不同年份中的年服务量构成比比较

分类	质控指标	2017 年 /%	2016 年 /%	增量 /%	变化趋势
门诊重点病种	颞下颌关节紊乱病	1.02	1.71	-0.69	↓
	下颌阻生第三磨牙	21.39	20.35	1.04	↑
	急性牙髓炎	12.25	5.86	6.39	↑
	慢性根尖周炎	21.67	14.48	7.19	↑
	慢性牙周炎	8.68	36.39	-27.71	↓
	年轻恒牙牙外伤	1.58	0.27	1.31	↑
	口腔扁平苔藓	3.53	2.16	1.38	↑
	牙列缺损	8.04	7.08	0.96	↑
	牙列缺失	5.93	1.48	4.44	↑
	错𬌗畸形	15.91	10.22	5.69	↑
门诊重点技术	阻生牙拔除术	20.15	35.84	-15.69	↓
	根管治疗术	32.43	17.35	15.08	↑
	牙周洁治术	12.04	13.12	-1.08	↓
	慢性牙周炎系统治疗	3.95	14.78	-10.83	↓
	烤瓷冠修复技术	11.84	6.67	5.17	↑
	可摘局部义齿修复技术	3.79	1.34	2.44	↑
	全口义齿修复技术	1.50	1.02	0.48	↑
	错颌畸形矫治术	12.40	8.75	3.65	↑
	种植体植入术	1.89	1.11	0.78	↑

表2-168 云南省1家医疗机构口腔住院重点病种、重点手术及操作在不同年份中的年服务量构成比比较

分类	质控指标	2017年/%	2016年/%	增量/%	变化趋势
住院重点病种	先天性唇裂	0.00	0.28	-0.28	↓
	腮腺良性肿瘤	49.93	52.90	-2.97	↓
	舌癌	3.39	4.10	-0.71	↓
	牙颌面畸形	3.66	4.38	-0.72	↓
	上颌骨骨折	25.78	24.75	1.03	↑
	口腔颌面部间隙感染	17.23	13.58	3.65	↑
住院重点手术及操作	唇裂修复术	0.00	0.28	-0.28	↓
	腮腺肿物切除+面神经解剖术	53.18	53.20	-0.02	↓
	舌癌扩大切除术+颈淋巴清扫术	3.61	4.13	-0.51	↓
	口腔颌面部肿瘤切除整复术	35.55	32.72	2.83	↑
	牙颌面畸形矫正术:上颌 Le Fort I 型截骨术+双侧下颌升支劈开截骨术	1.73	2.13	-0.40	↓
	放射性粒子组织间植入术	0.00	0.00	0.00	—
	游离腓骨复合组织瓣移植术	5.92	7.54	-1.61	↓

三十一、浙 江 省

(一)口腔门诊工作量统计

1. **2017年重点病种工作量统计** 在浙江省的109家医疗机构中,2017年门诊共治疗10个重点病种患者1 962 102人次,按门诊就诊人次排序,排名前5位的病种依次为慢性根尖周炎、慢性牙周炎、牙列缺损、下颌阻生第三磨牙、错殆畸形(表2-169,图2-61)。

表2-169 2017年浙江省口腔门诊10个重点病种在不同医疗机构中的年平均就诊人次比较

重点病种	三级公立(58家)	三级民营(2家)	二级公立(42家)	二级民营(7家)	平均值(109家)
慢性根尖周炎	4499.59	10 469.00	2407.98	1410.71	3604.81
慢性牙周炎	3908.91	13 632.00	1522.52	1539.43	3015.62
牙列缺损	3717.07	7754.00	1194.81	2367.86	2732.61
下颌阻生第三磨牙	3321.90	16 384.50	1127.00	898.00	2560.17
错殆畸形	3953.93	2067.00	499.48	303.00	2353.77
急性牙髓炎	2602.36	9112.50	1756.76	1771.43	2342.62
牙列缺失	474.66	3418.00	256.52	276.29	431.87
颞下颌关节紊乱病	690.88	341.00	95.19	90.29	416.36
口腔扁平苔藓	613.52	282.00	32.86	13.71	345.17
年轻恒牙牙外伤	292.03	331.50	84.19	62.29	197.92
合计	24 074.84	63 791.50	8977.31	8733.00	18 000.94

2. **2017年重点技术工作量统计** 在浙江省的109家医疗机构中,2017年门诊9个重点技术患者服务总量1 479 915人次,按照门诊就诊人次排序,排名前5位的技术依次为根管治疗术、牙周洁治术、阻生牙拔除术、烤瓷冠修复技术、慢性牙周炎系统治疗(表2-170,图2-62)。

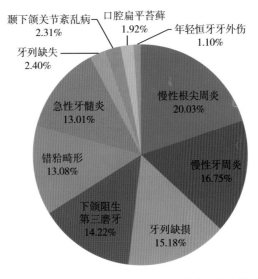

图 2-61　浙江省口腔门诊 10 个重点病种患者人次构成比

表 2-170　2017 年浙江省口腔门诊 9 个重点技术在不同医疗机构中的年平均就诊人次比较

重点技术	三级公立 （58 家）	三级民营 （2 家）	二级公立 （42 家）	二级民营 （7 家）	平均值 （109 家）
根管治疗术	6041.98	18 004.50	2866.48	3113.86	4849.84
牙周洁治术	2833.97	13 162.00	1194.36	1248.86	2289.90
阻生牙拔除术	2637.33	7356.50	1152.36	1046.43	2049.56
烤瓷冠修复技术	2013.53	9333.50	1043.60	1111.71	1716.19
慢性牙周炎系统治疗	1531.19	7141.50	272.64	772.00	1100.43
错𬌗畸形矫治术	833.53	305.50	380.64	244.00	611.48
可摘局部义齿修复技术	747.52	1337.00	414.74	390.00	607.15
种植体植入术	293.98	1922.50	40.48	149.57	216.91
全口义齿修复技术	171.57	531.00	75.86	85.29	135.74
合计	17 104.60	59 094.00	7441.14	8161.71	13 577.20

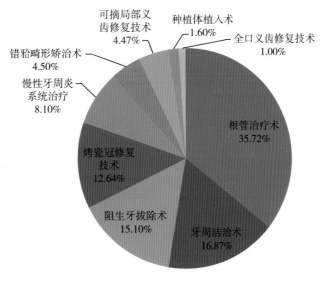

图 2-62　浙江省口腔门诊 9 个重点技术患者人次构成比

（二）口腔住院医疗质量数据统计

1. 2017年重点病种数据统计 在浙江省的44家医疗机构中,2017年住院共治疗6个重点病种患者4086例。按照平均出院患者例数排序,排名前3位的病种依次为腮腺良性肿瘤、上颌骨骨折、口腔颌面部间隙感染。其中舌癌平均住院日最长,先天性唇裂平均住院日最短。舌癌平均住院费用最高,先天性唇裂平均住院费用最低（表2-171）。

表2-171 2017年浙江省口腔住院6个重点病种的3项质控指标年平均值比较

重点病种	平均出院患者例数	平均住院日/天	平均住院费用/元
腮腺良性肿瘤	50.09	7.93	10 840.43
上颌骨骨折	18.09	9.08	17 554.13
口腔颌面部间隙感染	12.61	9.11	9977.40
舌癌	7.30	15.49	32 816.71
牙颌面畸形	3.84	7.13	14 851.20
先天性唇裂	0.93	7.10	8455.26

2. 2017年重点手术及操作数据统计 在浙江省的44家医疗机构中,2017年住院共治疗7个重点手术及操作患者5297例。按照平均手术例数排序,排名前3位的手术及操作依次为腮腺肿物切除+面神经解剖术、口腔颌面部肿瘤切除整复术、舌癌扩大切除术+颈淋巴清扫术。其中游离腓骨复合组织瓣移植术平均住院日最长,唇裂修复术平均住院日最短。游离腓骨复合组织瓣移植术平均住院费用最高,唇裂修复术平均住院费用最低（表2-172）。

表2-172 2017年浙江省口腔住院7个重点手术及操作的3项质控指标年平均值比较

重点手术及操作	平均手术例数	平均住院日/天	平均住院费用/元
腮腺肿物切除+面神经解剖术	58.73	8.37	11 760.54
口腔颌面部肿瘤切除整复术	54.00	9.31	17 530.73
舌癌扩大切除术+颈淋巴清扫术	3.27	16.55	40 188.07
唇裂修复术	2.73	6.83	7971.15
游离腓骨复合组织瓣移植术	1.02	20.73	50 561.15
牙颌面畸形矫正术:上颌 Le Fort I 型截骨术+双侧下颌升支劈开截骨术	0.64	11.37	39 933.92
放射性粒子组织间植入术	—	—	—

（三）2016—2017年医疗质量数据比较（表2-173,表2-174）

表2-173 浙江省2家医疗机构口腔门诊重点病种、重点技术在不同年份中的年服务量构成比比较

分类	质控指标	2017年/%	2016年/%	增量/%	变化趋势
门诊重点病种	颞下颌关节紊乱病	2.77	0.15	2.63	↑
	下颌阻生第三磨牙	5.80	5.17	0.63	↑
	急性牙髓炎	0.17	7.45	−7.28	↓
	慢性根尖周炎	3.27	13.27	−10.00	↓

分类	质控指标	2017 年 /%	2016 年 /%	增量 /%	变化趋势
门诊重点技术	慢性牙周炎	19.65	5.87	13.78	↑
	年轻恒牙牙外伤	0.14	1.34	−1.19	↓
	口腔扁平苔藓	0.74	0.85	−0.10	↓
	牙列缺损	24.01	24.11	−0.11	↓
	牙列缺失	1.33	1.98	−0.65	↓
	错𬌗畸形	42.12	39.82	2.30	↑
	阻生牙拔除术	15.95	24.42	−8.47	↓
	根管治疗术	9.48	18.84	−9.36	↓
	牙周洁治术	29.05	22.28	6.77	↑
	慢性牙周炎系统治疗	19.68	0.79	18.89	↑
	烤瓷冠修复技术	11.05	5.43	5.61	↑
	可摘局部义齿修复技术	3.70	3.53	0.17	↑
	全口义齿修复技术	0.17	0.50	−0.34	↓
	错𬌗畸形矫治术	7.97	17.91	−9.94	↓
	种植体植入术	2.97	6.31	−3.34	↓

表 2-174 浙江省 1 家医疗机构口腔住院重点病种、重点手术及操作在不同年份中的年服务量构成比比较

分类	质控指标	2017 年 /%	2016 年 /%	增量 /%	变化趋势
住院重点病种	先天性唇裂	7.14	17.65	−10.50	↓
	腮腺良性肿瘤	50.00	35.29	14.71	↑
	舌癌	42.86	0.00	42.86	↑
	牙颌面畸形	0.00	47.06	−47.06	↓
	上颌骨骨折	0.00	0.00	0.00	—
	口腔颌面部间隙感染	0.00	0.00	0.00	—
住院重点手术及操作	唇裂修复术	10.53	0.00	10.53	↑
	腮腺肿物切除 + 面神经解剖术	47.37	100.00	−52.63	↓
	舌癌扩大切除术 + 颈淋巴清扫术	26.32	0.00	26.32	↑
	口腔颌面部肿瘤切除整复术	10.53	0.00	10.53	↑
	牙颌面畸形矫正术：上颌 Le FortⅠ型截骨术 + 双侧下颌升支劈开截骨术	5.26	0.00	5.26	↑
	放射性粒子组织间植入术	0.00	0.00	0.00	—
	游离腓骨复合组织瓣移植术	0.00	0.00	0.00	—

第三章

口腔专科与综合医疗机构口腔专业质控数据比较分析报告

一、数据纳入统计情况

全国 30 个省区市(不含西藏自治区、香港特别行政区、澳门特别行政区、台湾省)和新疆生产建设兵团的 2452 家医疗机构纳入 2017 年专科与综合医疗机构口腔门诊质控数据的比较分析,其中口腔专科医疗机构 227 家,综合医疗机构 2225 家。870 家医疗机构纳入专科与综合医疗机构口腔住院质控数据的比较分析,其中口腔专科医疗机构 74 家,综合医疗机构 796 家(表 3-1,图 3-1)。

表 3-1　2017 年医疗服务与质量安全数据纳入口腔相关质控指标的不同医疗机构数量　　　　　单位:家

分类		三级公立	三级民营	二级公立	二级民营	合计
门诊	专科	51	5	58	113	227
	综合	803	42	1231	149	2225
住院	专科	45	—	20	9	74
	综合	485	17	263	31	796

注:门诊在 2453 家医疗机构基础上剔除 1 家以口腔专科为主的综合医疗机构,剩余 2452 家医疗机构纳入统计;住院在 872 家医疗机构基础上剔除 1 家以口腔专科为主的综合医疗机构、1 家参照三级统计的民营医疗机构,剩余 870 家医疗机构纳入统计

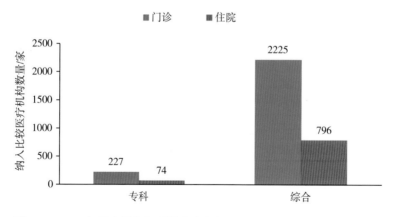

图 3-1　2017 年医疗服务与质量安全数据纳入口腔相关质控指标统计的医疗机构分类及数量

二、口腔门诊工作量统计

（一）重点病种工作量统计

在 30 个省区市和新疆生产建设兵团的 2452 家医疗机构中，2017 年门诊共治疗 10 个重点病种患者 26 153 683 人次。纳入统计的口腔专科医疗机构 10 个重点病种平均就诊人次是综合医疗机构口腔科的 4.68 倍。按照平均就诊人次排序，口腔专科医疗机构排名前 5 位的病种依次为慢性牙周炎、错𬌗畸形、牙列缺损、慢性根尖周炎、下颌阻生第三磨牙；综合医疗机构口腔科排名前 5 位的病种依次为慢性根尖周炎、急性牙髓炎、慢性牙周炎、下颌阻生第三磨牙、牙列缺损（图 3-2，图 3-3）。

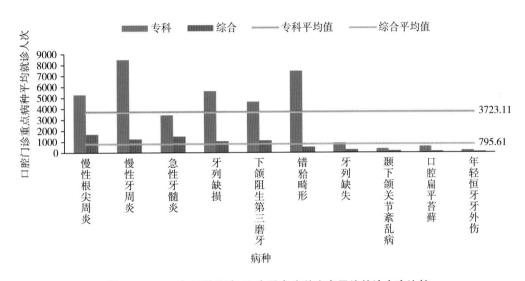

图 3-2 2017 年口腔门诊 10 个重点病种患者平均就诊人次比较

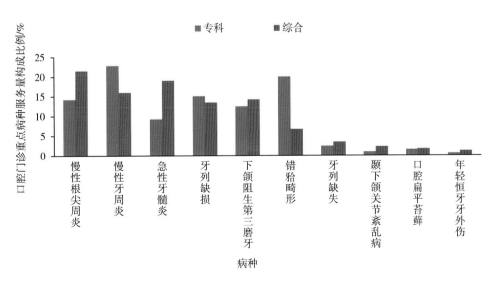

图 3-3 2017 年口腔门诊 10 个重点病种患者服务量构成比比较

（二）重点技术工作量统计

在 30 个省区市和新疆生产建设兵团的 2452 家医疗机构中，2017 年门诊 9 个重点技术患者服务总量 23 229 711 人次。纳入统计的口腔专科医疗机构 9 个重点技术平均就诊人次是综合医疗机构口腔科的 5.19 倍。按照平均就诊人次排序，口腔专科医疗机构排名前 5 位的技术依次为根管治疗术、牙周洁治术、阻生牙拔除术、错𬌗畸形矫治术、慢性牙周炎系统治疗；综合医疗机构口腔科排名前 5 位的技术依次为根管治疗术、牙周洁治术、阻生牙拔除术、烤瓷冠修复技术、可摘局部义齿修复技术（表 3-2，图 3-4，图 3-5）。

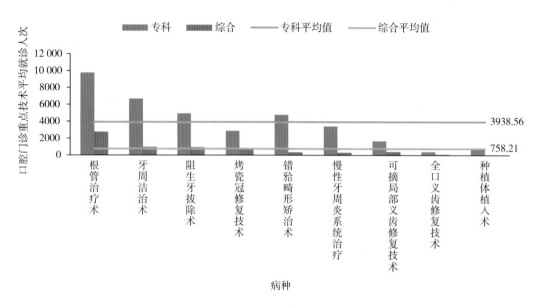

图 3-4 2017 年口腔门诊 9 个重点技术患者平均就诊人次比较

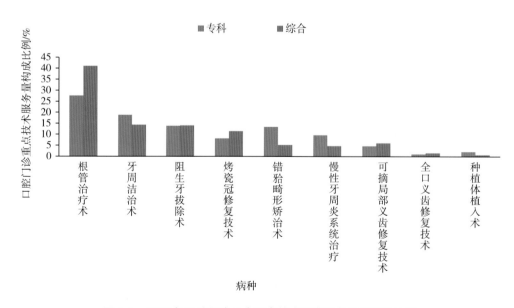

图 3-5 2017 年口腔门诊 9 个重点技术患者服务量构成比比较

表3-2 2017年口腔门诊10个重点病种、9个重点技术在不同医疗机构中的年平均就诊人次比较

分类	质控指标	三级公立		三级民营		二级公立		二级民营		总计	
		专科	综合	专科	综合	专科	综合	专科	综合	专科	综合
重点病种	慢性根尖周炎	15 356.82	2934.64	6318.60	1675.29	4559.16	1066.21	1146.62	501.34	5325.07	1714.19
	慢性牙周炎	28 548.06	2274.77	7499.20	864.26	5068.16	728.56	1295.25	526.07	8518.78	1275.59
	急性牙髓炎	6931.18	2480.33	3233.40	1450.67	4969.98	1007.95	1133.98	606.11	3462.80	1520.78
	牙列缺损	17 216.29	1909.35	8250.80	722.29	3646.36	626.89	1329.80	364.78	5643.35	1073.98
	下颌阻生第三磨牙	15 035.25	2182.80	6374.40	1050.86	2888.93	562.91	828.07	245.01	4668.72	1135.45
	错牙合畸形	24 988.20	1176.10	4353.20	278.64	3854.47	181.55	1572.84	71.73	7477.77	534.96
	牙列缺失	1763.08	431.62	1643.20	264.40	926.88	194.44	504.58	147.21	920.30	278.20
	颞下颌关节紊乱病	1384.35	375.42	222.80	113.29	156.95	76.16	46.44	41.59	379.15	182.55
	口腔扁平苔藓	2336.80	330.29	120.40	37.69	231.48	33.37	16.60	20.61	595.07	139.76
	年轻恒牙牙外伤	665.47	176.20	135.40	104.17	168.64	59.05	89.36	35.60	240.07	100.61
	合计	114 225.51	14 271.52	38 151.40	6561.55	26 471.00	4537.09	7963.54	2560.05	37 231.08	7956.06
重点技术	根管治疗术	26 088.14	4841.73	7268.40	2427.29	9942.14	1717.36	2471.06	937.13	9791.68	2806.09
	牙周洁治术	20 123.59	1841.43	8250.60	1103.48	3889.16	499.35	2007.89	372.26	6696.12	986.60
	阻生牙拔除术	15 669.00	1780.90	3635.40	831.07	3579.48	526.41	874.23	246.51	4950.19	966.16
	烤瓷冠修复技术	6302.04	1350.84	9165.20	822.88	2928.05	482.03	1079.56	254.87	2903.29	786.80
	错牙合畸形矫治术	15 449.92	823.63	3586.20	139.88	2936.86	106.91	996.92	33.68	4796.77	361.29
	慢性牙周炎系统治疗	11 254.27	655.96	3487.20	299.88	2174.33	146.21	549.46	112.21	3434.38	330.80
	可摘局部义齿修复技术	4535.73	702.14	899.40	272.90	1833.55	268.27	385.64	173.70	1699.30	418.61
	全口义齿修复技术	804.51	176.73	369.00	90.88	515.33	80.35	176.99	39.64	408.65	112.61
	种植体植入术	2190.27	123.81	1640.40	51.05	274.12	15.53	338.31	10.78	766.67	54.96
	合计	102 417.47	12 297.17	38 301.80	6039.31	28 073.02	3842.42	8880.06	2180.79	35 447.06	6823.92

三、口腔住院医疗质量数据统计

（一）重点病种数据统计

在31个省区市的870家医疗机构中,2017年住院共治疗6个重点病种患者78 139例。纳入统计的口腔专科医疗机构6个重点病种平均出院患者例数是综合医疗机构口腔科的2.44倍(表3-3)。按照平均出院患者例数排序,口腔专科医疗机构排名前3位的病种依次为牙颌面畸形、腮腺良性肿瘤、先天性唇裂;综合医疗机构口腔科排名前3位的病种依次为腮腺良性肿瘤、口腔颌面部间隙感染、上颌骨骨折(图3-6,图3-7)。牙颌面畸形、腮腺良性肿瘤、先天性唇裂3个病种平均住院日口腔专科医疗机构比综合医疗机构口腔科长;上颌骨骨折、舌癌、口腔颌面部间隙感染3个病种平均住院日口腔专科医疗机构比综合医疗机构口腔科短(图3-8)。牙颌面畸形、口腔颌面部间隙感染、先天性唇裂3个病种平均住院费用口腔专科医疗机构比综合医疗机构口腔科高;舌癌、上颌骨骨折、腮腺良性肿瘤3个病种平均住院费用口腔专科医疗机构比综合医疗机构口腔科低(图3-9)。

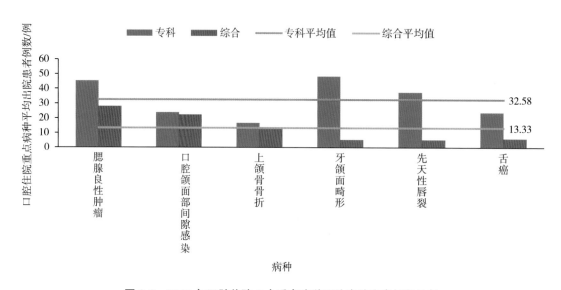

图 3-6　2017 年口腔住院 6 个重点病种平均出院患者例数比较

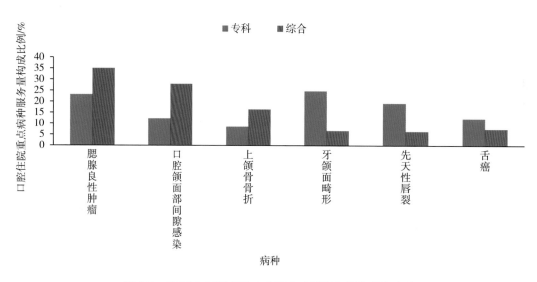

图 3-7　2017 年口腔住院 6 个重点病种服务量构成比比较

表 3-3 2017 年口腔住院 3 项质控指标在 6 个重点病种不同医疗机构中的年平均值比较

质控指标	重点病种	三级公立		三级民营	二级公立		二级民营		总计	
		专科	综合	综合	专科	综合	专科	综合	专科	综合
平均出院患者例数	腮腺良性肿瘤	70.27	39.80	11.35	9.55	9.92	—	6.94	45.31	28.04
	口腔颌面部间隙感染	33.80	25.09	7.65	9.65	19.18	5.11	13.16	23.78	22.30
	上颌骨骨折	25.96	17.66	9.18	3.40	6.11	—	3.29	16.70	13.10
	牙颌面畸形	79.04	8.06	1.88	1.00	1.27	—	0.03	48.34	5.37
	先天性唇裂	56.96	8.12	0.29	10.30	0.63	0.89	0.29	37.53	5.17
	舌癌	38.36	9.09	2.88	1.85	1.21	—	0.23	23.82	6.01
平均住院日/天	腮腺良性肿瘤	10.03	9.18	9.57	9.52	8.79	—	7.70	10.01	9.13
	口腔颌面部间隙感染	9.05	9.76	9.49	9.43	7.37	5.52	7.63	9.00	9.04
	上颌骨骨折	9.24	12.27	11.72	12.16	11.00	—	10.46	9.40	12.06
	牙颌面畸形	9.79	7.63	12.34	10.40	6.51	—	—	9.79	7.58
	先天性唇裂	7.74	7.26	7.00	7.48	4.31	6.50	7.29	7.72	7.14
	舌癌	14.07	15.70	17.76	16.38	11.93	—	9.29	14.12	15.46
平均住院费用/元	腮腺良性肿瘤	11 838.94	12 896.26	10 914.23	10 101.51	8030.46	—	6518.02	11 739.97	12 263.41
	口腔颌面部间隙感染	9878.65	9345.21	5795.38	5539.91	3977.87	2451.04	4502.53	9208.73	7701.59
	上颌骨骨折	21 008.07	24 744.74	13 422.23	13 842.27	10 761.84	—	8108.10	20 613.83	22 352.70
	牙颌面畸形	35 615.36	30 630.28	36 493.91	18 093.95	4367.30	—	—	35 517.29	28 715.40
	先天性唇裂	8340.89	7537.90	5963.60	3323.97	4721.96	1594.00	4228.57	7949.29	7408.40
	舌癌	31 633.40	39 432.35	28 960.67	24 403.70	21 366.25	—	10 377.14	31 481.67	38 084.44

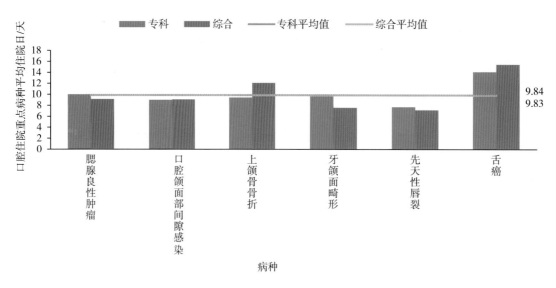

图 3-8 2017 年口腔住院 6 个重点病种平均住院日比较

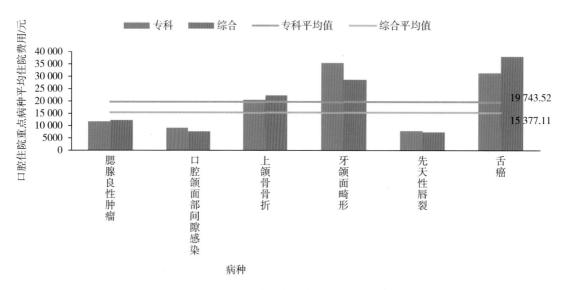

图 3-9 2017 年口腔住院 6 个重点病种平均住院费用比较

（二）重点手术及操作数据统计

在 31 个省区市的 870 家医疗机构中,2017 年住院 7 个重点手术及操作患者服务总量 54 609 例。纳入统计的口腔专科医疗机构 7 个重点手术及操作平均手术例数是综合医疗机构口腔科的 3.24 倍（表 3-4）。按照平均手术例数排序,口腔专科医疗机构和综合医疗机构口腔科排名前 3 位的手术及操作均依次为腮腺肿物切除＋面神经解剖术、口腔颌面部肿瘤切除整复术、唇裂修复术（图 3-10,图 3-11）。口腔颌面部肿瘤切除整复术、牙颌面畸形矫正术、游离腓骨复合组织瓣移植术、唇裂修复术、舌癌扩大切除术＋颈淋巴清扫术 5 个手术及操作平均住院日口腔专科医疗机构比综合医疗机构口腔科长;腮腺肿物切除＋面神经解剖术、放射性粒子组织间植入术 2 个手术及操作平均住院日口腔专科医疗机构比综合医疗机构口腔科短（图 3-12）。口腔颌面部肿瘤切除整复术、唇裂修复术、游离腓骨复合组织瓣移植术 3 个手术及操作平均住院费用口腔专科医疗机构比综合医疗机构口腔科高;牙颌面畸形矫正术、放射性粒子组织间植入术、舌癌扩大切除术＋颈淋巴清扫术、腮腺肿物切除＋面神经解剖术 4 个手术及操作平均住院费用口腔专科医疗机构比综合医疗机构口腔科低（图 3-13）。

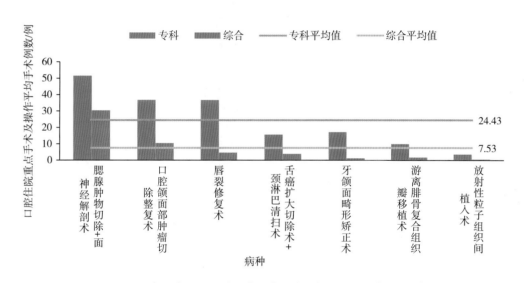

图 3-10 2017 年口腔住院 7 个重点手术及操作平均手术例数比较

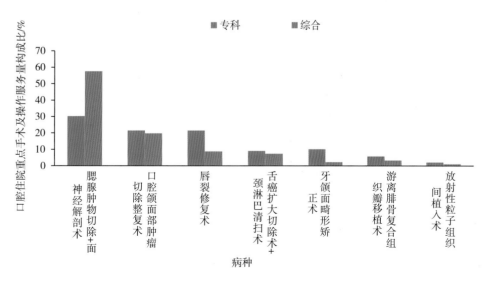

图 3-11 2017 年口腔住院 7 个重点手术及操作服务量构成比比较

163

表3-4　2017年口腔住院3项质控指标在7个重点手术及操作不同医疗机构中的年平均值比较

质控指标	重点手术及操作	三级公立		三级民营	二级公立		二级民营		总计	
		专科	综合	综合	专科	综合	专科	综合	专科	综合
平均手术例数	腮腺肿物切除+面神经解剖术	81.42	43.81	13.71	7.50	9.44	—	5.52	51.54	30.32
	口腔颌面部肿瘤切除整复术	59.62	16.48	2.35	1.50	0.87	—	0.55	36.66	10.40
	唇裂修复术	55.40	7.39	1.29	10.50	0.27	0.89	0.35	36.64	4.63
	舌癌扩大切除术+颈淋巴清扫术	25.29	5.95	0.71	0.75	0.68	—	0.16	15.58	3.87
	牙颌面畸形矫正术*	27.84	1.91	0.35	0.90	0.04	—	0.06	17.18	1.19
	游离腓骨复合组织移植术	16.09	2.81	0.88	0.05	0.08	—	—	9.80	1.76
	放射性粒子组织间植入术	5.91	0.87	—	—	—	—	—	3.59	0.53
平均住院日/天	腮腺肿物切除+面神经解剖术	8.94	9.35	11.55	10.10	8.92	—	7.85	8.98	9.31
	口腔颌面部肿瘤切除整复术	16.13	11.83	11.78	15.16	9.49	—	11.57	16.12	11.77
	唇裂修复术	8.16	7.40	5.59	7.57	7.71	6.50	7.78	8.11	7.39
	舌癌扩大切除术+颈淋巴清扫术	17.65	17.53	25.40	19.05	11.53	—	10.00	17.67	17.19
	牙颌面畸形矫正术*	11.11	8.19	12.00	9.56	13.64	—	—	11.09	8.28
	游离腓骨复合组织移植术	19.83	18.09	31.53	24.00	10.12	—	—	19.84	18.13
	放射性粒子组织间植入术	7.02	10.57	—	—	—	—	—	7.02	10.57
平均住院费用/元	腮腺肿物切除+面神经解剖术	12 301.97	14 458.95	9678.36	9899.71	10 656.06	—	6702.56	12 207.49	13 977.76
	口腔颌面部肿瘤切除整复术	43 333.72	28 355.41	16 116.53	18 309.73	13 158.81	—	10 968.57	43 057.00	27 850.18
	唇裂修复术	8937.00	7765.20	7690.96	3447.89	6295.18	1594.00	4433.33	8490.13	7727.24
	舌癌扩大切除术+颈淋巴清扫术	44 063.88	49 229.41	48 399.07	27 494.47	31 337.55	—	10 928.00	43 848.32	48 120.27
	牙颌面畸形矫正术*	54 746.43	61 132.18	7815.00	20 530.33	14 649.64	—	—	54 261.86	60 236.48
	游离腓骨复合组织移植术	62 890.32	63 580.53	70 773.14	19 225.00	8064.67	—	—	62 830.09	62 264.68
	放射性粒子组织间植入术	31 418.45	37 361.99	—	—	—	—	—	31 418.45	37 361.99

* 注:指牙颌面畸形矫正术:上颌Le Fort I型截骨术+双侧下颌升支劈开截骨术

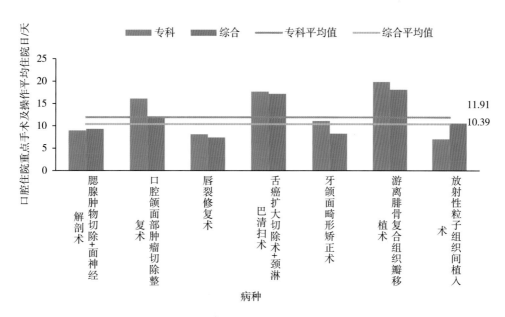

图 3-12　2017 年口腔住院 7 个重点手术及操作平均住院日比较

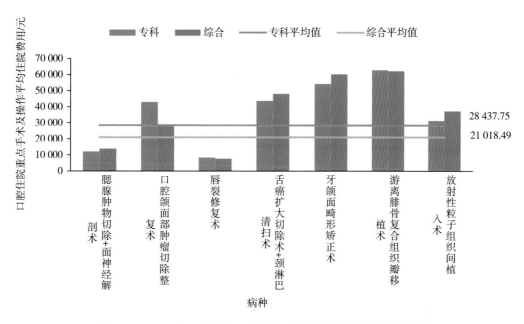

图 3-13　2017 年口腔住院 7 个重点手术及操作平均住院费用比较

第四章

口腔专科医疗机构医疗质控报告

一、数据纳入统计情况

全国抽样 30 个省区市(不含西藏自治区、香港特别行政区、澳门特别行政区、台湾省)的 227 家口腔专科医疗机构纳入 2017 年医疗服务与质量安全数据口腔门诊相关质控指标分析(表 4-1),全国抽样 26 个省区市(不含甘肃省、海南省、青海省、新疆维吾尔自治区、西藏自治区、香港特别行政区、澳门特别行政区、台湾省)的 74 家口腔专科医疗机构纳入口腔住院相关质控指标分析(表 4-2)。各省区市纳入口腔门诊相关质控指标统计医疗机构数量分布如图 4-1 所示,各省区市纳入口腔住院相关质控指标统计医疗机构分布如图 4-2 所示。

表 4-1 2017 年数据纳入口腔门诊相关质控指标统计的不同级别不同所有制形式医疗机构数量 单位:家

医疗机构级别 / 所有制形式	公立	民营	合计
三级	51	5	56
二级	58	113	171
合计	109	118	227

表 4-2 2017 年数据纳入口腔住院相关质控指标统计的不同级别不同所有制形式医疗机构数量 单位:家

医疗机构级别 / 所有制形式	公立	民营	合计
三级	45	—	45
二级	20	9	29
合计	65	9	74

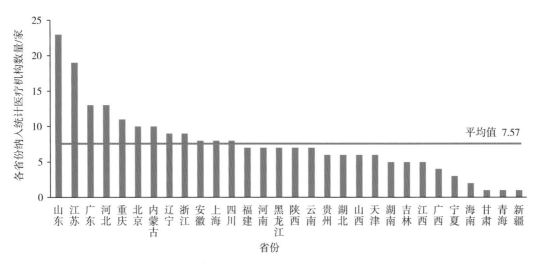

图 4-1 2017 年各省区市纳入口腔门诊相关质控指标统计医疗机构数量

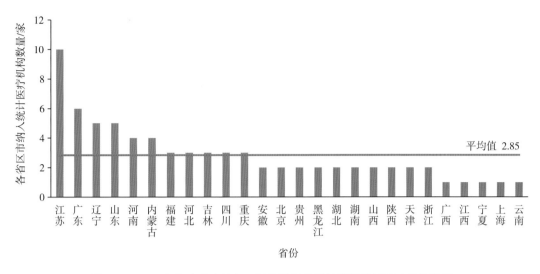

图 4-2 2017 年各省区市纳入口腔住院相关质控指标统计医疗机构数量

二、口腔门诊工作量统计

(一)重点病种工作量统计

在 30 个省区市的 227 家医疗机构中,2017 年门诊共治疗 10 个重点病种患者 8 451 456 人次。按照平均就诊人次排序,排名前 5 位的病种依次为慢性牙周炎、错𬌗畸形、牙列缺损、慢性根尖周炎、下颌阻生第三磨牙(表 4-3)。各省区市 10 个重点病种患者人次的构成比如图 4-3 所示,其中慢性牙周炎患者构成比最高的是天津,错𬌗畸形患者构成比最高的是宁夏,牙列缺损患者构成比最高的是陕西,慢性根尖周炎患者构成比最高的是广西壮族自治区,下颌阻生第三磨牙患者构成比最高的是新疆(图 4-4~ 图 4-14)。

表 4-3 2017 年口腔门诊 10 个重点病种在不同医疗机构中的年平均就诊人次比较

重点病种	三级公立	三级民营	二级公立	二级民营	平均值
慢性牙周炎	28 548.06	7499.20	5068.16	1295.25	8518.78
错𬌗畸形	24 988.20	4353.20	3854.47	1572.84	7477.77
牙列缺损	17 216.29	8250.80	3646.36	1329.80	5643.35
慢性根尖周炎	15 356.82	6318.60	4559.16	1146.62	5325.07
下颌阻生第三磨牙	15 035.25	6374.40	2888.93	828.07	4668.72
急性牙髓炎	6931.18	3233.40	4969.98	1133.98	3462.80
牙列缺失	1763.08	1643.20	926.88	504.58	920.30
口腔扁平苔藓	2336.80	120.40	231.48	16.60	595.07
颞下颌关节紊乱病	1384.35	222.80	156.95	46.44	379.15
年轻恒牙牙外伤	665.47	135.40	168.64	89.36	240.07
合计	114 225.51	38 151.40	26 471.00	7963.54	37 231.08

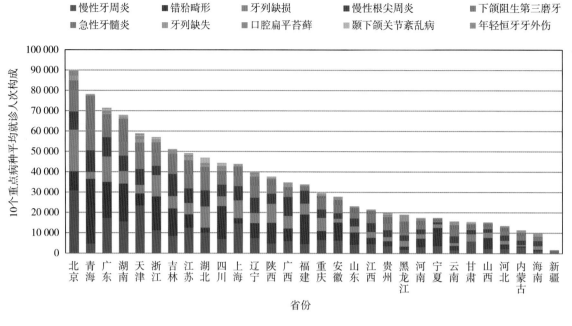

图 4-3　口腔门诊 10 个重点病种平均就诊人次构成情况省际比较

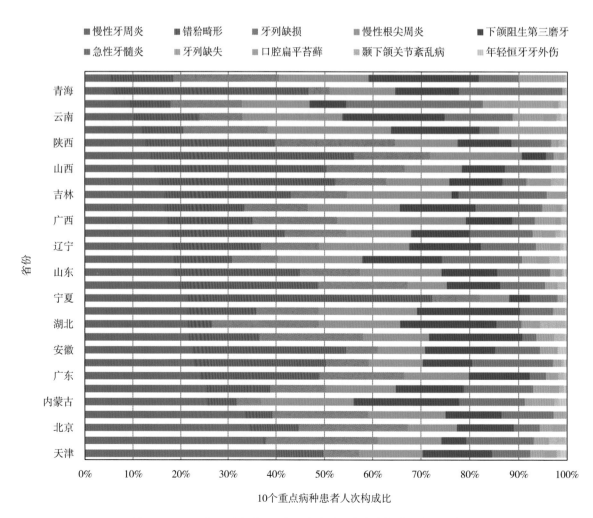

图 4-4　2017 年口腔门诊 10 个重点病种患者人次构成比省际比较

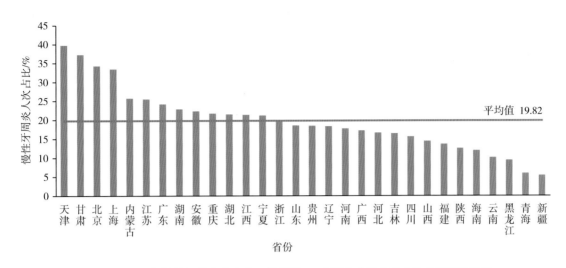

图 4-5　2017 年慢性牙周炎人次占口腔门诊 10 个重点病种患者人次比例省际比较

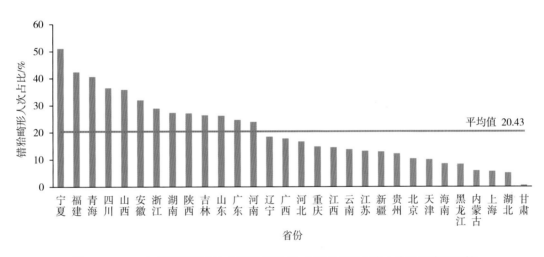

图 4-6　2017 年错𬌗畸形人次占口腔门诊 10 个重点病种患者人次比例省际比较

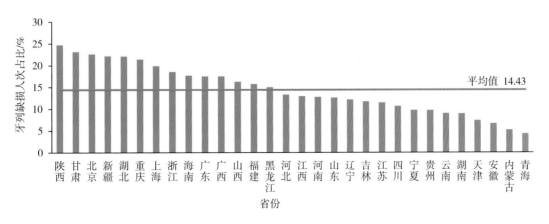

图 4-7　2017 年牙列缺损人次占口腔门诊 10 个重点病种患者人次比例省际比较

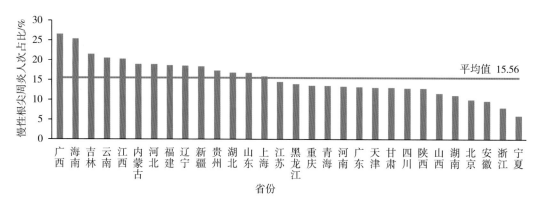

图 4-8　2017 年慢性根尖周炎人次占口腔门诊 10 个重点病种患者人次比例省际比较

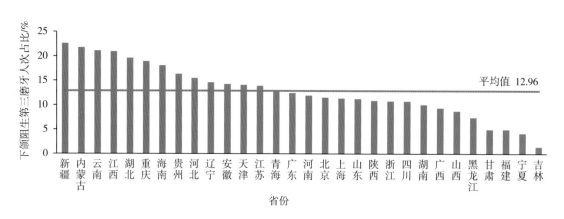

图 4-9　2017 年下颌阻生第三磨牙人次占口腔门诊 10 个重点病种患者人次比例省际比较

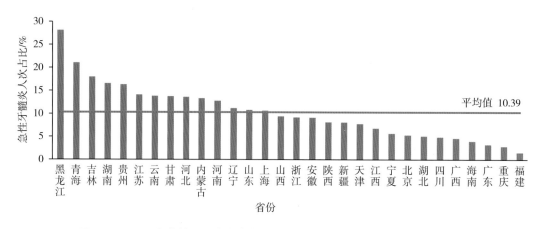

图 4-10　2017 年急性牙髓炎人次占口腔门诊 10 个重点病种患者人次比例省际比较

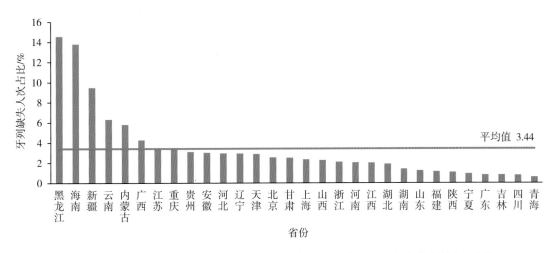

图 4-11 2017 年牙列缺失人次占口腔门诊 10 个重点病种患者人次比例省际比较

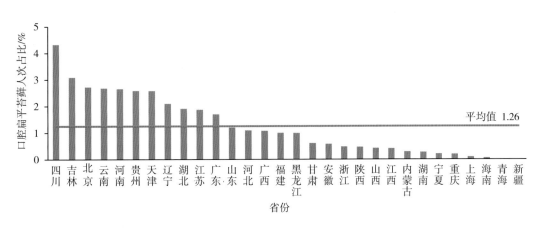

图 4-12 2017 年口腔扁平苔藓人次占口腔门诊 10 个重点病种患者人次比例省际比较

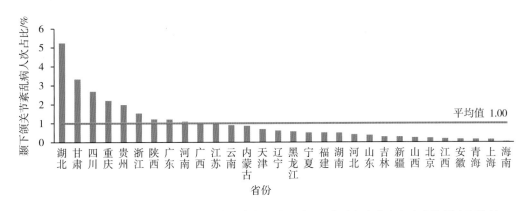

图 4-13 2017 年颞下颌关节紊乱人次占口腔门诊 10 个重点病种患者人次比例省际比较

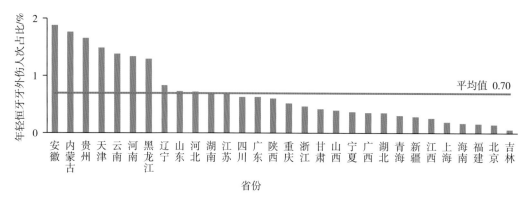

图 4-14　2017 年年轻恒牙牙外伤人次占口腔门诊 10 个重点病种患者人次比例省际比较

(二)重点技术工作量统计

在 30 个省区市的 227 家医疗机构中,2017 年门诊 9 个重点技术患者服务总量 8 046 482 人次。按平均就诊人次排序,排名前 5 位的技术依次为根管治疗术、牙周洁治术、阻生牙拔除术、错𬌗畸形矫治术、慢性牙周炎系统治疗(表 4-4)。各省区市 9 个重点技术患者人次构成比如图 4-15 所示,其中根管治疗术构成比最高的是重庆,牙周洁治术构成比最高的是天津,阻生牙拔除术构成比最高的是福建,错𬌗畸形矫治术构成比最高的是宁夏,慢性牙周炎系统治疗构成比最高的是湖南(图 4-16~ 图 4-25)。

表 4-4　2017 年口腔门诊 9 个重点技术在不同医疗机构中的年平均就诊人次比较

重点技术	三级公立	三级民营	二级公立	二级民营	平均值
根管治疗术	26 088.14	7268.40	9942.14	2471.06	9791.68
牙周洁治术	20 123.59	8250.60	3889.16	2007.89	6696.12
阻生牙拔除术	15 669.00	3635.40	3579.48	874.23	4950.19
错𬌗畸形矫治术	15 449.92	3586.20	2936.86	996.92	4796.77
慢性牙周炎系统治疗	11 254.27	3487.20	2174.33	549.46	3434.38
烤瓷冠修复技术	6302.04	9165.20	2928.05	1079.56	2903.29
可摘局部义齿修复技术	4535.73	899.40	1833.55	385.64	1699.30
种植体植入术	2190.27	1640.40	274.12	338.31	766.67
全口义齿修复技术	804.51	369.00	515.33	176.99	408.65
合计	102 417.47	38 301.80	28 073.02	8880.06	35 447.06

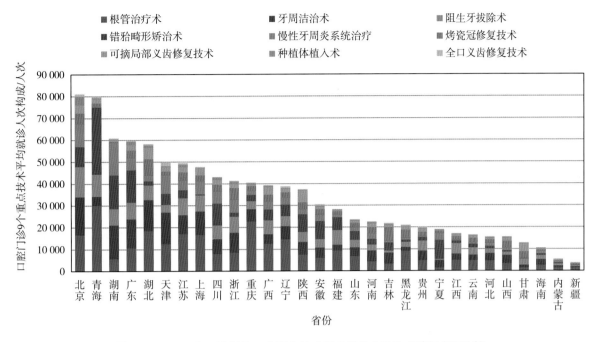

图 4-15　2017 年口腔门诊 9 个重点技术平均就诊人次构成情况省际比较

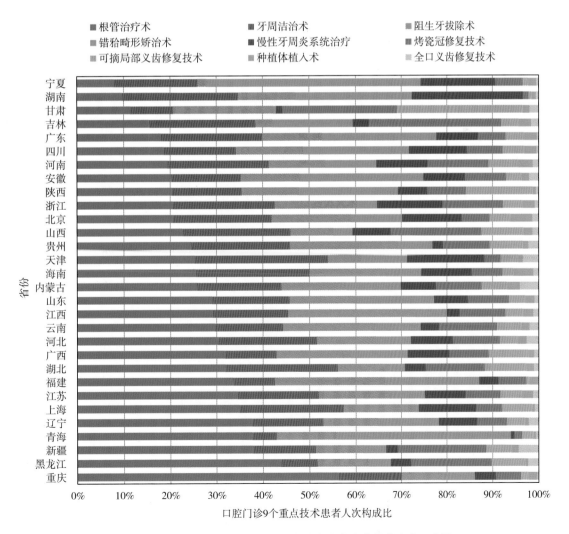

图 4-16　2017 年口腔门诊 9 个重点技术患者人次构成比省际比较

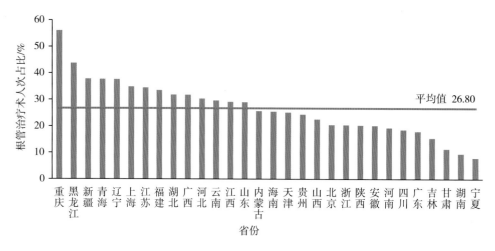

图 4-17　2017 年根管治疗术人次占口腔门诊 9 个重点技术患者人次比例省际比较

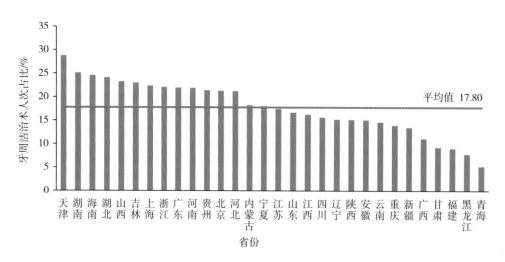

图 4-18　2017 年牙周洁治术人次占口腔门诊 9 个重点技术患者人次比例省际比较

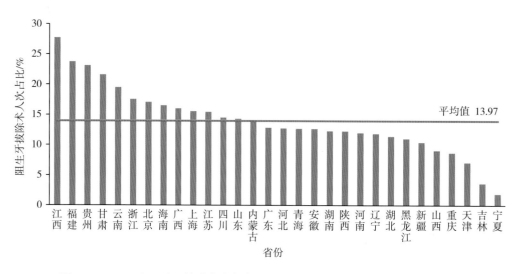

图 4-19　2017 年阻生牙拔除术人次占口腔门诊 9 个重点技术患者人次比例省际比较

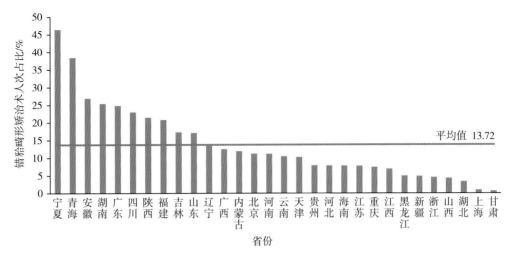

图 4-20　2017 年错殆畸形矫治术人次占口腔门诊 9 个重点技术患者人次比例省际比较

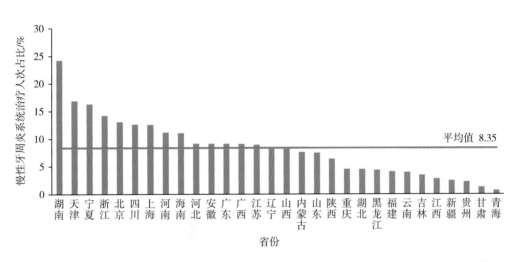

图 4-21　2017 年慢性牙周炎系统治疗人次占口腔门诊 9 个重点技术患者人次比例省际比较

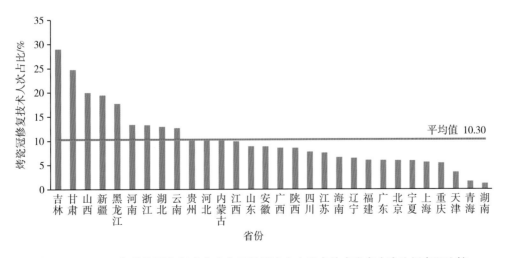

图 4-22　2017 年烤瓷冠修复术人次占口腔门诊 9 个重点技术患者人次比例省际比较

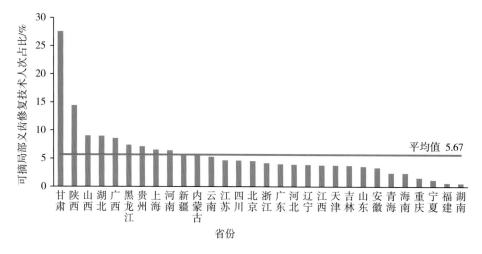

图 4-23 2017 年可摘局部义齿修复技术人次占口腔门诊 9 个重点技术患者人次比例省际比较

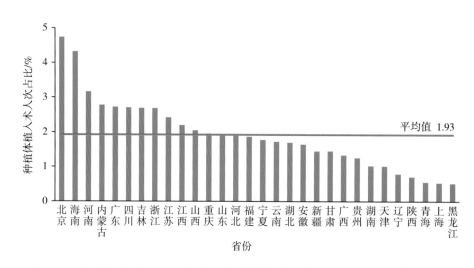

图 4-24 2017 年种植体植入术人次占口腔门诊 9 个重点技术患者人次比例省际比较

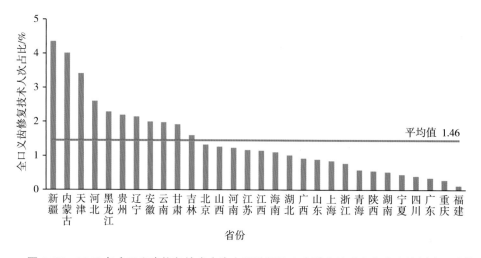

图 4-25 2017 年全口义齿修复技术人次占口腔门诊 9 个重点技术患者人次比例省际比较

（三）患者安全类数据统计

在 30 个省区市的 227 家医疗机构中,2017 年门诊 7 类常见并发症共发生 10 779 例次。按平均发生数量排序,排名前 5 位的并发症依次为:根管治疗断针、门诊手术并发症、种植体脱落、口腔软组织损伤、误吞或误吸异物(表 4-5)。口腔门诊 7 类常见并发症构成比如图 4-26 所示。

表 4-5 2017 年口腔门诊 7 类常见并发症在不同医疗机构中的年平均发生人次比较

常见并发症	三级公立	三级民营	二级公立	二级民营	平均值
根管治疗断针	57.45	21.20	9.50	3.22	17.41
门诊手术并发症	40.88	45.60	15.66	2.55	15.46
种植体脱落	25.24	38.20	3.40	2.42	8.59
口腔软组织损伤	17.80	11.00	3.45	0.94	5.59
误吞或误吸异物	0.59	0.60	0.24	0.03	0.22
拔牙错误	0.37	1.20	0.10	0.01	0.14
治疗牙位错误	0.06	0.40	0.10	0.07	0.08
合计	142.39	118.20	32.45	9.24	47.48

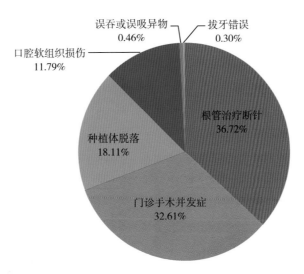

图 4-26 口腔门诊 7 类常见并发症构成比

三、口腔住院医疗质量数据统计

（一）住院死亡类数据统计

在 26 个省区市的 74 家医疗机构中,2017 年出院患者总数 91 529 例,其中住院患者死亡 8 例,其中 7 例发生在三级公立医疗机构,1 例发生在二级公立医疗机构,总体住院死亡率为 0.09‰;非医嘱离院患者 2097 例,非医嘱离院率为 2.29%(表 4-6)。

表4-6 2017年口腔住院死亡类指标在不同医疗机构中的年平均值(或年发生率)比较

质控指标	三级公立	二级公立	二级民营	平均值
平均出院患者例数	1541.31	1035.10	163.11	1236.88
住院死亡率 /‰	0.10	0.05	0.00	0.09
非医嘱离院率 /%	2.96	0.21	0.00	2.29
平均出院患者手术例数	1376.67	444.20	82.89	967.30
手术患者住院死亡率 /‰	0.10	0.11	0.00	0.10
手术患者非医嘱离院率 /%	1.79	0.01	0.00	1.55
住院择期手术患者死亡率 /‰	0.10	0.13	0.00	0.11

(二)住院重返类数据统计

在26个省区市的74家医疗机构中,2017年出院患者总数91 529例。住院患者出院后31天非预期再住院患者820例,其中出院当天非预期再住院患者7例,出院2~15天内非预期再住院患者592例,出院16~31天内非预期再住院患者221例。出院手术患者总数71 580例,其中非计划重返手术室再次手术患者289例,非计划重返手术室再次手术率0.40%(表4-7);住院患者出院后31天内非预期再住院构成比及非计划重返手术室再次手术构成比如图4-27和图4-28所示。

表4-7 2017年口腔住院重返类指标在不同医疗机构中的年平均值(或年发生率)比较

质控指标	三级公立	二级公立	二级民营	平均值
平均住院患者出院后31天内非预期再住院患者人数	9.24	20.20	0.00	11.08
住院患者出院后31天内非预期再住院率 /%	0.60	1.95	0.00	0.90
住院患者出院当天非预期再住院 /%	0.01	0.00	0.00	0.01
住院患者出院2~15天内非预期再住院率 /%	0.28	1.92	0.00	0.65
住院患者出院16~31天内非预期再住院率 /%	0.31	0.03	0.00	0.24
平均非计划重返手术室再次手术人数	6.27	0.35	0.00	3.91
非计划重返手术室再次手术率 /%	0.46	0.08	0.00	0.40
术后48小时以内非计划重返手术室再次手术率 /%	0.24	0.02	0.00	0.21
术后3~31天以内非计划重返手术室再次手术率 /%	0.21	0.06	0.00	0.19

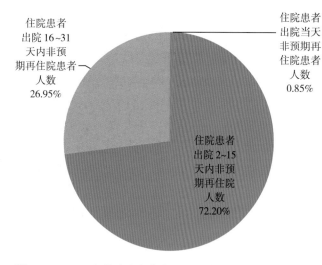

图4-27 2017年住院患者出院后31天内非预期再住院构成比

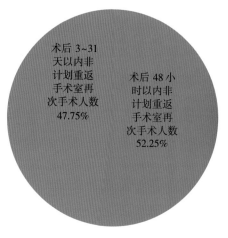

图4-28 2017年非计划重返手术室再次手术构成比

（三）患者安全类数据统计

在 26 个省区市的 74 家医疗机构中,2017 年住院患者围手术期 17 类常见并发症共发生 1187 例,总体发生率为 1.66%,发生数量排名前 5 位的并发症依次为:手术术中并发症、与手术操作相关感染、手术患者手术后出血或血肿、手术患者手术后生理/代谢紊乱、手术患者手术后呼吸道并发症(图 4-29)。

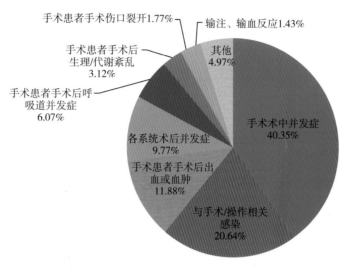

图 4-29　2017 年口腔住院患者围手术期常见并发症构成比

（四）重点病种数据统计

在 26 个省区市的 74 家医疗机构中,2017 年住院共治疗 6 个重点病种患者 14 466 例;按照平均出院患者例数排序,排名前 3 位的病种依次为牙颌面畸形、腮腺良性肿瘤、先天性唇裂(表 4-8,图 4-30~图 4-37);舌癌平均住院日最长,先天性唇裂平均住院日最短(表 4-9,图 4-38~图 4-43);牙颌面畸形平均住院费用最高,先天性唇裂平均住院费用最低(表 4-10,图 4-44~图 4-49)。

表 4-8　2017 年口腔住院 6 个重点病种的 3 项质控指标年平均值比较

重点病种	平均出院患者例数	平均住院日/天	平均住院费用/元
牙颌面畸形	48.34	9.79	35 517.29
腮腺良性肿瘤	45.31	10.01	11 739.97
先天性唇裂	37.53	7.72	7949.29
舌癌	23.82	14.12	31 481.67
口腔颌面部间隙感染	23.78	9.00	9208.73
上颌骨骨折	16.70	9.40	20 613.83

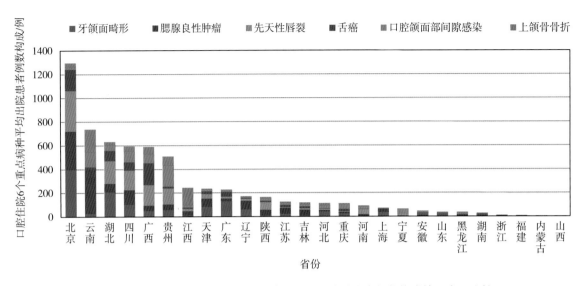

图 4-30 2017 年口腔住院 6 个重点病种平均出院患者例数构成情况省际比较

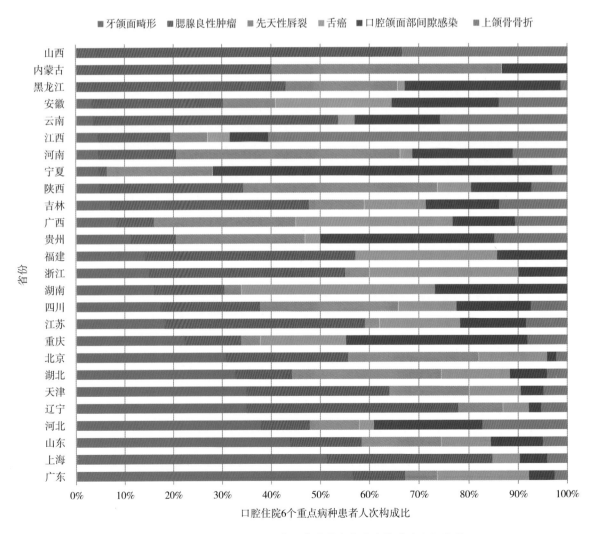

图 4-31 2017 年口腔住院 6 个重点病种患者人次构成比省际比较

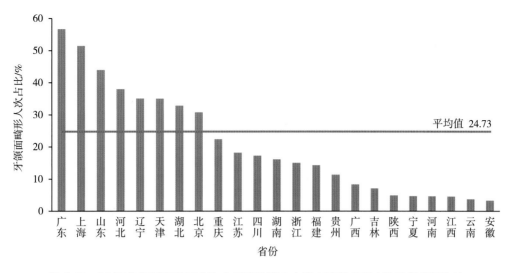

图 4-32　2017 年牙颌面畸形人次占口腔住院 6 个重点病种患者人次比例省际比较

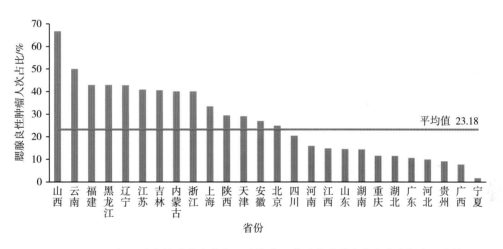

图 4-33　2017 年腮腺良性肿瘤人次占口腔住院 6 个重点病种患者人次比例省际比较

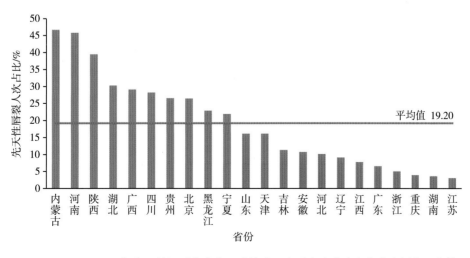

图 4-34　2017 年先天性唇裂人次占口腔住院 6 个重点病种患者人次比例省际比较

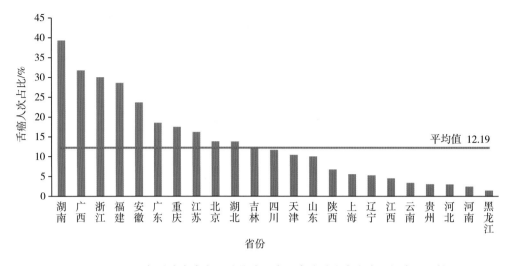

图 4-35　2017 年舌癌人次占口腔住院 6 个重点病种患者人次比例省际比较

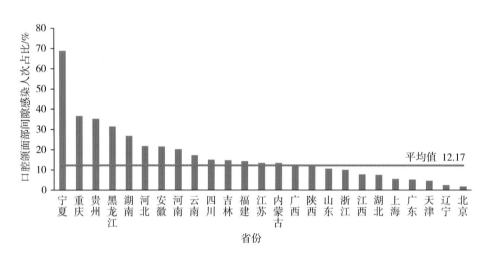

图 4-36　2017 年口腔颌面部间隙感染人次占口腔住院 6 个重点病种患者人次比例省际比较

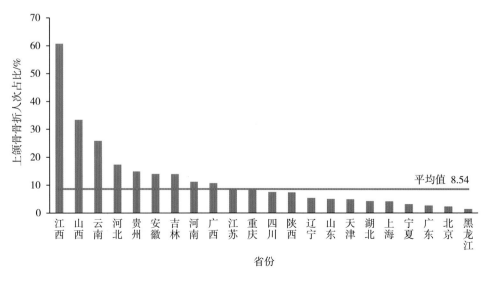

图 4-37　2017 年上颌骨骨折人次占口腔住院 6 个重点病种患者人次比例省际比较

表 4-9 2017 年不同省区市口腔住院 6 个重点病种的年平均住院日比较 单位:天

省区市	牙颌面畸形	腮腺良性肿瘤	先天性唇裂	舌癌	口腔颌面部间隙感染	上颌骨骨折
安徽	6.70	9.00	8.00	17.00	11.00	11.00
北京	10.64	6.51	8.13	12.06	7.08	7.70
重庆	7.93	8.50	9.00	13.74	6.77	9.11
福建	14.00	14.00	—	13.67	5.00	—
广东	8.40	8.90	8.41	14.47	7.44	7.92
广西	20.33	12.13	5.45	13.35	11.82	11.51
贵州	9.56	7.99	8.60	11.45	7.91	11.37
河北	6.54	10.51	7.73	22.70	8.76	11.50
河南	10.00	11.45	6.98	19.00	11.58	13.17
黑龙江	—	9.00	10.00	21.00	10.00	9.00
湖北	10.47	7.95	7.89	13.87	9.20	10.91
湖南	12.00	10.00	9.00	14.38	6.78	—
吉林	8.44	7.78	7.73	13.32	11.46	9.78
江苏	8.66	8.97	8.06	16.69	7.82	9.12
江西	11.00	8.06	8.18	13.00	5.74	8.34
辽宁	10.48	10.66	7.28	18.09	8.95	7.17
内蒙古	—	5.33	8.57	—	4.50	—
宁夏	12.67	12.00	8.29	—	5.93	12.00
山东	9.25	8.80	6.86	12.88	8.41	6.22
山西	—	1.00	—	—	—	3.00
陕西	14.00	10.30	10.06	19.45	10.25	9.38
上海	9.50	9.00	—	4.20	5.70	5.30
四川	9.19	7.86	6.87	14.57	12.07	6.14
天津	12.00	9.07	7.00	15.00	8.00	9.00
云南	10.30	22.10	—	10.90	8.20	10.00
浙江	15.00	7.25	7.00	9.67	7.00	—

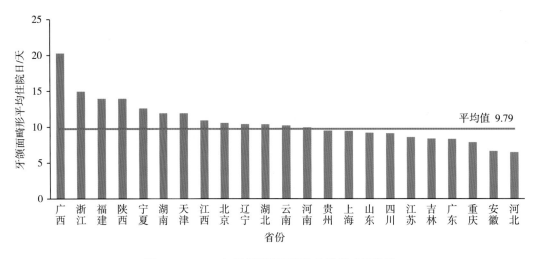

图 4-38　2017 年牙颌面畸形平均住院日省际比较

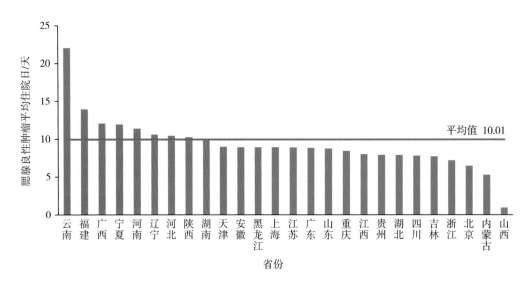

图 4-39　2017 年腮腺良性肿瘤平均住院日省际比较

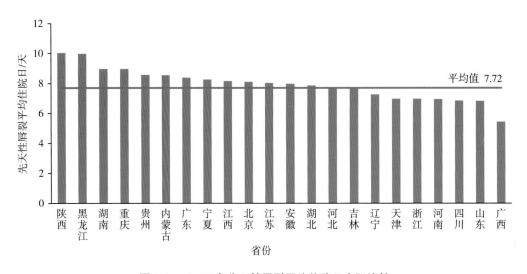

图 4-40　2017 年先天性唇裂平均住院日省际比较

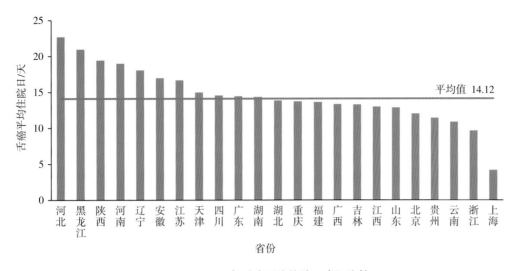

图 4-41 2017 年舌癌平均住院日省际比较

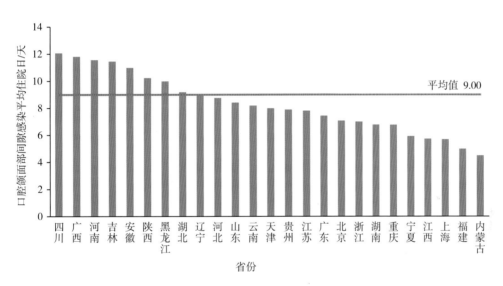

图 4-42 2017 年口腔颌面部间隙感染平均住院日省际比较

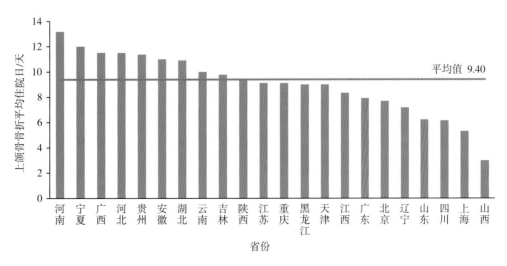

图 4-43 2017 年上颌骨骨折平均住院日省际比较

表 4-10　2017 年不同省区市口腔住院 6 个重点病种的年平均住院费用比较　　　　单位:元

省区市	牙颌面畸形	腮腺良性肿瘤	先天性唇裂	舌癌	口腔颌面部间隙感染	上颌骨骨折
安徽	5627.00	8100.00	7250.00	18 250.00	5800.00	1905.00
北京	44 611.37	10 421.17	9381.26	31 286.69	7612.15	18 685.15
重庆	44 500.10	10 348.20	4153.88	18 863.20	4061.90	11 588.40
福建	43 637.20	11 796.04	—	21 727.46	1255.62	—
广东	33 175.15	14 851.37	6169.25	32 368.63	7678.81	16 993.28
广西	29 963.68	1177.77	6422.13	29 689.05	12 206.09	17 501.26
贵州	19 120.01	12 392.37	6924.49	16 422.73	7976.94	18 908.71
河北	7515.35	8258.59	6489.30	22 328.13	5133.20	10 786.77
河南	20 689.00	5835.62	2909.24	13 429.00	4467.26	11 134.24
黑龙江	—	8000.00	5000.00	17 000.00	12 000.00	10 000.00
湖北	28 801.87	14 877.78	9892.16	49 794.33	11 535.46	44821.64
湖南	24 298.37	10 324.00	5773.58	34 267.31	4363.02	—
吉林	34 669.80	9620.28	5909.81	18 715.15	9313.29	26 788.73
江苏	41 332.54	13 638.94	8811.56	27 843.12	7516.54	18 452.37
江西	40 528.70	12 268.25	4883.50	26 159.06	3642.97	13 502.07
辽宁	28 274.59	12 320.20	6418.20	37 871.05	9426.00	24 468.31
内蒙古	—	5198.78	6407.85	—	1651.93	—
宁夏	3388.64	4920.70	2839.54	—	1981.08	2703.75
山东	47 125.83	11 134.15	7640.80	21 455.89	5962.90	11 663.37
山西	—	3500.00	—	—	—	592.45
陕西	37 854.74	11 844.17	10 143.24	24 120.56	12 087.48	19 478.30
上海	38 288.40	9444.40	—	3194.90	4417.90	8238.80
四川	47 779.62	14459.45	7859.57	37 632.37	18 306.98	44 811.72
天津	32 357.67	15858.45	8743.39	23 032.84	6568.70	25 710.92
云南	15 103.00	8480.00	—	12 558.00	8167.00	12 917.00
浙江	10 700.00	7817.13	4578.73	11 154.81	1900.00	—

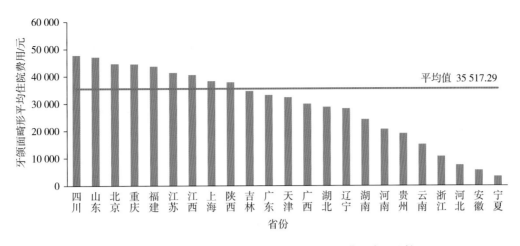

图 4-44　2017 年牙颌面畸形平均住院费用省际比较

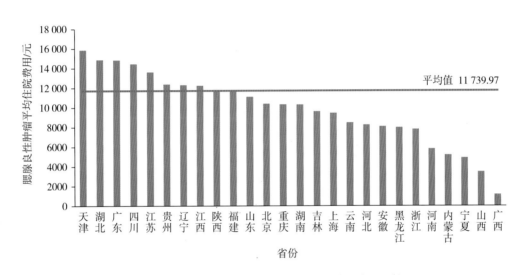

图 4-45　2017 年腮腺良性肿瘤平均住院费用省际比较

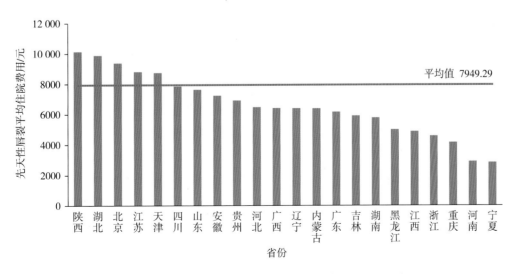

图 4-46　2017 年先天性唇裂平均住院费用省际比较

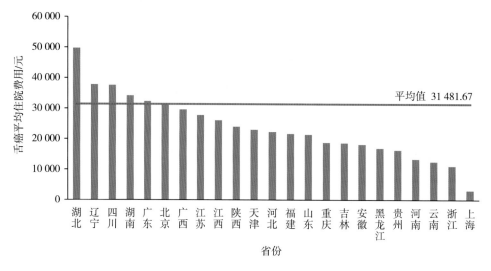

图 4-47 2017 年舌癌平均住院费用省际比较

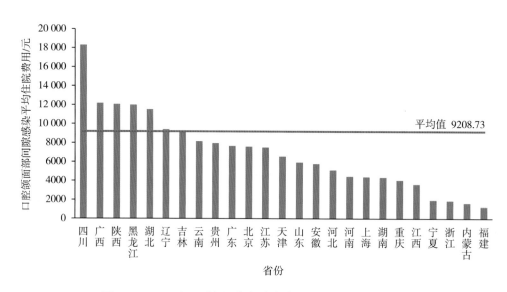

图 4-48 2017 年口腔颌面部间隙感染平均住院费用省际比较

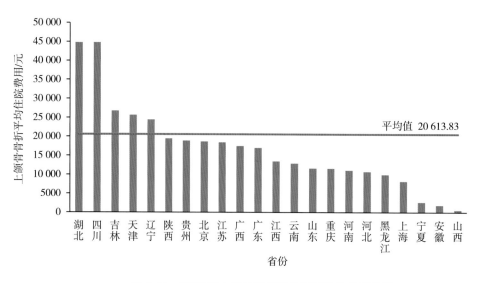

图 4-49 2017 年上颌骨骨折平均住院费用省际比较

（五）重点手术及操作数据统计

在 26 个省区市的 74 家医疗机构中，2017 年住院共治疗 7 个重点手术及操作患者 12 653 例；按照平均手术例数排序，排名前 3 位的重点手术及操作依次为腮腺肿物切除 + 面神经解剖术、口腔颌面部肿瘤切除整复术、唇裂修复术（表 4-11，图 4-50~ 图 4-58）；游离腓骨复合组织瓣移植术平均住院日最长，放射性粒子组织间植入术平均住院日最短（表 4-12，图 4-59~ 图 4-65）；游离腓骨复合组织瓣移植术平均住院费用最高，唇裂修复术平均住院费用最低（表 4-13，图 4-66~ 图 4-72）。

表 4-11　2017 年口腔住院 7 个重点手术及操作的 3 项质控指标年平均值比较

重点手术及操作	平均手术例数	平均住院日 / 天	平均住院费用 / 元
腮腺肿物切除 + 面神经解剖术	51.54	8.98	12 207.49
口腔颌面部肿瘤切除整复术	36.66	16.12	43 057.00
唇裂修复术	36.64	8.11	8490.13
牙颌面畸形矫正术：上颌 Le Fort I 型截骨术 + 双侧下颌升支劈开截骨术	17.18	11.09	54 261.86
舌癌扩大切除术 + 颈淋巴清扫术	15.58	17.67	43 848.32
游离腓骨复合组织瓣移植术	9.80	19.84	62 830.09
放射性粒子组织间植入术	3.59	7.02	31 418.45

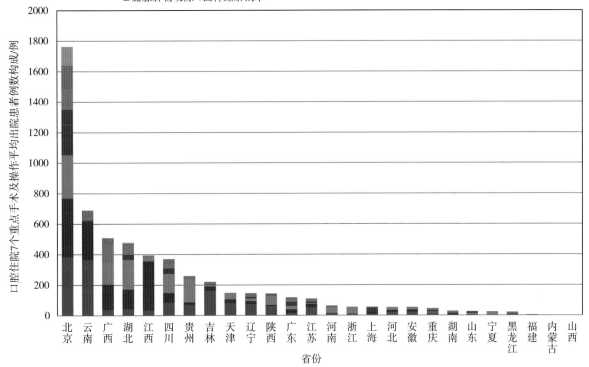

图 4-50　口腔住院 7 个重点手术及操作平均出院患者例数构成情况省际比较

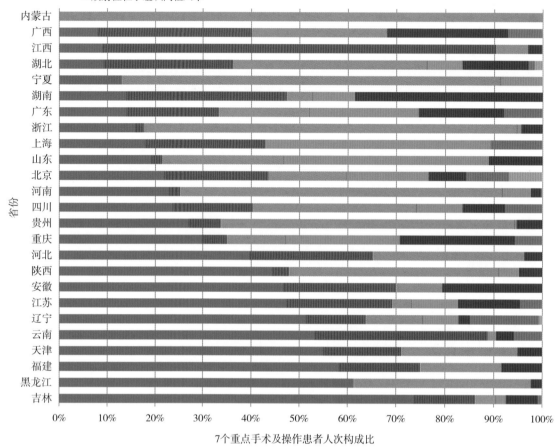

图 4-51　口腔住院 7 个重点手术及操作患者人次构成比省际比较

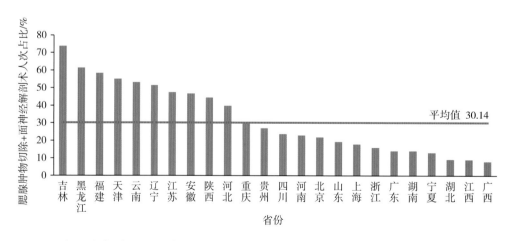

图 4-52　2017 年腮腺肿物切除 + 面神经解剖术人次占口腔住院 7 个重点手术及操作患者人次比例省际比较

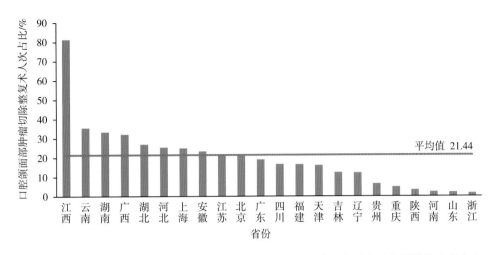

图 4-53　2017 年口腔颌面部肿瘤切除整复术人次占口腔住院 7 个重点手术及操作患者人次
比例省际比较

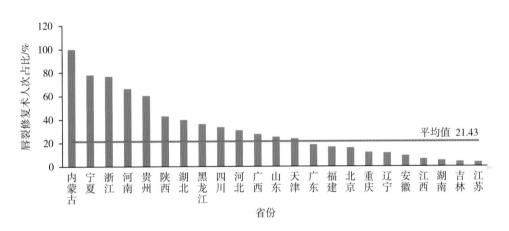

图 4-54　2017 年唇裂修复术人次占口腔住院 7 个重点手术及操作平均出院患者人次构成情
况省际比较

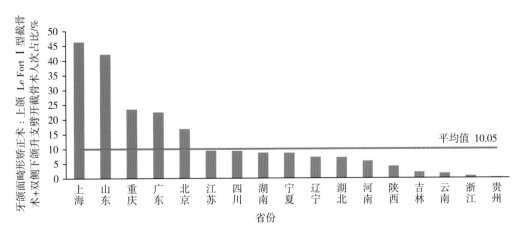

图 4-55　2017 年牙颌面畸形矫正术:上颌 Le Fort I 型截骨术 + 双侧下颌升支劈开截骨术人次占口
腔住院 7 个重点手术及操作患者人次比例省际比较

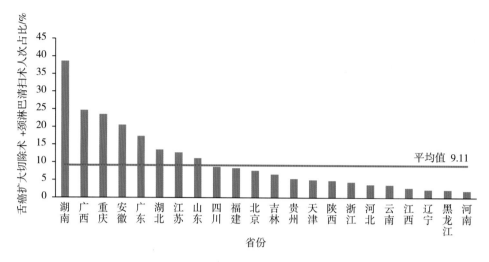

图 4-56 2017 年舌癌扩大切除术 + 颈淋巴清扫术人次占口腔住院 7 个重点手术及操作患者人次比例省际比较

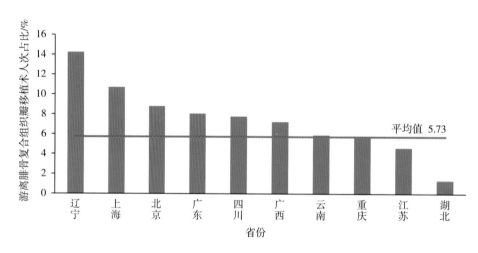

图 4-57 2017 年游离腓骨复合组织瓣移植术人次占口腔住院 7 个重点手术及操作患者人次比例省际比较

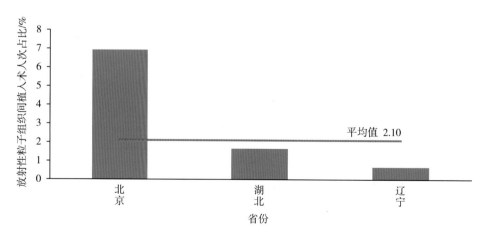

图 4-58 2017 年放射性粒子组织间植入术人次占口腔住院 7 个重点手术及操作患者人次比例省际比较

表 4-12 2017 年不同省区市口腔住院 7 个重点手术及操作的年平均住院日比较 单位:天

省区市	腮腺肿物切除＋面神经解剖术	口腔颌面部肿瘤切除整复术	唇裂修复术	牙颌面畸形矫正术:上颌Le Fort I 型截骨术＋双侧下颌升支劈开截骨术	舌癌扩大切除术＋颈淋巴清扫术	游离腓骨复合组织瓣移植术	放射性粒子组织间植入术
安徽	11.00	17.40	8.00	—	17.00	—	—
北京	6.63	16.00	8.16	11.33	14.18	17.04	5.90
重庆	9.48	25.00	10.06	8.48	16.82	23.88	—
福建	16.86	22.50	8.50	—	16.00	—	—
广东	10.20	18.50	8.53	10.68	18.75	23.47	—
广西	13.37	28.21	6.00	—	25.25	30.05	—
贵州	9.04	20.75	8.97	10.00	20.79	—	—
河北	10.92	17.85	8.16	—	19.67	—	—
河南	11.45	26.33	6.98	10.00	25.00	24.00	—
黑龙江	9.00	—	10.00	—	21.00	—	—
湖北	8.53	15.86	8.06	11.71	15.48	22.16	11.13
湖南	9.00	12.28	6.66	12.40	14.38	—	—
吉林	9.00	21.50	10.07	13.64	23.27	21.33	—
江苏	9.36	20.26	8.83	9.68	17.99	23.69	—
江西	8.06	8.54	8.85	—	13.00	21.00	—
辽宁	10.90	12.29	7.53	15.46	18.47	21.44	48.80
内蒙古	—		8.57	—	—	—	—
宁夏	11.00		8.72	6.50	—	—	—
山东	9.12	10.00	7.53	9.65	12.50	—	—
山西	—	—	—	—	—	—	—
陕西	12.05	27.20	10.47	17.00	24.43	—	—
上海	9.90	17.71	—	11.00	—	13.00	—
四川	10.45	15.74	7.55	10.04	17.66	21.47	—
天津	9.05	21.38	9.00	—	21.00	—	—
云南	7.40	10.29	—	10.40	10.90	13.40	—
浙江	8.22	9.00	6.98	9.00	10.40	—	—

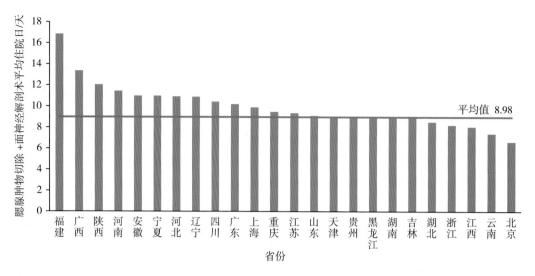

图 4-59 2017 年腮腺肿物切除 + 面神经解剖术平均住院日省际比较

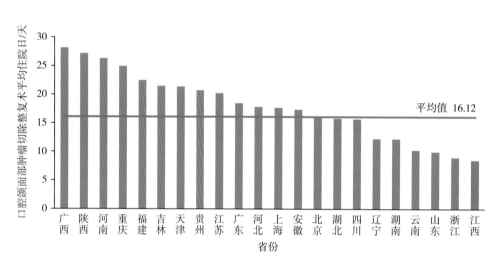

图 4-60 2017 年口腔颌面部肿瘤切除整复术平均住院日省际比较

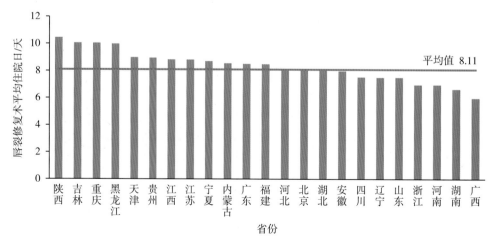

图 4-61 2017 年唇裂修复术平均住院日省际比较

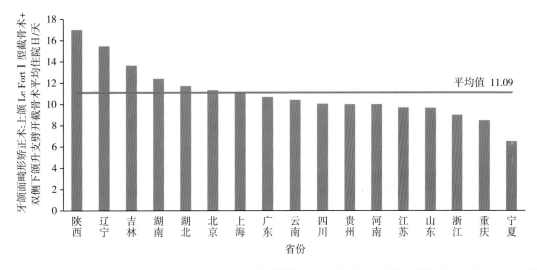

图 4-62 2017 年牙颌面畸形矫正术:上颌 Le Fort I 型截骨术 + 双侧下颌升支劈开截骨术平均住院日省际比较

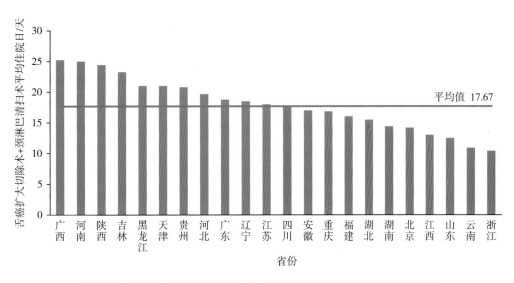

图 4-63 2017 年舌癌扩大切除术 + 颈淋巴清扫术平均住院日省际比较

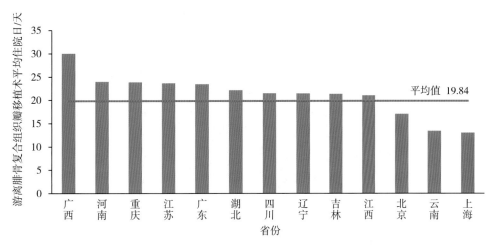

图 4-64 2017 年游离腓骨复合组织瓣移植术平均住院日省际比较

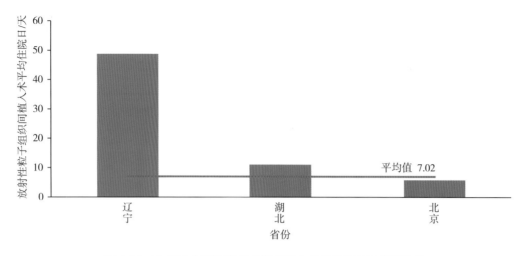

图 4-65　2017 年放射性粒子组织间植入术平均住院日省际比较

表 4-13　2017 年不同省区市口腔住院 7 个重点手术及操作的年平均住院费用比较　　　　单位：元

省区市	腮腺肿物切除＋面神经解剖术	口腔颌面部肿瘤切除整复术	唇裂修复术	牙颌面畸形矫正术：上颌 Le Fort I 型截骨术＋双侧下颌升支劈开截骨术	舌癌扩大切除术＋颈淋巴清扫术	游离腓骨复合组织瓣移植术	放射性粒子组织间植入术
安徽	9800.00	26 600.00	7250.00	—	18 250.00	—	—
北京	11 238.56	55 656.91	9692.33	52 980.32	41 639.09	64 634.48	306 61.20
重庆	11 665.60	37 778.60	7554.30	62 930.70	25 325.70	38 523.50	—
福建	11 381.20	81 109.40	7842.45	—	19 298.00	—	—
广东	16 508.00	54 500.42	7672.22	60 247.77	46 635.73	71 275.59	—
广西	14 308.20	48 677.84	7582.99	—	44 626.80	54 061.00	—
贵州	14 934.59	46 781.88	8049.46	33 558.45	42 866.23	—	—
河北	8219.78	21 154.89	6608.89	—	21 674.61	—	—
河南	5835.62	29 031.00	2909.24	23 362.00	21 405.00	19 225.00	—
黑龙江	10 000.00	—	6000.00	—	20 000.00	—	—
湖北	17 874.78	55 132.23	9995.93	53 509.59	58 457.63	90 206.29	34 985.82
湖南	9481.87	16 970.64	4037.59	33 166.56	34 267.31	—	—
吉林	11 378.74	45 765.32	8134.54	44 028.24	43 887.96	33 940.98	—
江苏	14 095.27	47 019.91	9670.90	58 446.97	47 707.39	70 361.91	—
江西	12 268.25	14 018.54	5274.15	—	26 159.06	60 212.75	—
辽宁	13 237.86	43 496.09	6608.78	46 476.11	45 980.11	55 336.13	57 108.11
内蒙古	—	—	6407.85	—	—	—	—
宁夏	4751.01	—	2945.35	2530.98	—	—	—
山东	12 164.88	16 915.69	8253.49	53 660.53	22 245.89	—	—

续表

省区市	腮腺肿物切除＋面神经解剖术	口腔颌面部肿瘤切除整复术	唇裂修复术	牙颌面畸形矫正术：上颌 Le Fort I型截骨术＋双侧下颌升支劈开截骨术	舌癌扩大切除术＋颈淋巴清扫术	游离腓骨复合组织瓣移植术	放射性粒子组织间植入术
山西	—	—	—	—	—	—	—
陕西	14 860.30	38 097.47	10 590.48	47 789.18	36 197.02	—	—
上海	10 549.40	28 500.46	—	47 813.50	—	25 391.10	—
四川	14 845.27	57 039.05	8688.32	65 823.42	54 135.70	85 295.15	
天津	10 165.69	35 758.84	12 356.38	—	38 874.26	—	
云南	8480.00	13 280.98	—	13 122.00	13 316.00	14 159.00	
浙江	8275.10	8435.54	7920.32	12 884.56	12 004.50	—	

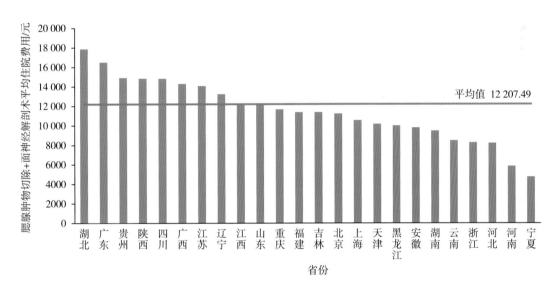

图 4-66　2017 年腮腺肿物切除＋面神经解剖术平均住院费用省际比较

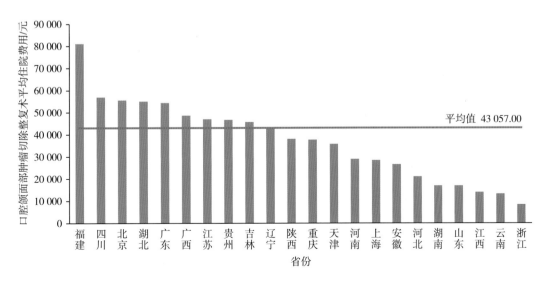

图 4-67　2017 年口腔颌面部肿瘤切除整复术平均住院费用省际比较

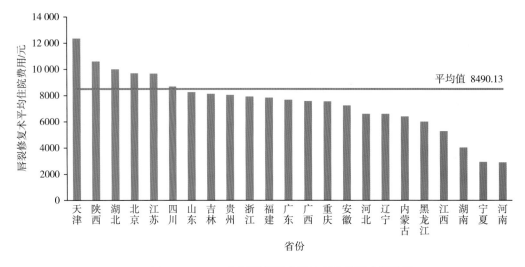

图 4-68　2017 年唇裂修复术平均住院费用省际比较

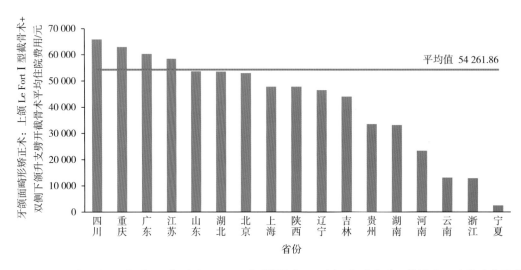

图 4-69　2017 年牙颌面畸形矫正术:上颌 Le Fort I 型截骨术 + 双侧下颌升支劈开截骨术平均住院费用省际比较

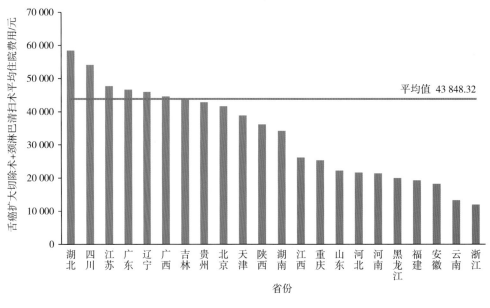

图 4-70　2017 年舌癌扩大切除术 + 颈淋巴清扫术平均住院费用省际比较

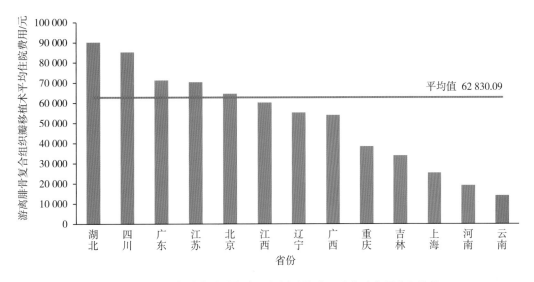

图 4-71　2017 年游离腓骨复合组织瓣移植术平均住院费用省际比较

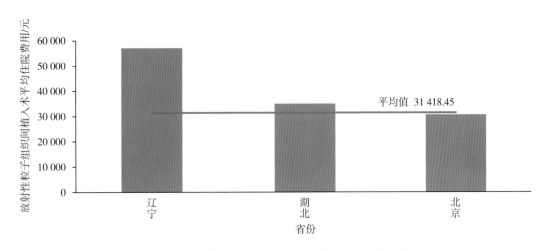

图 4-72　2017 年放射性粒子组织间植入术平均住院费用省际比较

（六）口腔住院临床路径数据统计

在 26 个省区市的 74 家医疗机构 91 529 例出院患者中，2017 年口腔住院临床路径入径率 18.68%，完成路径比率 92.47%，完成路径出院比率 17.27%（表 4-14）。

表 4-14　2017 年口腔住院临床路径在不同医疗机构中的实施情况比较　　　　　　　　　　单位:%

质控指标	三级公立	二级公立	二级民营	平均值
临床路径入径率	13.16	36.53	27.93	18.68
完成路径比率	88.81	96.67	96.34	92.47
完成路径出院比率	11.69	35.31	26.91	17.27

四、口腔医疗机构运行管理类数据统计

（一）资源配置数据统计

1. **医疗机构开放床位数统计** 在 26 个省区市的 74 家医疗机构中，2017 年口腔住院实际开放床位（包括加床）平均 40.78 张。其中三级公立为 48.78 张，二级公立为 32.95 张，二级民营为 18.22 张。

2. **医疗机构实际开放牙椅数统计** 在 30 个省区市的 227 家医疗机构中，2017 年口腔门诊实际开放牙椅总数平均 67.98 台。其中三级公立为 174.76 台，三级民营为 127.60 台，二级公立为 53.81 台，二级民营为 24.42 台。

3. **人力配置数据统计** 在 30 个省区市的 227 家医疗机构中，卫生技术人员占全院员工总数的 79.23%（表 4-15）。

表 4-15 2017 年人力配置指标在不同医疗机构中的平均值比较

质控指标	三级公立	三级民营	二级公立	二级民营	平均值
全院员工数平均值	478.35	280.20	138.41	56.94	177.35
卫生技术人员数平均值	387.24	199.00	110.59	41.93	140.51
卫生技术人员占全院员工比 /%	80.95	71.02	79.90	73.64	79.23

4. **优质护理单元数据统计** 在 30 个省区市的 227 家医疗机构中，2017 年全院护理单元总数 1113 个，全院优质护理单元总数 879 个，占全院护理单元总数的 78.98%。

（二）工作负荷数据统计

1. **门急诊人次数据统计** 在 30 个省区市的 227 家医疗机构中，2017 年门急诊患者共 28 297 267 人次，平均 124 657.56 人次，其中年急诊人次占门急诊人次 1.97%。年门诊手术例数占门诊人次 4.76%（表 4-16）。

表 4-16 2017 年门急诊工作负荷指标在不同医疗机构中的年平均值比较

质控指标	三级公立	三级民营	二级公立	二级民营	平均值
年门诊人次平均值	377 273.61	119 644.40	90 078.50	23 693.43	122 207.43
年急诊人次平均值	6081.31	1244.60	3810.71	166.27	2450.13
年门急诊人次平均值	383 354.92	120 889.00	93 889.21	23 859.71	124 657.56
年急诊人次占门急诊人次比例 /%	1.59	1.03	4.06	0.70	1.97
年门诊手术例数平均值	20 666.67	4466.40	2726.17	759.95	5816.41
年门诊手术例数占门诊人次比例（%）	5.48	3.73	3.03	3.21	4.76

2. **入院人次数据统计** 在 26 个省区市的 74 家医疗机构中，2017 年入院患者总数 84 429 人次，平均 1140.93 人次，占门急诊总人次 0.40%（表 4-17）。

表 4-17 2017 年入院工作负荷指标在不同医疗机构中的年平均值比较

质控指标	三级公立	二级公立	二级民营	平均值
年入院人次平均值	1542.29	679.50	159.56	1140.93
门急诊住院率 /%	0.38	0.56	0.75	0.40

（三）工作效率

在30个省区市的227家医疗机构中,每椅位日均接诊5.27人次。在26个省区市的70家医疗机构中,出院患者平均住院日7.28天,床位使用率64.15%,床位周转次数30.56次,平均每张床位工作日222.33天(表4-18,图4-73~ 图4-74)。

表4-18 2017年工作效率指标在不同医疗机构中的年平均值比较

质控指标	三级公立	三级民营	二级公立	二级民营	平均值
每椅位日均接诊人次	6.47	2.57	4.85	2.72	5.27
出院患者平均住院日 / 天	8.10	—	4.55	6.27	7.28
床位使用率 /%	73.33	—	43.34	12.54	64.15
床位周转次数	31.64	—	31.73	7.28	30.56
平均每张床位工作日 / 天	256.30	—	144.40	45.69	222.33

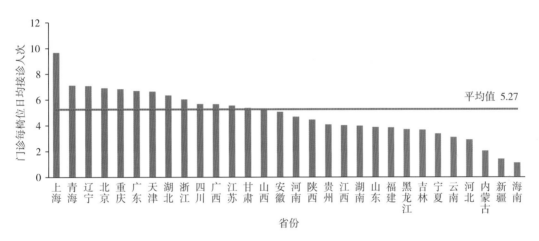

图 4-73 2017年抽样医疗机构每椅位日均接诊人次省际比较

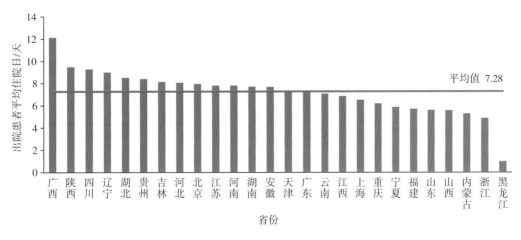

图 4-74 2017年抽样医疗机构出院患者平均住院日省际比较

（四）患者负担

在 30 个省区市的 195 家医疗机构中,每门诊(含急诊)人次费用 499.71 元,其中药费 10.55 元。在 26 个省区市的 69 家医疗机构中,每住院人次费用 11 910.74 元,其中药费 2065.12 元(表 4-19,图 4-75~ 图 4-76)。

表 4-19　2017 年患者负担指标在不同医疗机构中的平均值比较

质控指标	三级公立	三级民营	二级公立	二级民营	平均值
每门诊(含急诊)人次费用 / 元	507.81	1574.42	313.46	549.70	499.71
其中的药费 / 元	10.05	15.58	11.36	11.94	10.55
每住院人次费用 / 元	13 140.98	—	6345.78	4209.10	11 910.74
其中的药费 / 元	2145.89	—	1775.23	546.28	2065.12

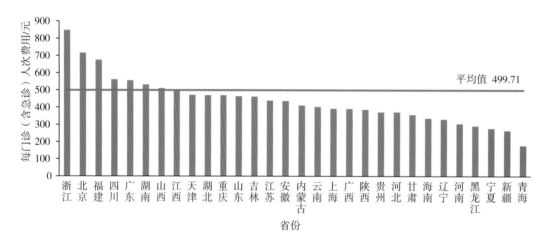

图 4-75　2017 年抽样医疗机构每门诊(含急诊)人次费用省际比较

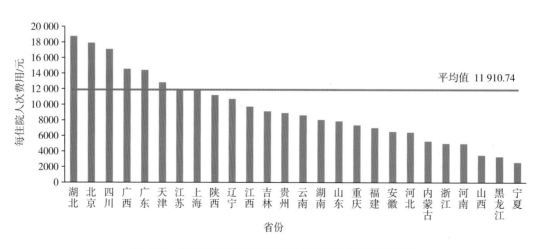

图 4-76　2017 年抽样医疗机构每住院人次费用省际比较

国家卫生健康委员会司(局)便函

国卫医质量便函〔2018〕232 号

关于开展《2018 年国家医疗服务与质量安全报告》数据抽样调查工作的函

各省、自治区、直辖市及新疆生产建设兵团卫生计生委医政医管（医政）处（局）：

自 2015 年以来，我局连续 3 年编制了年度《国家医疗服务与质量安全报告》（以下简称《报告》），对指导各地各医疗机构加强医疗质量持续改进发挥了积极作用。为做好2018 年《报告》的编写工作，经研究，决定在全国范围开展《2018 年国家医疗服务与质量安全报告》数据抽样调查工作。现将有关事项通知如下：

一、调查医疗机构

（一）辖区内全部三级（含民营、专科）医院。

（二）二级专科医院。

1.辖区内全部二级（含民营）儿童专科、肿瘤专科、精神专科、妇产专科、传染病专科、心血管病专科医院和妇幼保健院。

2.辖区内 50%的二级口腔专科医院（含民营）。

（三）二级综合医院。

按所有制类型分为二级公立综合和二级民营综合 2 类，抽样原则如下：

1.辖区内 50%的二级公立综合医院，每个县（区）至少应有 1 家二级公立综合医院。

2.辖区内全部二级民营综合医院。

二、调查内容

（一）2017 年 1 月 1 日至 2017 年 12 月 31 日期间医疗质量相关数据信息，具体内容参照数据收集系统要求。

（二）全部抽样医院的 2016 年和 2017 年度出院患者病案首页。

三、调查形式

（一）本次调查采用网络调查的形式，各相关医疗机构登录 www.ncis.cn 网站"全国医疗质量数据抽样调查"专栏，认真阅读填报说明及要求，按照填报要求注册并填报数据（既往已注册的可直接登录）。

（二）"全国医疗质量数据抽样调查"专栏于 2018 年 7 月 1 日至 7 月 31 日开放，请各地卫生行政部门指导辖区内参加抽样调查的医疗机构按时保质完成相关数据的填报。抽样调查的三级（含民营、专科）医院应于 2018 年 7 月 20 日前完成全部数据信息的网络填报工作，二级医院应于 2018 年 7 月 31 日前完成全部数据信息的网络填报工作。

（三）病案首页信息按照数据收集系统要求打包后上传

至指定端口（附件1）。

四、其他

（一）本次调查数据仅作为编写 2018 年《报告》的依据，我局和有关单位将依照国家有关规定采取有效措施，加强数据安全保护，保障数据信息安全。各有关医疗机构务必指定 1 名责任人对本机构内部上报数据进行把关，保证数据填报的准确性和及时性。

（二）数据填报过程中涉及各专业具体数据指标解读及统计方法等问题，请按照填报系统所示方式咨询。

（三）各省份指定 1 名同志具体负责辖区内相关工作的组织与指导，于 2018 年 6 月 19 日下班前将各省负责同志名单（附件2）反馈至我局医疗质量处。

（四）各省级管理员可使用原有账号、密码登录系统实时掌握辖区内有关医疗质控数据及医疗机构参与数据填报情况，并将辖区内抽样调查医院有关信息汇总，填写《2018年全国医疗质量数据抽样调查抽样情况汇总表》（附件 3），于 8 月 1 日前报送至我局质量处（电子版发至邮箱）。

（五）鼓励有条件的省份充分利用调查数据（可通过省级管理员账号下载导出），探索撰写本省医疗服务与质量安全报告，不断提升医疗管理的科学化、精细化水平。

联 系 人：刘永军、高嗣法、马旭东

联系电话：010-68792769、68791877、68791876

电子邮箱：yzygjzlc@nhfpc.gov.cn

附件：1.医疗机构医疗质量数据填报工作指引

2.2018年数据上报联络员（负责人）名单

3.2018年全国医疗质量数据抽样调查抽样情况

汇总表

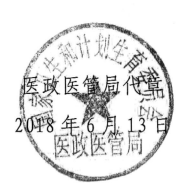

医政医管局代章

2018 年 6 月 13 日

（信息公开形式：依申请公开）

抄送: 国家卫生计生委医院管理研究所、各国家级质控中心、国家卫生健康委员会人体组织器官移植与医疗大数据中心、标普医学信息研究中心。

附件 1

医疗机构医疗质量数据填报工作指引

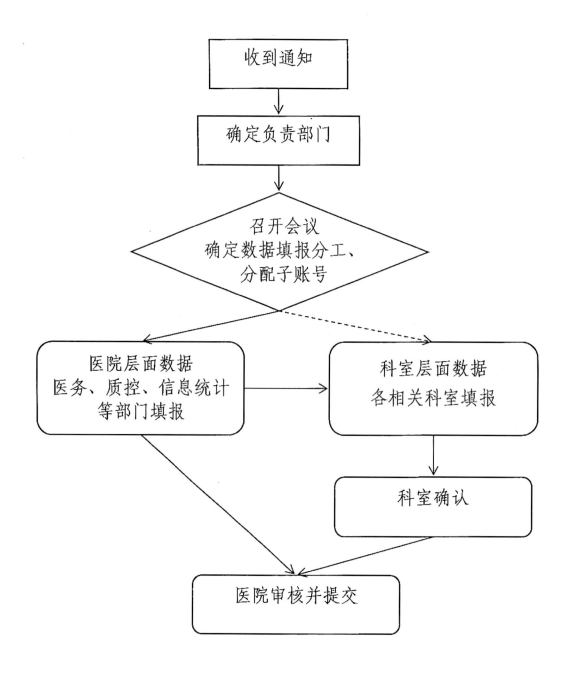

住院病案首页数据上传说明书

　　2018年度全国医疗质量数据抽样调查工作中所有上报病案首页信息的医疗机构，用NCIS系统分配给本机构的主账号登录"NCIS医疗质量控制数据收集系统"下载相关技术方案，医院病案或信息技术部门根据技术方案要求生成文件后，由医院管理员用户上传系统。

病案首页上传工作流程图

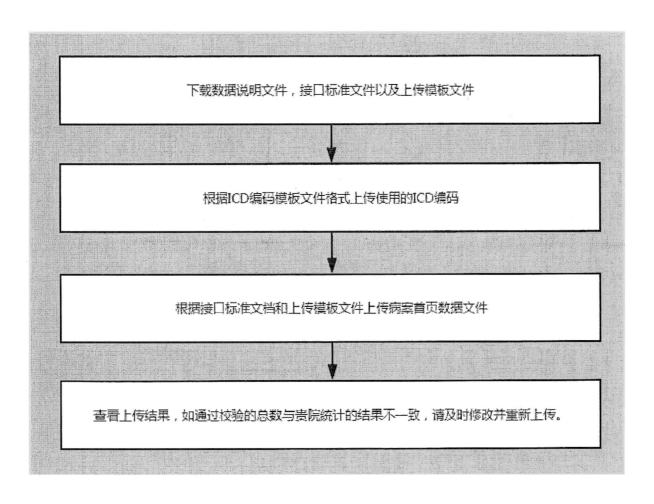

附件 2

各省（自治区、直辖市）联络员名单

省（自治区、直辖市）	姓名	工作单位	职务	手机号码	传真

附件 3

2018 年全国医疗质量数据抽样调查抽样情况汇总表

省（自治区、直辖市）：＿＿＿＿＿＿（医政医管（医政）处（局）盖章）　填报人（负责人）：

医院类别	医院级别	要求抽取比例（%）	辖区内医院总量	抽取医院数量	实际抽取比例（%）
三级医院	三级	100			
儿童专科医院	二级以上（含民营）	100			
肿瘤专科医院	二级以上（含民营）	100			
传染病专科医院	二级以上（含民营）	100			
心血管病专科医院	二级以上（含民营）	100			
妇幼保健院	二级以上（含民营）	100			
妇产专科医院	二级以上（含民营）	100			
精神专科医院	二级以上（含民营）	100			
口腔专科医院	三级（含民营）	100			
公立综合	二级（含民营）	50			
民营综合	二级	50			
	二级以上	100			

国家卫生健康委员会司(局)便函

国卫医质量便函〔2018〕255 号

关于对《2018 年国家医疗服务与质量安全报告》口腔医学专业抽样范围补充说明的函

各省、自治区、直辖市及新疆生产建设兵团卫生计生委医政（医管）处（局）：

为做好《2018 年国家医疗服务与质量安全报告》编写工作，我局定于 2018 年 7 月 1 日-8 月 1 日开展医疗质量数据抽样调查。为更好地完成 2018 年《报告》口腔医学专业部分的编写工作，提高数据的真实性、可靠性，决定对口腔医学专业抽样范围进行补充说明。具体事项如下：

一、本次抽样调查在《关于开展<2018 年国家医疗服务与质量安全报告>数据抽样调查工作的函》（国卫医质量便函〔2018〕232 号）抽样调查范围基础上，将口腔医学质控哨点医院纳入抽样范围。

二、口腔医学质控哨点医院为国家和各省级口腔医学专业质控中心遴选的医疗机构，共 288 家（见附件）。

三、请各省级卫生健康行政部门统一部署，充分发挥省级质控中心组织指导作用，做好本辖区内医疗机构口腔专业相关数据的填报工作，确保口腔医学质控哨点医院及时、准确填报。

联　系　人：医疗质量处　刘永军、马旭东

联系电话：010-68792769

电子邮箱：yzygjzlc@nhfpc.gov.cn

附件：口腔医学质控哨点医院名单

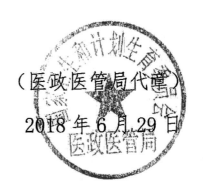

（医政医管局代章）

2018 年 6 月 29 日

附件

口腔医学质控哨点医院名单

省份	机构名称	省份	机构名称
北京	北京大学口腔医院	天津	河西欣爱齿口腔门诊部
北京	首都医科大学附属北京口腔医院	天津	南开和惠康口腔医疗门诊部
北京	卫生部中日友好医院	河北	保定市第二医院
北京	首都医科大学附属北京安贞医院	河北	沧州市中心医院
北京	卫生部北京医院	河北	承德市附属医院
北京	航天中心医院	河北	邯郸市中心医院
北京	首都医科大学附属北京友谊医院	河北	河北北方学院附属第一医院
北京	北京大学第三医院	河北	河北省眼科医院
北京	首都医科大学附属北京同仁医院	河北	河北医科大学第二医院
北京	中国医学科学院北京协和医院	河北	河北医科大学第三医院
北京	北京瑞程医院管理有限公司瑞泰口腔医院	河北	河北医科大学第四医院
天津	滨海新区塘沽口腔医院	河北	河北医科大学口腔医院
天津	红桥区口腔医院	河北	保定牙博士口腔医院
天津	天津市第五中心医院	河北	廊坊圣洁口腔医院
天津	天津市第一中心医院	河北	三河靓美燕郊口腔医院
天津	天津市口腔医院	河北	石家庄和协口腔医院
天津	天津医科大学第二医院	河北	承德市口腔医院
天津	天津医科大学口腔医院	河北	邯郸市口腔医院
天津	天津医科大学总医院	河北	廊坊口腔专科医院

省份	机构名称	省份	机构名称
河北	石家庄市桥西区口腔医院	吉林	四平市口腔医院
河北	张家口市口腔医院	黑龙江	哈尔滨医科大学附属第一医院
山西	山西省人民医院	黑龙江	哈尔滨医科大学附属第二医院
山西	山西医科大学口腔医院	上海	上海交大医学院附属第九人民医院
山西	山西盛大齿科医院	上海	上海市口腔病防治院
山西	太原市恒伦口腔医院	上海	同济大学附属口腔医院
山西	阳泉康贝齿科医院	上海	上海市第六人民医院
山西	阳泉市口腔医院	上海	上海市第十人民医院
辽宁	中国医科大学附属口腔医院	上海	上海市东方医院
辽宁	大连市口腔医院	上海	上海市恺宏口腔门诊部
辽宁	中国医科大学附属盛京医院	上海	上海市拜博昌仁口腔医院
辽宁	大连医科大学附属第一医院	上海	上海市虹口区牙病防治所
辽宁	大连医科大学附属第二医院	上海	上海市黄浦区牙病防治所
辽宁	丹东市口腔医院	上海	上海市嘉定区牙病防治所
辽宁	营口市口腔医院	上海	上海市普陀区眼病牙病防治所
辽宁	沈阳奥新全民口腔医院	江苏	东南大学附属中大医院
辽宁	沈阳市沈河区第六医院	江苏	江苏大学附属医院
吉林	吉林大学口腔医院	江苏	江苏省口腔医院
吉林	长春市口腔医院	江苏	江苏省人民医院

省份	机构名称	省份	机构名称
江苏	南京市口腔医院	江苏	泰州市口腔医院
江苏	南通市第一人民医院	江苏	扬州市口腔医院
江苏	苏北人民医院	江苏	镇江市口腔医院
江苏	苏州大学附属第一医院	浙江	浙江大学医学院附属口腔医院
江苏	无锡市人民医院	浙江	温州医科大学附属口腔医院
江苏	徐州市第一人民医院	浙江	浙江大学医学院附属第二医院
江苏	徐州市口腔医院	浙江	温州医科大学附属第一医院
江苏	徐州医学院附属医院	浙江	温州市人民医院
江苏	徐州中心医院	浙江	宁波市第二医院
江苏	盐城市口腔医院	浙江	宁波市医疗中心李惠利医院
江苏	镇江市第一人民医院	浙江	宁波市第一医院
江苏	常州现代口腔医院	浙江	杭州市余杭区第五人民医院
江苏	无锡口腔医院	浙江	海盐县口腔医院
江苏	宿迁口腔医院	浙江	武义县口腔医院
江苏	常州市口腔医院	浙江	杭州口腔医院
江苏	淮安市口腔医院	安徽	安徽省口腔医院
江苏	连云港市口腔医院	安徽	合肥市口腔医院
江苏	南通市口腔医院	安徽	蚌埠医学院第一附属医院
江苏	苏州市华夏口腔医院	安徽	安徽医科大学第一附属医院

省份	机构名称	省份	机构名称
安徽	中国科技大学附属第一医院	山东	山东省立口腔医院
安徽	安庆朱小龙口腔医院	山东	山东大学齐鲁医院
安徽	铜陵渡江口腔医院	山东	青岛大学附属医院
安徽	芜湖市口腔医院	山东	济南市口腔医院
福建	福建医科大学附属口腔医院	山东	烟台市口腔医院
福建	厦门医学院附属口腔医院	山东	青岛市口腔医院
福建	福建省立医院	山东	枣庄市口腔医院
福建	福建医科大学附属协和医院	山东	济南市章丘区口腔医院
福建	福建医科大学附属第一医院	山东	泰安市口腔医院
福建	福建省级机关医院	山东	济宁口腔医院
江西	江西省人民医院	山东	日照口腔医院
江西	江西中医药大学附属医院	山东	潍坊口腔医院
江西	井冈山大学附属医院	山东	德州可恩口腔医院
江西	九江学院附属医院	湖北	武汉大学口腔医院
江西	南昌大学第二附属医院	湖北	襄阳市口腔医院
江西	南昌大学第一附属医院	湖北	华中科技大学同济医学院附属同济医院
江西	南昌大学附属口腔医院	湖北	华中科技大学同济医学院附属协和医院
江西	南昌市第一医院	湖北	黄冈皓雅口腔医院
山东	山东省口腔医院	湖北	荆门市口腔医院

省份	机构名称	省份	机构名称
湖北	潜江市口腔医院	广东	中山市人民医院口腔分院
湖北	天门市口腔医院	广东	深圳爱康健口腔医院
湖南	中南大学湘雅二医院	广东	湛江珠江口腔医院
湖南	中南大学湘雅医院	广东	韶关市口腔医院
湖南	中南大学湘雅三医院	广东	肇庆市口腔医院
湖南	中南大学湘雅口腔医院	海南	海南省口腔医学中心
湖南	长沙市中心医院	海南	海南省人民医院
湖南	岳阳市第一医院	海南	海南医学院第一附属医院
湖南	湘潭市中心医院	海南	海南医学院第二附属医院
湖南	株洲市中心医院	海南	三亚市人民医院
湖南	南华大学附属第一医院	海南	海南省第三人民医院
湖南	南华大学附属第二医院	海南	儋州市人民医院
湖南	邵阳市中心医院	海南	海南西部中心医院
湖南	常德市第一人民医院	海南	海南省第二人民医院
湖南	益阳市中心医院	海南	乐东黎族自治县第二人民医院
湖南	长沙市口腔医院	海南	海南口腔医院
湖南	长沙科尔雅口腔医院	海南	海南拜博口腔医院
广东	汕头大学医学院第二附属医院	重庆	陆军军医大学大坪医院
广东	中山大学附属口腔医院	重庆	陆军军医大学西南医院

省份	机构名称	省份	机构名称
重庆	重庆涪陵中心医院口腔分院	重庆	重庆牙科医院
重庆	重庆三峡中心医院口腔分院	四川	成都市第二人民医院
重庆	重庆市黔江中心医院	四川	成都市第三人民医院
重庆	重庆医科大学附属第二医院	四川	川北医学院附属医院
重庆	重庆医科大学附属第一医院	四川	德阳市口腔医院
重庆	重庆医科大学附属儿童医院	四川	广元市中心医院
重庆	重庆医科大学附属口腔医院	四川	眉山市中医医院
重庆	奉节创美口腔医院有限公司	四川	绵阳市中心医院
重庆	涪陵佳欣口腔医院	四川	南充市中心医院
重庆	合川口腔医院	四川	四川大学华西口腔医院
重庆	南岸八益口腔门诊部	四川	四川省医学科学院四川省人民医院
重庆	武隆兴胜健美口腔医院	四川	遂宁市中心医院
重庆	重庆拜博口腔医院管理有限公司永川拜博口腔医院	四川	西南医科大学附属口腔医院
重庆	重庆久悦口腔沙坪坝门诊部	四川	自贡市第四人民医院
重庆	重庆市永川口腔医院	四川	自贡市第一人民医院
重庆	重庆牙博士口腔医院	四川	绵阳口腔医院
重庆	重庆牙卫士口腔医院	贵州	安顺市人民医院
重庆	荣昌区人民医院	贵州	贵阳市口腔医院
重庆	忠县人民医院	贵州	贵州医科大学附属口腔医院

省份	机构名称	省份	机构名称
贵州	六盘水市人民医院	陕西	西安交大一附院
贵州	黔东南州人民医院	陕西	西安交通大学口腔医院
贵州	黔南州人民医院	陕西	延安大学附属医院口腔医院
贵州	黔西南州人民医院	陕西	榆林市口腔医院
贵州	遵义市第一人民医院	陕西	西安小白兔口腔医院
贵州	遵义医学院附属口腔医院	陕西	宝鸡市口腔医院
贵州	毕节市第一人民医院	陕西	汉中市口腔医院
贵州	安顺欣缘口腔医院	陕西	咸阳市口腔医院
贵州	毕节京州口腔医院	陕西	渭南市中心医院
贵州	六盘水戴氏口腔医院	陕西	汉中市中心医院
云南	昆明医学院附属口腔医院	陕西	陕西中医药大学第二附属医院
云南	曲靖市第一人民医院	陕西	商洛市中心医院
云南	云南省第一人民医院	陕西	咸阳市中心医院
云南	云南省第二人民医院	陕西	西安曲江新区和美口腔门诊部
云南	昆明市口腔医院	陕西	西安联邦口腔医院
云南	保山德康口腔医院	陕西	西安正元医疗口腔门诊部
云南	临沧洁美口腔医院	陕西	西安拜博九二零口腔医院管理有限公司未央口腔门诊部
陕西	安康市中心医院	陕西	西安拜博九二零口腔医院管理有限公司未央大明宫口腔门诊部
陕西	陕西省人民医院	陕西	西安拜博九二零口腔医院管理有限公司雁塔科技路口腔门诊部

省份	机构名称
陕西	西安莲湖章哲口腔
陕西	西安雁塔欢乐口腔医院
青海	青海省人民医院
青海	青海省湟中县第二人民医院
青海	西宁市口腔医院
宁夏	宁夏医科大学附属口腔医院
宁夏	宁夏回族自治区人民医院
宁夏	固原市人民医院
宁夏	银川思迈尔口腔医院
宁夏	吴忠市西典口腔医院
宁夏	固原市舒康口腔医院
宁夏	银川市口腔医院
新疆	新疆喀什地区第一人民医院
新疆	新疆维吾尔自治区人民医院
新疆	新疆医科大学附属口腔医院
新疆	伊犁哈萨克自治州友谊医院
新疆	乌鲁木齐市口腔医院
新疆	乌鲁木齐优佳贝口腔医院
新疆	晓峰口腔诊所
新疆	哈密市口腔病防治院
新疆生产建设兵团	石河子大学医学院第一附属医院
新疆生产建设兵团	新疆生产建设兵团第一师医院

《国家医疗服务与质量安全报告》
口腔专业质控指标
定义集

国家口腔医学质控中心

（二〇一八年四月）

指标类别	指标名称	定义	出处
指标1：住院死亡类指标	1.1 年出院患者人数	指报告期内所有住院后出院的人数。包括医嘱离院、医嘱转其他医疗机构、非医嘱离院、死亡及其他人数，不含家庭病床撤床人数。统计界定原则为：①"死亡"：包括已办住院手续后死亡、未办理住院手续而实际上已收容入院的死亡者。②"其他"：未治和住院经检查无病出院者	北京市公共卫生信息中心医疗卫生机构年报表（医院类）
指标1：住院死亡类指标	1.1.1 年出院患者人数中住院死亡人数	包括已办理手续后死亡、未办理住院手续而实际已收容入院的死亡者	北京市卫生计生委统计工作培训材料2017
指标1：住院死亡类指标	1.1.2 年出院患者人数中非医嘱离院人数	指患者未按照医嘱要求而自动离院，如：患者疾病需要住院治疗，但患者出于个人原因要求出院，此种出院并非由医务人员根据患者病情决定，属于非医嘱离院	国家卫生计生委网站：政务公开专栏《卫生标准：电子病历基本数据集：住院病案首页》
指标1：住院死亡类指标	1.2 出院手术患者人数	住院病人有正规手术通知单和麻醉单施行的手术的病人总数（外科的去除内固定装置等手术）。	三级口腔医院评审标准（2011年版）实施细则
指标1：住院死亡类指标	1.2.1 出院手术患者人数中手术患者住院死亡人数	住院手术患者死亡人数	
指标1：住院死亡类指标	1.2.2 出院手术患者人数中手术患者非医嘱出院人数	住院手术患者自行出院人数	
指标1：住院死亡类指标	1.3 住院择期手术患者出院人数	择期手术指手术时间的迟早不影响疗效，可选择适当的时期施行的手术，但亦有最适合手术时机。行择期手术出院的患者人数	北京地区18家医院例行检查统计信息（试用版）
指标1：住院死亡类指标	1.3.1 住院择期手术患者出院人数中住院择期手术患者死亡人数	行择期手术在住院期间发生死亡的人数	
指标2：重返类指标	2.1 住院患者出院非预期再住院患者人数		
指标2：重返类指标	2.1.1 住院患者出院当天非预期再住院患者人数	是指同一患者在出院当天，因各种原因引起的非预期内的再次办理入院的患者人数	
指标2：重返类指标	2.1.2 住院患者出院2~15天内非预期再住院患者人数	是指同一患者在2~15天内，因各种原因引起的非预期内的再次办理入院的患者人数	
指标2：重返类指标	2.1.3 住院患者出院16~31天内非预期再住院患者人数	是指同一患者在16~31天内，因各种原因引起的非预期内的再次办理入院的患者人数	
指标2：重返类指标	2.2 非计划重返手术室再次手术人数	非计划再次手术，是指同一患者在同一次住院期间，因各种原因引起的需要进行计划外的再次手术	北京大学口腔医院非计划再次手术管理暂行规定（征求意见稿）

续表

指标类别	指标名称	定义	出处
指标2:重返类指标	2.2.1 术后48小时以内非计划重返手术室再次手术人数	是指同一患者在同一次住院期间,在第一次手术后48小时内因各种原因引起的需要进行计划外的再次手术的人数	
指标2:重返类指标	2.2.2 术后30天以内非计划重返手术室再次手术人数	是指同一患者在同一次住院期间,在第一次手术后3~31天内因各种原因引起的需要进行计划外的再次手术的人数	
指标3:医院获得性类指标(住院)	3.1 手术患者出院总例数(同1.2 出院手术患者人数)	住院病人有正规手术通知单和麻醉单施行的手术出院的病人总数(外科的去除内固定装置等手术)	三级口腔医院评审标准(2011年版)实施细则
指标3:医院获得性类指标(住院)	3.2 手术并发症	并发于手术或手术后发生的疾病或情况,如手术后出血或血肿、手术后伤口裂开、手术中发生或由于手术造成的休克、手术后的血管并发症及其他并发症	三级综合医院医疗质量管理与控制指标(2011年版)
指标3:医院获得性类指标(住院)	3.2.1 手术患者手术后肺栓塞	深静脉血栓/肺栓塞排除病例:①年龄≥90岁的患者;②新生儿患者;③入院时,肺栓塞待排除病例;④入院时,已经出现肺栓塞(主诊断为肺栓塞在入院时已存在)的患者	三级口腔医院评审标准(2011年版)实施细则
指标3:医院获得性类指标(住院)	3.2.2 手术患者手术后深静脉血栓	深静脉血栓/肺栓塞排除病例:①年龄≥90岁的患者;②新生儿患者;③入院时,深静脉血栓待排除病例;④入院时,已经出现深静脉血栓情况(主诊断为栓塞或深静脉血栓或其他诊断为栓塞或深静脉血栓,但在入院时已存在)的患者	三级口腔医院评审标准(2011年版)实施细则
指标3:医院获得性类指标(住院)	3.2.3 手术患者手术后败血症	排除病例:①已经存在(主诊断或其他诊断,入院时已存在)败血症或感染情况的患者②有免疫功能低下或癌症编码的患者;③住院日<4天的患者	三级口腔医院评审标准(2011年版)实施细则
指标3:医院获得性类指标(住院)	3.2.4 手术患者手术后出血或血肿	排除病例:①已存在(主诊断或其他诊断,入院时已存在)手术后出血或手术后血肿的患者;②唯一的手术是手术后出血控制或血肿清除的患者;③手术后出血控制或血肿清除在第一次手术进行之前进行的患者	三级口腔医院评审标准(2011年版)实施细则
指标3:医院获得性类指标(住院)	3.2.5 手术患者手术伤口裂开	手术后伤口裂开 分子:满足分母纳入与排除标准,任何手术/操作ICD9-CM-3编码为手术后裂开缝合术的出院患者 分母:年龄≥18岁的所有外科手术出院患者 排除病例:①外科手术后裂开缝合术在第一次手术之前或当天作为第一个手术进行的患者;②平均住院日<2天的患者;③免疫功能不全的患者	三级口腔医院评审标准(2011年版)实施细则

续表

指标类别	指标名称	定义	出处
指标3:医院获得性类指标(住院)	3.2.6 手术患者手术后呼吸道并发症		
指标3:医院获得性类指标(住院)	3.2.7 手术患者手术后生理/代谢紊乱	排除病例:①已经存在(主诊断或其他诊断,入院时已存在)生理性和代谢性紊乱或慢性肾衰竭的患者;②诊断编码有酮症酸中毒、高渗透压或其他昏迷(生理性和代谢性紊乱编码亚组)且主诊断为糖尿病的患者;③其他诊断编码有急性肾衰竭(生理性和代谢性紊乱编码亚组)且主诊断为急性心肌梗死、心律失常、心脏骤停、休克、出血或消化道出血的患者	三级口腔医院评审标准(2011年版)实施细则
指标3:医院获得性类指标(住院)	3.2.8 与手术/操作相关感染	医院感染控制质量改进:是以特定对象的结果指标(即使用导尿管、手术部位所致感染的结果指标)为重点	三级口腔医院评审标准(2012年版)实施细则
指标3:医院获得性类指标(住院)	3.2.9 手术过程中异物遗留	排除病例:入院时,主诊断ICD 9-CM-3编码为手术/操作过程中异物遗留或其他诊断为手术/操作过程中异物遗留的患者	三级口腔医院评审标准(2011年版)实施细则
指标3:医院获得性类指标(住院)	3.3 手术患者猝死(手术后24小时内死亡)		
指标3:医院获得性类指标(住院)	3.4 麻醉并发症	麻醉时,由于麻醉及手术前准备不足,麻醉药物的影响,麻醉操作和手术的创伤及不良的神经反射都可导致麻醉并发症,如不及时处理会危及病人的生命	张震康,俞光岩.口腔颌面外科学.第2版.北京:北京医科大学出版社,2013
指标3:医院获得性类指标(住院)	3.5 输注、输血反应	排除病例:已经存在(主诊断或其他诊断,入院时已存在)输血/输液反应的患者	三级口腔医院评审标准(2011年版)实施细则
指标3:医院获得性类指标(住院)	3.6 住院患者发生压疮	患者住院期间发生的一处或多处压疮	三级口腔医院评审标准(2011年版)实施细则
指标3:医院获得性类指标(住院)	3.7 各系统术后并发症	(口腔)K11.4(唾液腺瘘),S04.3(下牙槽神经损伤),S04.5(面神经损伤)	三级口腔医院评审标准(2012年版)实施细则
指标3:医院获得性类指标(住院)	3.8 植入物的并发症(不包括脓毒症)	骨科植入物主要包括骨接合植入物及骨与关节植入物;骨接合植入物主要包括接骨板、接骨螺钉、髓内针、矫形用棒、矫形用钉、带锁髓内针、脊柱内固定植入物等;骨与关节植入物主要包括人工髋关节、人工膝关节、人工肘关节等。其在使用中可能会发生导致或者可能导致人体伤害的可疑不良事件,主要表现为植入物变形、折弯、断裂、松动、脱落、磨损等	

续表

指标类别	指标名称	定义	出处
指标3：医院获得性类指标（住院）	3.9 移植的并发症	如血肿、口鼻腔漏、皮瓣血管危象、复视、伤口感染等	三级口腔医院评审标准（2012 年版）实施细则
指标4：重点病种相关指标（住院）	1. 先天性唇裂_总例数	是胎儿面部各突起间在特定时间不能正常融合所产生的各种面裂畸形中最常见的一种，表现为新生儿一出生时，上唇一侧或双侧就部分或完全裂开 主要诊断 ICD-10：Q36 编码为先天性唇裂的患者的总例数	三级口腔医院评审标准（2011 年版）实施细则
指标4：重点病种相关指标（住院）	1. 先天性唇裂_死亡例数	主要诊断 ICD-10：Q36 编码为先天性唇裂的死亡患者例数	
指标4：重点病种相关指标（住院）	1. 先天性唇裂_出院0~31 天内再住院例数	是指同一先天性唇裂患者在出院 0~31 天内，因各种原因引起的非预期内的再次办理入院的患者人数	
指标4：重点病种相关指标（住院）	1. 先天性唇裂_平均住院日（天）	所有先天性唇裂患者住院总天数与先天性唇裂患者数之比	
指标4：重点病种相关指标（住院）	1. 先天性唇裂_平均住院费用（元）	所有先天性唇裂患者住院总费用与先天性唇裂患者数之比	
指标4：重点病种相关指标（住院）	2. 腮腺良性肿瘤_总例数	发生在腮腺一侧或双侧的肿瘤，经病理学诊断良性	张震康，俞光岩. 口腔颌面外科学. 第 2 版. 北京：北京医科大学出版社，2013
指标4：重点病种相关指标（住院）	2. 腮腺良性肿瘤_死亡例数	腮腺良性肿瘤病人在住院期间发生的死亡例数	
指标4：重点病种相关指标（住院）	2. 腮腺良性肿瘤_出院0~31 天内再住院例数	是指同一腮腺良性肿瘤患者在出院 0~31 天内，因各种原因引起的非预期内的再次办理入院的患者人数	
指标4：重点病种相关指标（住院）	2. 腮腺良性肿瘤_平均住院日（天）	所有腮腺良性肿瘤患者住院总天数与腮腺良性肿瘤患者人数之比	
指标4：重点病种相关指标（住院）	2. 腮腺良性肿瘤_平均住院费用（元）	所有腮腺良性肿瘤患者住院总天数与腮腺良性肿瘤患者人数之比	
指标4：重点病种相关指标（住院）	3. 舌癌_总例数	指发生在舌体部位的上皮源性恶性肿瘤，病理类型以鳞状细胞癌为主，少部分为腺源性癌等 主要诊断 ICD-10：C01-C02 编码为舌癌的患者总例数	三级口腔医院评审标准（2011 年版）实施细则
指标4：重点病种相关指标（住院）	3. 舌癌_死亡例数	主要诊断 ICD-10：C01-C02 编码为舌癌的患者在住院期间死亡的总例数	
指标4：重点病种相关指标（住院）	3. 舌癌_出院0~31 天内再住院例数	是指同一舌癌患者在出院 0~31 天内，因各种原因引起的非预期内的再次办理入院的患者人数	

续表

指标类别	指标名称	定义	出处
指标4:重点病种相关指标(住院)	3.舌癌_平均住院日(天)	所有舌癌患者住院总天数与舌癌患者人数之比	
指标4:重点病种相关指标(住院)	3.舌癌_平均住院费用(元)	所有舌癌患者住院总费用与舌癌患者人数之比	
指标4:重点病种相关指标(住院)	4.牙颌面畸形_总例数	指由于颌骨发育异常所引起的颌骨在体积上、形态上的异常,上下颌骨之间以及颌骨与颅面其他骨骼之间的关系异常和伴发的牙𬌗关系及口颌系统的功能异常与颜面形态的异常 主要诊断 ICD-10:K07 编码为牙颌面畸形的患者总例数	三级口腔医院评审标准(2011 年版)实施细则
指标4:重点病种相关指标(住院)	4.牙颌面畸形_死亡例数	主要诊断 ICD-10:K07 编码为牙颌面畸形的患者再住院期间死亡的总例数	
指标4:重点病种相关指标(住院)	4.牙颌面畸形_出院 0~31 天内再住院例数	是指同一牙颌面畸形患者在出院 0~31 天内,因各种原因引起的非预期内的再次办理入院的患者人数	
指标4:重点病种相关指标(住院)	4.牙颌面畸形_平均住院日(天)	所有牙颌面畸形患者住院总天数与牙颌面畸形患者人数之比	
指标4:重点病种相关指标(住院)	4.牙颌面畸形_平均住院费用(元)	所有牙颌面畸形患者住院总费用与牙颌面畸形患者人数之比	
指标4:重点病种相关指标(住院)	5.上颌骨骨折_总例数	因外力导致上颌骨连续性中断和/或骨折块移位 主要诊断 ICD-10:S02.4 编码为上颌骨骨折的患者总例数	三级口腔医院评审标准(2011 年版)实施细则
指标4:重点病种相关指标(住院)	5.上颌骨骨折_死亡例数	主要诊断 ICD-10:S02.4 编码为上颌骨骨折的患者在住院期间死亡的总例数	
指标4:重点病种相关指标(住院)	5.上颌骨骨折_出院 0~31 天内再住院例数	是指同一上颌骨骨折患者在出院 0~31 天内,因各种原因引起的非预期内的再次办理入院的患者人数	
指标4:重点病种相关指标(住院)	5.上颌骨骨折_平均住院日(天)	所有上颌骨骨折患者住院总天数与上颌骨骨折患者人数之比	
指标4:重点病种相关指标(住院)	5.上颌骨骨折_平均住院费用(元)	所有上颌骨骨折患者住院总费用与上颌骨骨折患者人数之比	
指标4:重点病种相关指标(住院)	6.口腔颌面部间隙感染_总例数	因致病微生物侵入颌周间隙并繁殖,导致颌周某一间隙或多个间隙出现感染 主要诊断 ICD-10:K12.2 编码为口腔颌面部间隙感染的患者总例数	三级口腔医院评审标准(2011 年版)实施细则
指标4:重点病种相关指标(住院)	6.口腔颌面部间隙感染_死亡例数	主要诊断 ICD-10:K12.2 编码为口腔颌面部间隙感染的患者再住院期间发生死亡总例数	

续表

指标类别	指标名称	定义	出处
指标4：重点病种相关指标（住院）	6.口腔颌面部间隙感染_出院0~31天内再住院例数	是指同一口腔颌面部间隙感染患者在出院0~31天内，因各种原因引起的非预期内的再次办理入院的患者人数	
指标4：重点病种相关指标（住院）	6.口腔颌面部间隙感染_平均住院日（天）	所有口腔颌面部间隙感染患者住院总天数与口腔颌面部间隙感染患者人数之比	
指标4：重点病种相关指标（住院）	6.口腔颌面部间隙感染_平均住院费用（元）	所有口腔颌面部间隙感染患者住院总费用与口腔颌面部间隙感染患者人数之比	
指标5：重点手术及操作相关指标（住院）	1.唇裂修复术_总例数	通过特定的手术方式对患儿裂开的上唇畸形进行修复，以期尽量恢复上唇和鼻的正常解剖形态，以及口轮匝肌的连续性 手术/操作编码为ICD-9-CM-3：27.54唇裂修复术的出院患者总例数	张震康,俞光岩.口腔颌面外科学.第2版.北京：北京医科大学出版社，2013 三级口腔医院评审标准（2011年版）实施细则
指标5：重点手术及操作相关指标（住院）	1.唇裂修复术_死亡例数	手术/操作编码为ICD-9-CM-3：27.54唇裂修复术后的患者在住院期间发生死亡的例数	
指标5：重点手术及操作相关指标（住院）	1.唇裂修复术_术后48小时以内非计划重返手术室再次手术人数	是指同一患者在同一次住院期间，在第一次唇裂修复手术后48小时内因各种原因引起的需要进行计划外的再次手术的人数	
指标5：重点手术及操作相关指标（住院）	1.唇裂修复术_术后3~31天以内非计划重返手术室再次手术人数	是指同一患者在同一次住院期间，在第一次行唇裂修复手术后3~31天内因各种原因引起的需要进行计划外的再次手术的人数	
指标5：重点手术及操作相关指标（住院）	1.唇裂修复术_平均住院日（天）	所有行唇裂修复术患者住院总天数与行唇裂修复术患者人数之比	
指标5：重点手术及操作相关指标（住院）	1.唇裂修复术_平均住院费用（元）	所有行唇裂修复术患者住院总费用与行唇裂修复术患者人数之比	
指标5：重点手术及操作相关指标（住院）	2.腮腺肿物切除＋面神经解剖术_总例数	在解剖和尽量保护面神经的前提下，切除腮腺肿瘤和周围不同程度腺体组织，以治疗腮腺肿瘤的手术方式 手术/操作编码确定为ICD-9-CM-3：26.29伴04.07的出院患者总例数	张震康,俞光岩.口腔颌面外科学.第2版.北京：北京医科大学出版社，2013 三级口腔医院评审标准（2011年版）实施细则
指标5：重点手术及操作相关指标（住院）	2.腮腺肿物切除＋面神经解剖术_死亡例数	手术/操作编码确定为ICD-9-CM-3：26.29伴04.07的术后患者在住院期间发生死亡的例数	
指标5：重点手术及操作相关指标（住院）	2.腮腺肿物切除＋面神经解剖术_术后48小时以内非计划重返手术室再次手术人数	是指同一患者在同一次住院期间，在第一次腮腺肿物切除＋面神经解剖手术后48小时内因各种原因引起的需要进行计划外的再次手术的人数	

续表

指标类别	指标名称	定义	出处
指标5: 重点手术及操作相关指标(住院)	2. 腮腺肿物切除+面神经解剖术_术后3~31天以内非计划重返手术室再次手术人数	是指同一患者在同一次住院期间,在第一次腮腺肿物切除+面神经解剖手术后3~31天内因各种原因引起的需要进行计划外的再次手术的人数	
指标5: 重点手术及操作相关指标(住院)	2. 腮腺肿物切除+面神经解剖术_平均住院日(天)	所有行腮腺肿物切除+面神经解剖术患者住院总天数与行腮腺肿物切除+面神经解剖术患者人数之比	
指标5: 重点手术及操作相关指标(住院)	2. 腮腺肿物切除+面神经解剖术_平均住院费用(元)	所有行腮腺肿物切除+面神经解剖术患者住院总费用与行腮腺肿物切除+面神经解剖术患者人数之比	
指标5: 重点手术及操作相关指标(住院)	3. 舌癌扩大切除术+颈淋巴清扫术_总例数	将原发于舌体的癌瘤于周围正常组织边界内切除,同时对颈部引流区淋巴结转移灶或可能存在的隐匿性淋巴转移灶进行一定范围的廓清式切除 手术/操作编码确定为ICD-9-CM-3: 25.3/25.4伴40.4的出院患者总例数	张震康,俞光岩.口腔颌面外科学.第2版.北京:北京医科大学出版社,2013 三级口腔医院评审标准(2011年版)实施细则
指标5: 重点手术及操作相关指标(住院)	3. 舌癌扩大切除术+颈淋巴清扫术_死亡例数	手术/操作编码确定为ICD-9-CM-3: 25.3/25.4伴40.4的术后患者在住院期间发生死亡的例数	
指标5: 重点手术及操作相关指标(住院)	3. 舌癌扩大切除术+颈淋巴清扫术_术后48小时以内非计划重返手术室再次手术人数	是指同一患者在同一次住院期间,在第一次舌癌扩大切除术+颈淋巴清扫手术后48小时内因各种原因引起的需要进行计划外的再次手术的人数	
指标5: 重点手术及操作相关指标(住院)	3. 舌癌扩大切除术+颈淋巴清扫术_术后3~31天以内非计划重返手术室再次手术人数	是指同一患者在同一次住院期间,在第一次舌癌扩大切除术+颈淋巴清扫手术后3~31天内因各种原因引起的需要进行计划外的再次手术的人数	
指标5: 重点手术及操作相关指标(住院)	3. 舌癌扩大切除术+颈淋巴清扫术_平均住院日(天)	所有行舌癌扩大切除术+颈淋巴清扫术患者住院总天数与行舌癌扩大切除术+颈淋巴清扫术患者人数之比	
指标5: 重点手术及操作相关指标(住院)	3. 舌癌扩大切除术+颈淋巴清扫术_平均住院费用(元)	所有行舌癌扩大切除术+颈淋巴清扫术患者住院总费用与行舌癌扩大切除术+颈淋巴清扫术患者人数之比	
指标5: 重点手术及操作相关指标(住院)	4.1 部分上颌骨切除术+上颌骨缺损即刻修复重建_总例数	为了治疗的彻底性,在切除上颌骨病变的同时,需要连同一部分上颌骨也一并切除。为了提高患者术后生活质量,对缺损的部分上颌骨同期进行修复和重建	张震康,俞光岩.口腔颌面外科学.第2版.北京:北京医科大学出版社,2013
指标5: 重点手术及操作相关指标(住院)	4.1 部分上颌骨切除术+上颌骨缺损即刻修复重建_死亡例数	住院患者行部分上颌骨切除术+上颌骨缺损即刻修复重建术后发生死亡的例数	

指标类别	指标名称	定义	出处
指标5: 重点手术及操作相关指标(住院)	4.1 部分上颌骨切除术+上颌骨缺损即刻修复重建_术后48小时以内非计划重返手术室再次手术人数	是指同一患者在同一次住院期间, 在第一次部分上颌骨切除术+上颌骨缺损即刻修复重建手术后48小时内因各种原因引起的需要进行计划外的再次手术的人数	
指标5: 重点手术及操作相关指标(住院)	4.1 部分上颌骨切除术+上颌骨缺损即刻修复重建_术后3~31天以内非计划重返手术室再次手术人数	是指同一患者在同一次住院期间, 在第一次部分上颌骨切除术+上颌骨缺损即刻修复重建手术后3~31天内因各种原因引起的需要进行计划外的再次手术的人数	
指标5: 重点手术及操作相关指标(住院)	4.1 部分上颌骨切除术+上颌骨缺损即刻修复重建_平均住院日(天)	所有行部分上颌骨切除术+上颌骨缺损即刻修复重建术患者住院总天数与行部分上颌骨切除术+上颌骨缺损即刻修复重建术患者人数之比	
指标5: 重点手术及操作相关指标(住院)	4.1 部分上颌骨切除术+上颌骨缺损即刻修复重建_平均住院费用(元)	所有行部分上颌骨切除术+上颌骨缺损即刻修复重建术患者住院总费用与行部分上颌骨切除术+上颌骨缺损即刻修复重建术患者人数之比	
指标5: 重点手术及操作相关指标(住院)	4.2 上颌骨全切除术+上颌骨缺损即刻修复重建术_总例数	为了治疗的彻底性, 在切除范围广泛的上颌骨病变时, 需要连同整个上颌骨也一并切除。为了提高患者术后生活质量, 对缺损的整个上颌骨同期进行修复和重建	张震康, 俞光岩. 口腔颌面外科学. 第2版. 北京: 北京医科大学出版社, 2013
指标5: 重点手术及操作相关指标(住院)	4.2 上颌骨全切除术+上颌骨缺损即刻修复重建术_死亡例数	住院患者行上颌骨全切除术+上颌骨缺损即刻修复重建术后发生死亡的例数	
指标5: 重点手术及操作相关指标(住院)	4.2 上颌骨全切除术+上颌骨缺损即刻修复重建术_术后48小时以内非计划重返手术室再次手术人数	是指同一患者在同一次住院期间, 在第一次上颌骨全切除术+上颌骨缺损即刻修复重建手术后48小时内因各种原因引起的需要进行计划外的再次手术的人数	
指标5: 重点手术及操作相关指标(住院)	4.2 上颌骨全切除术+上颌骨缺损即刻修复重建术_术后3~31天以内非计划重返手术室再次手术人数	是指同一患者在同一次住院期间, 在第一次上颌骨全切除术+上颌骨缺损即刻修复重建手术后3~31天内因各种原因引起的需要进行计划外的再次手术的人数	
指标5: 重点手术及操作相关指标(住院)	4.2 上颌骨全切除术+上颌骨缺损即刻修复重建术_平均住院日(天)	所有行上颌骨全切除术+上颌骨缺损即刻修复重建术患者住院总天数与行上颌骨全切除术+上颌骨缺损即刻修复重建术患者人数之比	
指标5: 重点手术及操作相关指标(住院)	4.2 上颌骨全切除术+上颌骨缺损即刻修复重建术_平均住院费用(元)	所有行上颌骨全切除术+上颌骨缺损即刻修复重建术患者住院总费用与行上颌骨全切除术+上颌骨缺损即刻修复重建术患者人数之比	

指标类别	指标名称	定义	出处
指标 5：重点手术及操作相关指标(住院)	4.3 部分下颌骨切除术 + 下颌骨缺损即刻修复重建术 _ 总例数	为了治疗的彻底性,在切除下颌骨病变的同时,需要连同一部分下颌骨也一并切除。为了提高患者术后生活质量,对缺损的部分下颌骨同期进行修复和重建	张震康,俞光岩.口腔颌面外科学.第2版.北京:北京医科大学出版社,2013
指标 5：重点手术及操作相关指标(住院)	4.3 部分下颌骨切除术 + 下颌骨缺损即刻修复重建术 _ 死亡例数	住院患者行部分下颌骨切除术 + 下颌骨缺损即刻修复重建术后发生死亡的例数	
指标 5：重点手术及操作相关指标(住院)	4.3 部分下颌骨切除术 + 下颌骨缺损即刻修复重建术 _ 术后 48 小时以内非计划重返手术室再次手术人数	是指同一患者在同一次住院期间,在第一次部分下颌骨切除术 + 下颌骨缺损即刻修复重建手术后 48 小时内因各种原因引起的需要进行计划外的再次手术的人数	
指标 5：重点手术及操作相关指标(住院)	4.3 部分下颌骨切除术 + 下颌骨缺损即刻修复重建术 _ 术后 3~31 天以内非计划重返手术室再次手术人数	是指同一患者在同一次住院期间,在第一次部分下颌骨切除术 + 下颌骨缺损即刻修复重建手术后 3~31 天内因各种原因引起的需要进行计划外的再次手术的人数	
指标 5：重点手术及操作相关指标(住院)	4.3 部分下颌骨切除术 + 下颌骨缺损即刻修复重建术 _ 平均住院日(天)	所有行部分下颌骨切除术 + 下颌骨缺损即刻修复重建术患者住院总天数与行部分下颌骨切除术 + 下颌骨缺损即刻修复重建术患者人数之比	
指标 5：重点手术及操作相关指标(住院)	4.3 部分下颌骨切除术 + 下颌骨缺损即刻修复重建术 _ 平均住院费用(元)	所有行部分下颌骨切除术 + 下颌骨缺损即刻修复重建术患者住院总费用与行部分下颌骨切除术 + 下颌骨缺损即刻修复重建术患者人数之比	
指标 5：重点手术及操作相关指标(住院)	4.4 下颌骨全切除术 + 下颌骨缺损即刻修复重建术 _ 总例数	为了治疗的彻底性,在切除范围广泛的下颌骨病变时,需要连同整个下颌骨也一并切除。为了提高患者术后生活质量,对缺损的整个下颌骨同期进行修复和重建	张震康,俞光岩.口腔颌面外科学.第2版.北京:北京医科大学出版社,2013
指标 5：重点手术及操作相关指标(住院)	4.4 下颌骨全切除术 + 下颌骨缺损即刻修复重建术 _ 死亡例数	住院患者行下颌骨全切除术 + 下颌骨缺损即刻修复重建术后发生死亡的例数	
指标 5：重点手术及操作相关指标(住院)	4.4 下颌骨全切除术 + 下颌骨缺损即刻修复重建术 _ 术后 48 小时以内非计划重返手术室再次手术人数	是指同一患者在同一次住院期间,在第一次下颌骨全切除术 + 下颌骨缺损即刻修复重建手术后 48 小时内因各种原因引起的需要进行计划外的再次手术的人数	
指标 5：重点手术及操作相关指标(住院)	4.4 下颌骨全切除术 + 下颌骨缺损即刻修复重建术 _ 术后 3~31 天以内非计划重返手术室再次手术人数	是指同一患者在同一次住院期间,在第一次下颌骨全切除术 + 下颌骨缺损即刻修复重建手术后 3~31 天内因各种原因引起的需要进行计划外的再次手术的人数	

续表

指标类别	指标名称	定义	出处
指标5:重点手术及操作相关指标(住院)	4.4下颌骨全切除术+下颌骨缺损即刻修复重建术_平均住院日(天)	所有行下颌骨全切除术+下颌骨缺损即刻修复重建术患者住院总天数与行下颌骨全切除术+下颌骨缺损即刻修复重建术患者人数之比	
指标5:重点手术及操作相关指标(住院)	4.4下颌骨全切除术+下颌骨缺损即刻修复重建术_平均住院费用(元)	所有行下颌骨全切除术+下颌骨缺损即刻修复重建术患者住院总费用与行下颌骨全切除术+下颌骨缺损即刻修复重建术患者人数之比	
指标5:重点手术及操作相关指标(住院)	5.牙颌面畸形矫正术:上颌Le Fort I型截骨术+双侧下颌升支劈开截骨术_总例数	通过上颌骨牙槽突水平截骨,将牙槽突骨块荡下折断后,重新固定在设计好的位置上,同时对双侧下颌骨升支进行矢状截骨、劈开后,将远端骨块重新固定在设计好的位置上,以期获得协调和谐的上颌与颅骨,下颌与上颌、颜面形态比例位置关系以及牙𬌗关系的正颌常用组合术式 手术/操作编码确定为ICD-9-CM-3:76.65(上颌Le Fort I型截骨术)+ICD-9-CM-3:76.61(双侧下颌升支劈开截骨术)的出院患者总例数。	张震康,俞光岩.口腔颌面外科学.第2版.北京:北京医科大学出版社,2013 三级口腔医院评审标准(2011年版)实施细则
指标5:重点手术及操作相关指标(住院)	5.牙颌面畸形矫正术:上颌Le Fort I型截骨术+双侧下颌升支劈开截骨术_死亡例数	住院患者行上颌Le Fort I型截骨术+双侧下颌升支劈开截骨术后发生死亡的例数	
指标5:重点手术及操作相关指标(住院)	5.牙颌面畸形矫正术:上颌Le Fort I型截骨术+双侧下颌升支劈开截骨术_术后48小时以内非计划重返手术室再次手术人数	是指同一患者在同一次住院期间,在第一次上颌Le Fort I型截骨术+双侧下颌升支劈开截骨手术后48小时内因各种原因引起的需要进行计划外的再次手术的人数	
指标5:重点手术及操作相关指标(住院)	5.牙颌面畸形矫正术:上颌Le Fort I型截骨术+双侧下颌升支劈开截骨术_术后3~31天以内非计划重返手术室再次手术人数	是指同一患者在同一次住院期间,在第一次上颌Le Fort I型截骨术+双侧下颌升支劈开截骨手术后3~31天内因各种原因引起的需要进行计划外的再次手术的人数	
指标5:重点手术及操作相关指标(住院)	5.牙颌面畸形矫正术:上颌Le Fort I型截骨术+双侧下颌升支劈开截骨术_平均住院日(天)	所有行上颌Le Fort I型截骨术+双侧下颌升支劈开截骨术患者住院总天数与行上颌Le Fort I型截骨术+双侧下颌升支劈开截骨术患者人数之比	
指标5:重点手术及操作相关指标(住院)	5.牙颌面畸形矫正术:上颌Le Fort I型截骨术+双侧下颌升支劈开截骨术_平均住院费用(元)	所有行上颌Le Fort I型截骨术+双侧下颌升支劈开截骨术患者住院总费用与行上颌Le Fort I型截骨术+双侧下颌升支劈开截骨术患者人数之比	

续表

指标类别	指标名称	定义	出处
指标5：重点手术及操作相关指标(住院)	6.放射性粒子组织间植入术_总例数	将放射性籽源按剂量学要求植入肿瘤内和周围进行放射治疗的技术 手术/操作编码为ICD-9-CM-3：92.27放射性粒子组织间植入术的出院患者总例数	张震康,俞光岩.口腔颌面外科学.第2版.北京：北京医科大学出版社,2013 三级口腔医院评审标准(2011年版)实施细则
指标5：重点手术及操作相关指标(住院)	6.放射性粒子组织间植入术_死亡例数	住院患者行放射性粒子组织间植入术后发生死亡的例数	
指标5：重点手术及操作相关指标(住院)	6.放射性粒子组织间植入术_术后48小时以内非计划重返手术室再次手术人数	是指同一患者在同一次住院期间,在第一次放射性粒子组织间植入手术后48小时内因各种原因引起的需要进行计划外的再次手术的人数	
指标5：重点手术及操作相关指标(住院)	6.放射性粒子组织间植入术_术后3~31天以内非计划重返手术室再次手术人数	是指同一患者在同一次住院期间,在第一次放射性粒子组织间植入手术后3~31天内因各种原因引起的需要进行计划外的再次手术的人数	
指标5：重点手术及操作相关指标(住院)	6.放射性粒子组织间植入术_平均住院日(天)	所有行放射性粒子组织间植入术患者住院总天数与行放射性粒子组织间植入术患者人数之比	
指标5：重点手术及操作相关指标(住院)	6.放射性粒子组织间植入术_平均住院费用(元)	所有行放射性粒子组织间植入术患者住院总费用与行放射性粒子组织间植入术患者人数之比	
指标5：重点手术及操作相关指标(住院)	7.游离腓骨复合组织瓣移植术_总例数	指将带有拇长屈肌和皮岛的血管化腓骨瓣制备、游离并移植修复口腔颌面部软组织和骨组织复合缺损的修复重建方式	张震康,俞光岩.口腔颌面外科学.第2版.北京：北京医科大学出版社,2013
指标5：重点手术及操作相关指标(住院)	7.游离腓骨复合组织瓣移植术_死亡例数	住院患者行游离腓骨复合组织瓣移植术后发生死亡的例数	
指标5：重点手术及操作相关指标(住院)	7.游离腓骨复合组织瓣移植术_术后48小时以内非计划重返手术室再次手术人数	是指同一患者在同一次住院期间,在第一次游离腓骨复合组织瓣移植手术后48小时内因各种原因引起的需要进行计划外的再次手术的人数	
指标5：重点手术及操作相关指标(住院)	7.游离腓骨复合组织瓣移植术_术后3~31天以内非计划重返手术室再次手术人数	是指同一患者在同一次住院期间,在第一次游离腓骨复合组织瓣移植手术后3~31天内因各种原因引起的需要进行计划外的再次手术的人数	
指标5：重点手术及操作相关指标(住院)	7.游离腓骨复合组织瓣移植术_平均住院日(天)	所有行游离腓骨复合组织瓣移植术患者住院总天数与行游离腓骨复合组织瓣移植术患者人数之比	

续表

指标类别	指标名称	定义	出处
指标5：重点手术及操作相关指标（住院）	7.游离腓骨复合组织瓣移植术_平均住院费用（元）	所有行游离腓骨复合组织瓣移植术患者住院总费用与行游离腓骨复合组织瓣移植术患者人数之比	
指标6：口腔门诊治疗相关指标	7.1.1 颞下颌关节紊乱病人次	是指累计颞下颌关节或（和）咀嚼肌，具有一些共同症状（如疼痛、弹响、张口受限等）的许多临床问题的总称	张震康，俞光岩.口腔颌面外科学.第2版.北京：北京医科大学出版社，2013
指标6：口腔门诊治疗相关指标	7.1.2 下颌阻生第三磨牙人次	指由于邻牙、骨或软组织的阻碍而只能部分萌出或完全不能萌出，且以后也不能萌出的下颌第三磨牙 这里指的是凡是能记录到的第三磨牙阻生的患者的人次	张震康，俞光岩.口腔颌面外科学.第2版.北京：北京医科大学出版社，2013
指标6：口腔门诊治疗相关指标	7.1.3 急性牙髓炎人次	牙髓组织受病源刺激物影响而发生的急性炎症，发病急，疼痛剧烈，常表现为自发性阵发性痛，夜间疼痛较白天剧烈，温度刺激加剧疼痛以及放散性疼痛，常不能定位患牙。主要诊断ICD-10：K04.0编码为急性牙髓炎的患者 指的是不仅仅为牙体牙髓科，还包括牙周科、口腔急诊科等各个可能相关科室记录的急性牙髓炎的人次总和。现阶段由于不能轻易地区分初诊治疗还是复诊治疗，故将每一次治疗都记录为一个人次，争取明年改为例次，一个病人因为同一颗牙的急性牙髓炎的全部治疗记录为一个例次	高学军，岳林.牙体牙髓病学.第2版.北京：北京大学医学出版社，2013 三级口腔医院评审标准（2012年版）实施细则
指标6：口腔门诊治疗相关指标	7.1.4 慢性根尖周炎人次	因根管内长期存在感染及病源刺激物而导致的根尖周围组织呈现慢性炎症性反应，病变类型主要有根尖肉芽、慢性根尖周脓肿、根尖周囊肿和根尖周致密性骨炎。主要诊断ICD-10：K04.5编码为慢性根尖周炎的患者 指的不仅仅为牙周科，还包括各个可能相关科室记录的慢性根尖周炎的人次总和。现阶段由于不能轻易地区分初诊治疗还是复诊治疗，故将每一次治疗都记录为一个人次，争取明年改为例次，一个病人因为同一颗牙的慢性根尖周炎的全部治疗记录为一个例次	高学军，岳林.牙体牙髓病学.第2版.北京：北京大学医学出版社，2013 三级口腔医院评审标准（2012年版）实施细则

指标类别	指标名称	定义	出处
指标6:口腔门诊治疗相关指标	7.1.5 慢性牙周炎人次	牙周炎是由牙菌斑中的微生物所引起的慢性感染性疾病,由长期存在的龈炎向深部牙周组织发展,导致牙周支持组织的炎症和破坏,如牙周袋形成、进行性附着丧失和牙槽骨吸收,最后可导致牙松动和被拔除。慢性牙周炎是最常见的一类牙周炎,约占牙周炎患者的95%。主要诊断 ICD-10:K05.3 编码为慢性牙周炎的患者 指的不仅仅为牙周科,还包括各个可能相关科室记录的慢性牙周炎的人次总和。现阶段由于不能轻易地区分初诊治疗还是复诊治疗,故将每一次治疗都记录为一个人次,争取明年改为例次,一个病人的慢性牙周炎的全部治疗记录为一个例次	临床牙周病学.第2版.北京:北京大学医学出版社.2014 三级口腔医院评审标准(2013 年版)实施细则
指标6:口腔门诊治疗相关指标	7.1.6 年轻恒牙牙外伤人次	指临床上牙冠已形成、牙根尚未完全形成的牙由于外力作用导致的牙体、牙髓、牙周组织的损伤 可能包括牙外科、儿牙等所有相关科室的人次统计	
指标6:口腔门诊治疗相关指标	7.1.7 口腔扁平苔藓人次	口腔扁平苔藓是一种常见口腔黏膜慢性炎性疾病,黏膜及皮肤可单独或同时发病,因其有潜在恶变风险而被列为口腔潜在恶性疾患。主要诊断 ICD-10:L43 编码为口腔扁平苔藓的患者	陈谦明.口腔黏膜病学.第4版.人民卫生出版社.2013 三级口腔医院评审标准(2015 年版)实施细则
指标6:口腔门诊治疗相关指标	7.1.8 牙列缺损人次	牙列缺损是指牙列中部分牙齿的缺失。牙列中从缺一个牙到只剩一个牙均称牙列缺损。主要诊断 ICD-10:K08.1 编码为牙列缺损的患者 包括修复科等所有相关科室的治疗人次统计,明年争取例次	冯海兰,徐军.口腔修复学.第2版.北京:北京大学医学出版社.2013:105 三级口腔医院评审标准(2016 年版)实施细则
指标6:口腔门诊治疗相关指标	7.1.9 牙列缺失人次	牙列缺失是指因各种原因导致的上颌或(和)下颌牙齿全部缺失 主要诊断 ICD-10:K08.1 编码为牙列缺失的患者 包括修复科等所有相关科室的治疗人次统计,明年争取例次	冯海兰,徐军.口腔修复学.第2版.北京:北京大学医学出版社.2013:105 三级口腔医院评审标准(2017 年版)实施细则

续表

指标类别	指标名称	定义	出处
指标6：口腔门诊治疗相关指标	7.1.10 错殆畸形人次	指儿童在生长发育过程中，由先天的遗传因素或后天的环境因素，如疾病、口腔不良习惯、替牙异常等导致的牙齿、颌骨、颅面的畸形，如牙齿排列不齐、上下牙弓间的殆关系异常、颌骨大小、形态、位置异常等。包括牙颌、颅面间关系不调而引起的各种畸形 是指错殆畸形年度内所有初诊检查人次，包括检查后开始正畸治疗的及检查后没有开始正畸治疗的总的初诊人次。明年考虑用初诊年度例次	口腔正畸学．第2版．北京：北京大学医学出版社．2014
指标6：口腔门诊治疗相关指标	7.2.1 阻生牙拔除术人次	指通过各种器械和手法，解除阻生牙周围的软组织阻力、邻牙阻力、冠部阻力即根部阻力，达到可脱位的程度	张震康，俞光岩．口腔颌面外科学．第2版．北京：北京医科大学出版社，2013
指标6：口腔门诊治疗相关指标	7.2.2 根管治疗术人次	根管治疗术是治疗牙髓病和根尖周病的主要方法。根管治疗术由系列技术环节构成，包括对感染根管进行切割成形、冲洗消毒（根管预备和消毒）、使用生物相容性材料将根管空腔封闭（根管充填）以及修复根管治疗后的牙体缺损。根管治疗的目的是防止根尖周病变或促进已有根尖周组织病变的愈合 后牙根管可能有多个，但是一颗牙就算一个人次；根管治疗可能需要3~4次，每一次治疗算一个人次	根管治疗技术指南，中华口腔医学会牙体牙髓病学专业委员会，《中华口腔医学杂志》2014，49(5)：272-274
指标6：口腔门诊治疗相关指标	7.2.3 牙周洁治术人次	用洁治器械去除龈上牙石、菌斑和牙面上沉积的色素，并抛光牙面。在洁治时还应将龈沟内与龈上牙石相连的浅的龈下牙石一并清除 治疗几次，算几个人次；一次治疗可能就做了半口，那也算一个人次	临床牙周病学．第2版．北京：北京大学医学出版社．2014
指标6：口腔门诊治疗相关指标	7.2.4 慢性牙周炎系统治疗人次	针对慢性牙周炎的序列综合治疗，包括重建和维护口腔健康的一整套过程，分为牙周基础治疗、牙周手术治疗、修复治疗和正畸治疗、牙周支持治疗四大阶段 ICD-9-CM-3：96（几次治疗就算几人次）	临床牙周病学．第2版．北京：北京大学医学出版社．2014 三级口腔医院评审标准(2017年版)实施细则
指标6：口腔门诊治疗相关指标	7.2.5 烤瓷冠修复技术人次	烤瓷冠是瓷粉经过高温烧结熔附于金属内冠表面而形成的全冠修复体。烤瓷冠修复技术就是用烤瓷冠修复牙体缺损的技术 一次治疗可能治疗了不仅一个牙冠，比如说1颗或者10颗等，都算一个人次；烤瓷冠、全瓷冠、金属冠等都算做烤瓷冠类	冯海兰，徐军．口腔修复学(第二版)北京：北京大学医学出版社．2013：136

续表

指标类别	指标名称	定义	出处
指标6：口腔门诊治疗相关指标	7.2.6 可摘局部义齿修复技术人次	可摘局部义齿是牙列缺损的修复方法之一，它是利用余留天然牙和义齿所覆盖的黏膜、骨组织作支持和固位，修复一个或多个缺失牙，患者能自行摘戴的一种修复体，由固位体、连接体、基托和人工牙组成（一次治疗就算一人次）	冯海兰，徐军.口腔修复学.第2版.北京：北京大学医学出版社.2013：135
指标6：口腔门诊治疗相关指标	7.2.7 全口义齿修复技术人次	全口义齿是采用人工材料替代缺失的上颌或者下颌完整牙列及相关组织的可摘义齿修复体，一次治疗算一人次	冯海兰，徐军.口腔修复学.第2版.北京：北京大学医学出版社,2013：136
指标6：口腔门诊治疗相关指标	7.2.8 错殆畸形矫治术人次	采用各种治疗手段对错殆畸形进行治疗。包括使用活动矫治器、功能性矫治器、固定矫治器和无托槽隐形矫治器等各类矫治装置在乳牙及替牙期的早期矫治、恒牙期的综合性矫治及正颌正畸联合治疗，一次治疗算一人次	
指标6：口腔门诊治疗相关指标	7.2.9 种植体植入术人次	将牙种植体植入骨内的外科手术一次治疗就算一个人次；每一次治疗，植入的植体数目可能不同	口腔颌面种植学词汇.北京：人民军医出版社，2010：,148
指标6：口腔门诊治疗相关指标	7.2.9.1 植入种植体数	植入种植体的个数	
指标6：口腔门诊治疗相关指标	7.3.1 根管内器械分离人次	目前称为根管内器械分离。由于根管解剖变异，操作困难，器械材料疲劳等不确定因素，偶尔可以发生根管治疗器械分离并遗留于根管内的情况，称为根管内器械分离，由不良事件上报得来	中华口腔医学会牙体牙髓病学专业委员会.根管治疗技术指南.中华口腔医学杂志.2014,49（5）：272-274
指标6：口腔门诊治疗相关指标	7.3.2 治疗牙位错误发生人次	各年龄段的所有在门诊实施患牙治疗的患者。排除病例：①就诊时已存在治疗牙位发生错误的患者；②牙位发生错误但已经存在牙疾需要治疗的患者指牙体治疗中的治疗牙错位发生人次	三级口腔医院评审标准（2017年版）实施细则
指标6：口腔门诊治疗相关指标	7.3.3 误吞或误吸异物发生人次	各年龄段的所有在门诊实施患牙治疗的患者排除病例：就诊时已存在误吞或误吸异物发生的患者	三级口腔医院评审标准（2017年版）实施细则
指标6：口腔门诊治疗相关指标	7.3.4 种植体脱落发生人次	种植体从患者口内取出的情况（包括早期脱落和后期脱落）	口腔颌面种植学词汇.北京：.人民军医出版社，2010.147

指标类别	指标名称	定义	出处
指标6：口腔门诊治疗相关指标	7.3.5 门诊手术并发症人次	指在门诊手术中或手术后，合并发生了与已治疗疾病有关的另一种或几种疾病或症状	
指标6：口腔门诊治疗相关指标	(1)手术后切口感染发生人次	指外科手术所暴露的切口发生的浅表化脓性感染	
指标6：口腔门诊治疗相关指标	(2)手术后出血或血肿发生人次	指外科手术后出现了切口或创口持续性出血或切口周围软组织突发持续快速肿胀，可伴有切口出血或周围皮肤或黏膜颜色的改变	
指标6：口腔门诊治疗相关指标	7.3.6 口腔软组织损伤发生人次	①任何其他诊断 ICD9-CM-3 编码显示手术/操作过程中发生了意外切开、穿刺、穿孔或裂伤的门诊治疗患者；②年龄≥18岁的所有门诊治疗患者。排除病例：就诊时已存在口腔软组织损伤的患者	三级口腔医院评审标准(2017年版)实施细则
指标6：口腔门诊治疗相关指标	7.3.7 拔牙错误发生人次	指错误将非属拔牙适应证的牙拔除	
指标6：口腔门诊治疗相关指标	7.4.1 口腔门诊开展临床路径病种数	临床路径是一个事先写好的标准化的工作流程，是由各学科的专业人员根据循证医学的原则将某疾病或手术的关键性治疗、检查和护理活动标准化，按照预计住院天数设计成表格，将治疗、检查和护理活动的顺序以及时间的安排尽可能地达到最优化，使大多数罹患此病或实施此手术的患者由入院到出院都能依此流程接受治疗	临床路径实施手册.北京：北京医科大学出版社.2002
指标6：口腔门诊治疗相关指标	7.4.2 口腔门诊进入临床路径例数	临床路径是一个事先写好的标准化的工作流程，是由各学科的专业人员根据循证医学的原则将某疾病或手术的关键性治疗、检查和护理活动标准化，按照预计住院天数设计成表格，将治疗、检查和护理活动的顺序以及时间的安排尽可能地达到最优化，使大多数罹患此病或实施此手术的患者由入院到出院都能依此流程接受治疗	临床路径实施手册.北京：北京医科大学出版社.2002
指标7：医院运行管理类指标	8.1.1 实际开放床位(包括加床数据)	报告期内口腔科开放病床数之总和。不论该病床是否被人占用，都应计算在内。包括因故(如消毒、小修理等)暂时停用的病床，不包括因医院扩建、大修理、搬迁或粉刷而停用的病床及临时增设的病床。对综合医院口腔中心(科)是指口腔医学相关疾病收治的病床	北京市公共卫生信息中心医疗卫生机构年报表(医院类)

指标类别	指标名称	定义	出处
指标7:医院运行管理类指标	8.1.2.1 重症监护室(ICU)/或麻醉复苏室实际开放床位	报告期内重症监护室(ICU)/或麻醉复苏室开放病床数之总和。不论该病床是否被人占用,都应计算在内。包括因故(如消毒、小修理等)暂时停用的病床,不包括因医院扩建、大修理、搬迁或粉刷而停用的病床及临时增设的病床 对综合医院口腔中心(科)是指口腔医学相关疾病收治的症监护室(ICU)/或麻醉复苏室	
指标7:医院运行管理类指标	8.1.3 实际开放牙椅(口腔综合治疗台)数		
指标7:医院运行管理类指标	8.1.4 全院员工总数	包括卫生技术人员、工程技术人员、工勤人员、党政管理人员 对综合医院口腔中心(科)来说仅是指服务于口腔中心(科)相关的全部员工总数,不包括医院院长、财务、后勤等医院整体其他人员	医院管理学.第3版.北京:人民卫生出版社.2010
指标7:医院运行管理类指标	8.1.5 卫生技术人员数	包括执业医师、执业助理医师、注册护士、药师(士)、检验及影像技师(士)、口腔技工、卫生监督员和见习医(药、护、技)师(士)等卫生专业人员。不包括从事管理工作的卫生技术人员(如院长、副院长、党委书记等) 对综合医院口腔中心(科)来说仅是指服务于口腔中心(科)相关的全部卫生技术人员数	北京市公共卫生信息中心医疗卫生机构年报表(医院类)
指标7:医院运行管理类指标	8.1.5.1 其中:医师数	指持有执业医师证书并在本院临床工作的全部医师及执业助理医师	NCIS 二级、三级口腔医疗机构医疗质量控制指标-北大口腔医院
指标7:医院运行管理类指标	8.1.5.2 其中:护理人员数	持有护士执业证书并在本院临床工作的全部护理人员,不包括护工	NCIS 二级、三级口腔医疗机构医疗质量控制指标-北大口腔医院
指标7:医院运行管理类指标	8.1.5.3 其中:医技人数	指在本院工作的或是综合医院口腔中心(科)工作的全部检验及影像技师(士)、口腔技工人数	NCIS 二级、三级口腔医疗机构医疗质量控制指标-北大口腔医院
指标7:医院运行管理类指标	8.1.5.4 其中:药学人数	指仅服务于口腔医疗的药学相关人员人数 对综合医院口腔中心(科)来说,可以为零	NCIS 二级、三级口腔医疗机构医疗质量控制指标-北大口腔医院
指标7:医院运行管理类指标	8.1.5.5 其中:口腔技工人数	口腔技工指的是从事制作义齿制作的工艺技术人员,分为初级口腔技工、中级口腔技工、高级口腔技工三大类	

指标类别	指标名称	定义	出处
指标7:医院运行管理类指标	8.1.6 医院医用建筑面积(平方米)	即门诊部,住院病房及其附属建筑和医技部门所占用的面积 对综合医院口腔中心(科)来说仅是指服务于口腔中心(科)的建筑面积	医院管理学.第3版.北京:人民卫生出版社
指标7:医院运行管理类指标	8.1.7 全院护理单元设置个数	护理单元是以医护理单位来划分病房,有一定数量的床位和护理组组成,与病房医师诊疗小组密切配合,是住院医疗的基本诊疗护理单位。一般一个护理单元就是一个病房单元 对综合医院口腔中心(科)来说仅是指服务于口腔中心(科)的护理单元数目	医院管理学.第3版.北京:人民卫生出版社
指标7:医院运行管理类指标	8.1.8 全院开展优质护理护理单元个数	优质护理服务是指以病人为中心,强化基础护理,全面落实护理责任制,深化护理专业内涵,整体提升护理服务水平。医院开展优质护理的单元数量 对综合医院口腔中心(科)来说仅是指服务于口腔中心(科)的优质护理单元数目	
指标7:医院运行管理类指标	8.2.1 年门诊人次	病人前来门诊,经挂号后由门诊医师诊断及处理的诊疗人次数。它不受初、复诊的限制。包括普通门诊人次和专科专家门诊人次,不包括全身健康检查人数、出诊和义诊人次数 对综合医院口腔中心(科)来说仅是指口腔中心(科)的年门诊人次	北京地区18家医院例行检查统计信息(试用版)
指标7:医院运行管理类指标	8.2.3 年急诊人次	医师在急诊室或急诊时间内诊疗的急症病人人次数。凡实行挂号费的医院必须建立分健全接诊登记,按接诊登记统计 对综合医院口腔中心(科)来说仅是指口腔中心(科)的年急诊人次	北京地区18家医院例行检查统计信息(试用版)
指标7:医院运行管理类指标	8.2.5 年入院人次	指经门、急诊医生初步诊断认为病情需要住院治疗,签发住院证并办理入院手续者;或由于病情危急在紧急情况下来不急办理入院手续直接进入病房补办入院手续者均作为入院人数统计 对综合医院口腔中心(科)来说是仅是指口腔中心(科)的年入院人次	北京地区18家医院例行检查统计信息(试用版)
指标7:医院运行管理类指标	8.2.7 年出院患者实际占用总床日数	指所有出院人数的住院床日之总和。包括正常分娩、未产出院、住院经检查无病出院、未治出院者的住院床日数 对综合医院口腔中心(科)来说仅是指口腔中心(科)的年出院患者实际占用总床日数	北京市公共卫生信息中心医疗卫生机构年报表(医院类)

续表

指标类别	指标名称	定义	出处
指标7:医院运行管理类指标	8.2.8 年门诊手术例数	指年度门诊手术数量 对综合医院口腔中心(科)来说仅是指口腔中心(科)的年门诊手术例数	
指标7:医院运行管理类指标	8.2.9.1 住院开展临床路径病种数	临床路径是一个事先写好的标准化的工作流程,是由各学科的专业人员根据循证医学的原则将某疾病或手术的关键性治疗、检查和护理活动标准化,按照预计住院天数设计成表格,将治疗、检查和护理活动的顺序以及时间的安排尽可能地达到最优化,使大多数罹患此病或实施此手术的患者由入院到出院都能依此流程接受治疗 对综合医院口腔中心(科)来说仅是指口腔中心(科)的住院开展临床路径病种数	临床路径实施手册.北京:北京医科大学出版社.2002
指标7:医院运行管理类指标	8.2.9.2 年进入临床路径例数(住院)	年度住院患者进入临床路径的总例数 对综合医院口腔中心(科)来说仅是指口腔中心(科)的年进入临床路径例数(住院)	
指标7:医院运行管理类指标	8.2.9.3 年度完成路径出院数(住院)	年度住院患者完成临床路径的总例数 对综合医院口腔中心(科)来说仅是指口腔中心(科)的年度完成路径出院数(住院)	
指标7:医院运行管理类指标	8.2.10 住院收治病种数	收治住院病人的病种总数 对综合医院口腔中心(科)来说仅是指口腔中心(科)的住院收治病种数	
指标7:医院运行管理类指标	8.2.11 同期接受了输血的出院患者例数	接受输血的出院患者例数 对综合医院口腔中心(科)来说仅是指口腔中心(科)的接受输血的出院患者例数	三级口腔医院评审标准(2017年版)实施细则
指标7:医院运行管理类指标	8.2.12 同期接受了输液的出院患者例数	接受输液的出院患者例数 对综合医院口腔中心(科)来说仅是指口腔中心(科)的接受输液的出院患者例数	三级口腔医院评审标准(2017年版)实施细则
指标7:医院运行管理类指标	8.2.13 同期门诊、急诊、住院接受 CT 检查例数	对综合医院口腔中心(科)来说仅是指口腔中心(科)的门诊、急诊、住院接受CT检查例数	
指标7:医院运行管理类指标	8.2.14 同期门诊、急诊、住院接受 CBCT 检查例数	对综合医院口腔中心(科)来说仅是指口腔中心(科)的门诊、急诊、住院接受CBCT检查例数	

续表

指标类别	指标名称	定义	出处
指标7：医院运行管理类指标	8.3.1 出院者平均住院日	指出院者占用总床日数与出院人数之比 对综合医院口腔中心(科)来说仅是指口腔中心(科)的出院者平均住院日	2007 国家卫生统计调查制度.北京：中国协和医科大学出版社,2007
指标7：医院运行管理类指标	8.3.2 平均病床工作日	指实际占用总床日数与平均开放床位数之比 对综合医院口腔中心(科)来说仅是指口腔中心(科)的平均病床工作日	2007 国家卫生统计调查制度.北京：中国协和医科大学出版社,2007
指标7：医院运行管理类指标	8.3.3 病床使用率	指实际占用总床日数与实际开放总出日数之比再乘以百分率 对综合医院口腔中心(科)来说仅是指口腔中心(科)的病床使用率	2007 国家卫生统计调查制度.北京：中国协和医科大学出版社,2007
指标7：医院运行管理类指标	8.3.4 病床周转次数	指出院人数与实际开放床位(包括加床数据)之比 对综合医院口腔中心(科)来说仅是指口腔中心(科)的病床周转次数	2007 国家卫生统计调查制度.北京：中国协和医科大学出版社,2007
指标7：医院运行管理类指标	8.3.5 门诊每椅位日均接诊人次	门诊人次/椅位/工作日	
	8.3.6 急诊每椅位日均接诊人次	急诊人次/椅位/工作日	
指标7：医院运行管理类指标	8.4.1.1 每门诊(含急诊)人次费用	指医疗门诊收入与药品门诊收入之和同总诊疗人次之比 对综合医院口腔中心(科)来说仅是指口腔中心(科)的每门诊(含急诊)人次费用	2007 国家卫生统计调查制度.北京：中国协和医科大学出版社,2007
指标7：医院运行管理类指标	8.4.1.2 其中的药费(元)	指每门诊(含急诊)人次费用(元)之中的药费	
指标7：医院运行管理类指标	8.4.2.1 出院者人均医疗费用	指医疗住院收入与药品住院收入之和与出院人数之比 对综合医院口腔中心(科)来说仅是指口腔中心(科)的出院者人均医疗费用	2007 国家卫生统计调查制度.北京：中国协和医科大学出版社,2007
指标7：医院运行管理类指标	8.4.2.2 其中的药费(元)	指病人人均住院费用之中的药费	
新增指标	实际开放总床日数	指报告期内医院各科每日夜晚12点实际开放病床数的总和,不论该床是否被占用,都应计算在内。包括：因故如消毒、小修理等暂时停用的病床,超过半年的加床。不包括：因病房扩建或大修理而停用的病床以及临时增加病床 对综合医院口腔中心(科)来说仅是指口腔中心(科)的实际开放总床日数	病案信息学.北京：人民卫生出版社,2009
新增指标	门诊实际工作日数	门诊实际接诊病人的工作日数 对综合医院口腔中心(科)来说仅是指口腔中心(科)的门诊实际工作日数	

28核